临床妇儿医学诊疗

主　编　胡永学（山东省博兴县中医医院）

副主编　廖红霞（荆州市妇幼保健院）

编　委　周婷婷（兴义市人民医院）

　　　　吴俊华（乐陵市中医院）

　　　　阳声芝（湖南省妇幼保健院）

　　　　蒋　静（湖南省妇幼保健院）

　　　　杨　敏（湖南省妇幼保健院）

　　　　张　静（湖南省妇幼保健院）

　　　　郭　茹（湖南省妇幼保健院）

中国科学技术大学出版社

内 容 简 介

本书对妇产科与儿科常见病、多发病的发病机制、病因病理、诊断及治疗做了详细阐述,临床知识涉及面广,内容丰富,条理清晰,通俗易懂。本书突出基础临床特点与规范化的诊疗常规,避免了教科书面面俱到的诠释,可帮助读者迅速、高效地掌握核心知识点。

本书具有实用性强、知识点新、内容全面等优点,特别适合妇科、儿科的医师、实习生以及医技科室人员学习使用。

图书在版编目(CIP)数据

临床妇儿医学诊疗/胡永学主编. —合肥:中国科学技术大学出版社,2020.12
ISBN 978-7-312-04763-3

Ⅰ.临… Ⅱ.胡… Ⅲ.①妇产科病—诊疗 ②小儿疾病—诊疗 Ⅳ.①R71 ②R72

中国版本图书馆 CIP 数据核字(2019)第 164943 号

临床妇儿医学诊疗
LINCHUANG FU ER YIXUE ZHENLIAO

出版	中国科学技术大学出版社
	安徽省合肥市金寨路 96 号,230026
	http://press.ustc.edu.cn
	https://zgkxjsdxcbs.tmall.com
印刷	安徽省瑞隆印务有限公司
发行	中国科学技术大学出版社
经销	全国新华书店
开本	710 mm×1000 mm 1/16
印张	15.25
字数	316 千
版次	2020 年 12 月第 1 版
印次	2020 年 12 月第 1 次印刷
定价	50.00 元

前　　言

随着现代科技的飞速发展,医学的进步也日新月异,临床妇儿医学科研成果更是层出不穷。为满足妇产科与儿科医生的临床实践的需要,使医生在临床实践的过程中能更好地把妇儿医学理论知识与临床实践相结合,特编写了本书。

本书的妇产科学部分以解决临床中实际遇到的问题为立足点,以临床诊疗的回顾、现状、展望为线索,通过对具有重大意义的诊疗理论、技术或方法的探索过程的回顾,对目前诊疗中的困惑、局限与不足以及诊疗实践中应注意的问题等进行了分析,并探讨了妇产科研究热点及未来的发展趋势,以启发和培养医师的临床创新思维。

儿科学部分内容在吸取国内外先进发展基础上,优化结构,更新内容,力保其科学性和实用性。该部分由学科带头人挂帅,组织儿科学临床一线专家共同编写,全面、详尽地反映出国内外儿科学成就和现状,以及我国儿科学的最新进展。

本书包括9章,分别介绍了妇产科及儿科常见病、多发病的发病机制、病因及诊断治疗等。本书更贴近临床,并把新理论、新知识、新技术精辟简明地融入书中,以便临床医生理解和学习,启发其临床思维。

由于编者水平有限,书中难免有不足之处,请各位同仁、前辈不吝赐教,以使本书趋于完善。

编　者

2019 年 5 月

目　　录

第一章 女性生殖系统炎症

女性生殖系统炎症是妇产科最常见的病症,外阴、阴道、子宫及其周围结缔组织、输卵管、卵巢及盆腔腹膜均可感染,炎症可局限于一个部位,也可同时累及多个部位。按感染途径可分为性接触传染、非性接触传染。按感染病程及程度可分为急性、亚急性和慢性感染。感染的病原体主要有细菌、螺旋体、病毒、衣原体、支原体、原虫、真菌、寄生虫。对感染的病原体的研究过去多侧重于需氧菌,如葡萄球菌、乙型溶血性链球菌、大肠杆菌、淋菌等,而现代检查发现阴道分泌物中除上述细菌外,还常出现消化球菌、消化链球菌、放线菌属、脆弱类杆菌等厌氧菌,尤以脆弱类杆菌最多见。女性生殖系统炎症也可由全身感染累及局部,但多为直接逆行感染。因此,外阴、阴道、宫颈炎症治疗不及时可导致盆腔感染,急性炎症严重时可危及生命,慢性炎症反复发作,除产生临床不适症状外,还可导致不孕。而且,孕产妇的感染还可以通过胎盘、产道、哺乳等环节感染胎儿及新生儿,不仅影响妇女的健康、生活及工作,也会增加家庭和社会的负担,因此,对于该类疾病既要重视治疗,更要重视预防。

第一节 外 阴 炎 症

一、外阴炎

外阴炎主要指外阴皮肤与黏膜的炎症。外阴部暴露在外,与外界接触机会多,且与尿道、肛门、阴道比邻,易感染发生炎症,其中以小阴唇最为多见。

(一)诊断依据

1. 病史采集

(1)发病诱因:阴道炎、宫颈炎,白带多,外阴潮湿;患者有穿紧身化纤内衣的习惯;流产、分娩、月经期;糖尿病患者;尿路感染、尿瘘、粪瘘、外阴痒而抓伤外阴。

(2)主要临床表现:① 急性炎症:外阴部痛、痒、红肿、灼热感。② 慢性炎症:外阴部瘙痒,局部皮肤或黏膜增厚、粗糙、皲裂等。

2．体格检查

外阴红肿、皮肤黏膜皲裂或增厚、粗糙。

3．并发症

可继发外阴部毛囊炎、疖肿、汗腺炎、脓疱病,病变严重可形成外阴部蜂窝织炎、外阴脓肿、腹股沟淋巴结肿大、外阴溃疡。

4．辅助检查

（1）外阴部涂片、白带常规、细菌培养。

（2）尿糖测定。

（3）肛门周围蛲虫检查。

（二）诊断中的临床思维

根据病史和临床表现,本病的诊断不难,最好通过分泌物检查确定有无滴虫、真菌、淋球菌、衣原体等感染。

（三）治疗

1．一般治疗

保持外阴部清洁、干燥,不穿紧身化纤内衣,去除诱因。急性期应卧床休息,避免性生活。

2．局部治疗

（1）每日用1∶5 000的高锰酸钾溶液清洗外阴部2～3次,或高锰酸钾温水坐浴;抗生素软膏局部涂抹。

（2）理疗:可用紫外线、超短波、微波治疗。

（四）治疗中的临床思维

（1）绝大多数患者在系统治疗3～5天后痊愈,各种症状消失。

（2）部分患者出现病程迁延、反复,要明确诱因并去除诱因,针对病因进行治疗。如由阴道炎、宫颈炎引起的患者则应对阴道炎、宫颈炎同时进行治疗;由糖尿病的尿液刺激引起的外阴炎,则应治疗糖尿病。

二、前庭大腺炎

前庭大腺炎是由各种病原侵入前庭大腺引起的炎症。前庭大腺位于两侧大阴唇后1/3深部,腺管开口于处女膜与小阴唇之间,在月经期、性交、分娩或其他情况污染外阴时,病原体易侵入而引起腺管呈急性化脓性炎性变化。此病以育龄妇女多见,幼女及绝经后妇女少见。该病的主要病原体为葡萄球菌、大肠埃希菌、链球菌、肠球菌。近年随着性传播疾病发病率增加,淋病奈瑟菌（淋球菌）、沙眼衣原体已成为常见病原体。

（一）诊断依据

1. 病史采集

（1）发病诱因：流产、分娩、月经或性交不卫生等。

（2）主要临床表现：炎症多为一侧。① 局部症状初期表现：初起发病，局部肿胀、疼痛、灼热感，行动不便，有时会致大小便困难等。慢慢地脓肿形成，疼痛加剧，行动更加不便。随脓肿内压力增大，脓肿可自行破溃。若破孔较大，可自行引流，炎症较快消退而痊愈；若破孔较小，引流不畅，炎症持续反复发作。② 全身症状：部分患者出现发热、腹股沟淋巴结不同程度肿大等全身症状。

（3）既往史：有无反复前庭大腺炎病史，有无阴道炎及性传播疾病病史。

2. 体格检查

（1）初起检查见局部皮肤红肿、发热、压痛明显，患侧前庭大腺开口处有时可见白色小点。

（2）脓肿形成时直径可达 3～6 cm，局部可触及波动感。

3. 辅助检查

细菌培养：取前庭大腺开口处的分泌物做细菌培养，确定病原体，根据病原体选用合理的抗生素。

（二）诊断中的临床思维

根据病史及局部体征与指诊，一般不难诊断，但同时亦应注意尿道口及尿道旁腺有无异常。由于剧痛，阴道窥器检查已不可能，如无必要，可暂不进行。一般应在前庭大腺开口处及尿道口、尿道旁腺各取分泌物做涂片查病原菌。

（三）治疗

1. 一般治疗

急性发作时要卧床休息，保持局部清洁，可局部热敷。

2. 抗感染治疗

常用广谱抗生素口服或静脉点滴。

3. 手术治疗

脓肿形成后行切开引流及造口术，并放置引流条。

4. 其他治疗

选用 1∶5 000 的高锰酸钾溶液坐浴，也可选用清热、解毒中药局部热敷或坐浴，达到抗炎、消肿的目的。

（四）治疗中的临床思维

（1）绝大多数患者在 1 周内炎症可得到控制，但脓肿形成需进行手术。

（2）部分患者经治疗病情好转后又反复，再次出现前庭大腺炎症或脓肿，可能有以下原因：① 治疗后卫生习惯不良，前庭大腺再次感染。② 术后护理不当，未清洗外阴，未及时换药致炎症未恢复而腺口过早阻塞。③ 治疗不彻底。

三、前庭大腺囊肿

前庭大腺囊肿是因前庭大腺管阻塞，分泌物积聚导致的。在急性炎症消退后腺管堵塞，分泌物不能排出，脓液逐渐转为清液而形成囊肿，有时腺腔内的黏液浓稠或先天性腺管狭窄，排液不畅，也可形成囊肿，或因分娩时会阴与阴道裂伤、会阴侧切术损伤腺管，阻塞腺管口所致。若有继发感染，则形成脓肿并反复发作。

（一）诊断依据

1. 病史采集
（1）发病诱因：有前庭大腺炎病史或分娩会阴裂伤病史。
（2）主要临床表现：囊肿较小时，患者多无自觉症状；若囊肿较大，患者可有外阴坠胀感或性交不适。

2. 体格检查
前庭大腺囊肿位于阴唇后部的前庭大腺所在处，多为单侧性，大小不定，一般不超过鸡蛋大，在大阴唇外侧明显隆起，无压痛。

（二）诊断中的临床思维

通过囊肿的所在位置及体征与局部触诊不难诊断，必要时可行局部穿刺，其内容物应与脓肿鉴别，整个切除的囊肿可送病理诊断。应注意与大阴唇腹股沟疝相鉴别，后者与腹股沟环粘连，有冲动感，挤压能复位，包块消失，向下屏气，肿块又出现。根据这些特点鉴别一般无太大困难。

（三）治疗

现多行前庭大腺囊肿造口术，因手术方法简单、损伤小，术后还能保留腺体的功能。近年有报道采用激光或高频电刀做囊肿造口术，效果良好、术中出血少、无需缝合。

（四）治疗中的临床思维

现多行前庭大腺囊肿造口术代替以前的囊肿剥除术，但对于年龄大、囊肿继发感染反复发作者，仍可考虑行前庭大腺囊肿剥除术。

四、外阴接触性皮炎

外阴接触性皮炎是外阴部皮肤接触某种刺激性物质或过敏性物质而发生的炎症，如酸碱类消毒剂、阴道洗液以及一些染色衣物。青霉素等过敏性药物也可引起。

（一）诊断依据

1. 病史采集

（1）发病诱因：有刺激性物质或过敏性物质接触史。

（2）主要临床表现：外阴接触部位灼热感、疼痛，出现皮疹、水疱，重者可发生坏死及溃疡。

2. 体格检查

过敏性皮炎发生在接触过敏物质的部位，该部位所见同接触一些刺激物的所见相同。

（二）诊断中的临床思维

根据病史、临床表现，本病的诊断不难，主要为接触性皮炎的表现。

（三）治疗

1. 一般治疗

保持外阴部清洁，去除病因。避免用刺激性物质如肥皂，避免搔抓等。

2. 局部治疗

局部用生理盐水清洗，外涂肾上腺皮质激素类药物，可擦炉甘石洗剂。若继发感染可涂擦抗生素软膏。

五、外阴尖锐湿疣

外阴尖锐湿疣是由人类乳头瘤病毒 HPV 感染引起的鳞状上皮增生性病变。多半通过性交直接传染，泌尿生殖器和肛门是好发部位。病毒可自身接种，因此发生于肛门等部位的损害常出现于两侧接触面。此病传染性很强，与患有尖锐湿疣的人发生性接触后，约有 2/3 的性伴侣受到感染。此病也可通过非性接触传播，如接触被污染的浴巾、浴盆等而感染。

（一）诊断依据

1. 病史采集

（1）发病诱因：有婚外不洁的性乱史。

（2）主要临床表现:尖锐湿疣多发生在女性生殖器的体表部位,也可发生在阴道内、宫颈和肛周。本病潜伏期通常为 3 个月,短则 1 个月,长则可达 8 个月以上。临床表现多种多样,症状多不明显,部分患者有外阴瘙痒、烧灼感或性交后疼痛。

2. 体格检查

典型体征为皮肤黏膜部位出现多发性乳头瘤样或疣状损害。在生殖器温度较低且干燥部位的损害常常表现为小而扁平状,而在温热、湿润部位者常呈丝状或乳突瘤状,初发时为少数微小的淡红色乳头样疣,或为小而尖的丘疹,散在或呈簇状或融合成大团块呈菜花样或鸡冠样,红色或污灰色。其根部常有蒂,易发生糜烂、渗液、触之易出血。宫颈病变多为扁平状,肉眼难以发现,常需阴道镜检查。

3. 辅助检查

（1）细胞学检查:可见挖空细胞,表现为中层细胞核大,核周有大空泡。特异性高,但检出率低。

（2）阴道镜检查:镜下有典型的表现,病变部位涂醋酸后可见白色上皮。

（3）HPV-DNA 检查:敏感性和特异性高,不但可以确诊 HPV 感染,还可确定 HPV 亚型。

（4）病理组织学检查:镜下尖锐湿疣呈外生性生长,细小而密集,表皮细胞角化不全或过度角化;棘细胞层高度增生,有挖空细胞出现;基底细胞增生,真皮水肿,毛细血管扩张,周围有慢性炎细胞浸润。

（二）诊断中的临床思维

典型的病例根据病史及肉眼检查即可做出诊断。外阴有尖锐湿疣者,应检查阴道、宫颈。由于 HPV 感染与宫颈癌关系密切,故患者应进行宫颈癌筛查。体征不典型者应进行辅助检查。应与以下疾病相鉴别:

1. 扁平湿疣

扁平湿疣是二期梅毒的一种表现,生殖部位出现扁平状丘疹,分布成群,湿润而光滑,可在损伤组织中找到梅毒螺旋体,梅毒血清学检查呈阳性。

2. 生殖器癌

生殖器癌有明显浸润,常形成溃疡,病理组织学检查有癌细胞。

3. 假性湿疣

假性湿疣为独立的良性病变,丘疹样,小阴唇黏膜面呈沙粒状且有局限性,症状轻,常并发其他阴道炎。HPV 病毒检查呈阴性,无传染性。

（三）治疗

目前尚无根除 HPV 的药物,治疗目的是治疗病变,去除疣体,消除症状,而非治疗病毒。

1. 局部药物治疗

（1）5%的 5-氟尿嘧啶(5-Fu)软膏,涂于患处,每周 1～2 次。

（2）1%肽丁胺膏涂擦，每日3～5次，4～6周可望痊愈。

（3）安息香酸酊涂擦，用后病灶变白，并有烧灼感，每周涂1次，5～6次可望脱痂痊愈。

（4）50%三氯醋酸病灶局部涂擦。每周1次，用药前局部可涂1%丁卡因溶液，可减轻局部疼痛。

2. 电灼疗法

用高频电刀烧灼，操作方便简单，效果好，尤其适用于阴道、宫颈湿疣。

3. 手术切除

适用于较大带蒂的疣体。

4. 冷冻疗法

适用于较扁平的疣体，用液氮或干冰冷冻，使疣组织坏死。

（四）治疗中的临床思维

（1）因目前尚无根除HPV的药物，且体内病毒主要靠自身免疫反应清除，治疗以去除病变为主。病毒检查呈阳性，而无临床病变可不予治疗，定期复查HPV病毒至转阴。

（2）本病为性传播疾病，性伴侣需同时治疗，要注意个人卫生，避免交叉感染。

（3）疣体较多，弥漫于外阴，尤其阴道有散在、多发性病灶时，可分次治疗，直到疣体全部消失，但易复发，需定期复查治疗，至体内HPV病毒转阴。

（4）妊娠期尖锐湿疣患者病灶小，局限于外阴，仍可行冷冻或电灼疗法切除病灶，治愈后可经阴道分娩。若病灶广泛存在于外阴、阴道、宫颈，且近足月者，应剖宫产终止妊娠，产后治疗尖锐湿疣。

（5）治愈标准为疣体消失。治愈后反复发作者应及时取活体组织检查以排除恶变。

六、外阴色素减退性疾病

外阴色素减退性疾病是指女阴皮肤、黏膜组织发生变性及色素改变的一组慢性疾病。因病变部位皮肤和黏膜多呈白色，故称为外阴白色病变。以前称"慢性外阴营养不良"，现已废止，改称为"外阴皮肤黏膜上皮内非瘤样病变"，并根据组织病理变化的不同，将其分为三种不同的类型：硬化性苔藓、鳞状上皮增生、其他皮肤病（包括接触性皮炎、外阴擦烂、外阴毛囊炎、银屑病等）。如病变有不典型增生，则称为"外阴上皮内瘤样病变"。

【外阴鳞状上皮增生】

外阴鳞状上皮增生是一种以外阴瘙痒为主要症状但病因不明的外阴疾病。

（一）诊断依据

1. 病史采集

多见于绝经后的妇女，也可发生于生育年龄。主要症状为外阴奇痒难忍，阴蒂部最重，夜间加重，影响工作与睡眠。

2. 体格检查

大阴唇、阴唇间沟、阴蒂包皮处的皮肤明显隆起增厚，有较粗糙的皱襞，厚似皮革，也可出现局部表皮角化伴有鳞屑或湿疹样改变。病变部位颜色多呈暗红色或粉红色，部分皮肤或黏膜呈白色斑块状改变，一般无萎缩或粘连。如搔抓过度，病变区常见抓痕及上皮缺损，若合并感染可能出现疼痛或溃疡。

3. 辅助检查

病变部位行活检病理检查，主要组织病理变化为表皮层角化过度或伴有角化不全，棘细胞层不规则增厚，上皮脚向下延伸。真皮浅层有不同程度的淋巴细胞和少数浆细胞浸润。无不典型增生。

（二）诊断中的临床思维

除病史及体征外，本病主要依靠病理确诊。当溃疡长期不愈，特别是结节隆起时，应注意有无不典型增生和癌变。活检应在有皲裂、溃疡、隆起、硬结或粗糙处进行，并应选择不同病变部位多点取材。为做到取材适当，可先用 1% 甲苯胺蓝涂擦病变部位，待自干后，再用 1% 醋酸液擦洗脱色。凡不脱色区表示该处有裸核存在，提示在该处进行活检，发现不典型增生甚至癌变的可能性较大。如局部破损区太广，应先治疗数日，待皮损大部分愈合后，再选择活检部位以提高诊断准确率。要与以下疾病鉴别：

1. 白癜风

外阴出现界限分明的发白区，表面光滑润泽，质地完全正常，无任何自觉症状。

2. 外阴炎

皮肤增厚，发白或红，伴有瘙痒且阴道分泌物增多，需进一步检查病原体及阴道炎情况。

（三）治疗

1. 一般治疗

经常保持外阴皮肤清洁干燥，禁用肥皂或其他刺激性药物擦洗，避免用手或器械搔抓，不食辛辣或过敏食物，衣着要宽大，不穿不透气的人造纤维内裤，以免湿热郁积而加重病变。可用镇静、安眠和抗过敏药物以加强疗效。

2. 药物治疗

药物治疗主要是控制局部瘙痒。一般主张采用皮质激素局部治疗。临床常用药物有 0.025% 氟轻松软膏、0.01% 曲安奈德软膏或 1% 氢化可的松软膏,每日涂擦患处 3～4 次,当瘙痒控制后停药,再给予一般治疗。

3. 手术治疗

凡症状明显,经药物治疗无效,或有重度不典型增生,或局部出现溃疡、结节等病变者,均可行局部病灶切除或单纯外阴切除术,切除后标本送病检,观察切缘有无残留不典型增生病变,术后仍应定期随访。

4. 激光治疗

一般采用二氧化碳激光或氦氖激光治疗,但与手术治疗相同,都有复发的可能。

(四)治疗中的临床思维

由于外阴鳞状上皮增生发生癌变的机会仅 5%,且外科手术后约 50% 的患者会发生远期复发,故目前主张以药物治疗为主。手术治疗仅适用于:① 已有恶变或恶变可能者。② 长期药物治疗无效者。

【外阴硬化性苔藓】

外阴硬化性苔藓是一种以外阴及肛周皮肤萎缩变薄为主的皮肤病,以皮肤萎缩为特征。

(一)诊断依据

1. 病史采集

可发生在任何年龄,但以绝经后妇女和青春期少女多见。临床症状主要为外阴瘙痒,瘙痒程度较外阴鳞状上皮增生轻,有时伴有疼痛症状。晚期出现性交困难。

2. 体格检查

病变常累及外阴的皮肤、黏膜和肛周皮肤。阴蒂包皮、小阴唇、后联合处为常见病损部位。除皮肤或黏膜变白、变薄,干燥易皲裂,并失去弹性外,阴蒂多萎缩且与阴蒂包皮粘连,小阴唇平坦消失。晚期皮肤菲薄皱缩似卷烟纸,阴道口挛缩狭窄,仅容指尖通过。幼女患此病者多在小便或大便后感到外阴及肛周不适,检查发现在外阴与肛周区出现锁孔状珠黄色花斑样或白色病损。但一般至青春期时,病变多可自行消失。有些绝经后妇女外阴皮肤变薄而亮,并有轻度刺痛、瘙痒及性交困难,以往称之为"原发性外阴萎缩"。但病检时除其表皮无角化亢进外,其他组织变化均与硬化性苔藓相同。

3. 辅助检查

主要组织病理变化为表皮层过度角化甚至出现角化栓,表皮萎缩变薄伴基底细胞液化变性,黑素细胞减少,上皮脚变钝或消失。真皮浅层水肿,胶原纤维结构丧失而出现均质化,真皮中层有淋巴细胞浸润带。

(二)诊断中的临床思维

除病史及体征外,本病主要依靠病理确诊。方法同上节(外阴鳞状上皮增生)。要注意与老年生理性萎缩相鉴别,老年生理性萎缩好发于老年女性,外阴皮肤萎缩情况与身体其他部位皮肤相同,表现为外阴皮肤各层组织及皮下脂肪均萎缩,大阴唇变平,小阴唇退化,无自觉症状。

(三)治疗

1.一般治疗

与外阴鳞状上皮增生治疗相同。

2.药物治疗

丙酸睾丸酮局部涂擦是治疗该病的主要方法。2%丙酸睾丸酮鱼肝油软膏(丙酸睾丸酮200 mg加入20%鱼肝油软膏10 g)或200 mg丙酸睾丸酮加入10 g凡士林油膏,每日涂擦3～4次,直至皮肤软化,粘连松解和瘙痒解除为止。一般用药1个月左右出疗效,维持治疗3～6个月。有严重瘙痒者可同时加用氢化可的松类软膏。患硬化性苔藓的幼女不同于成年患者,至青春期时病变多自行好转或完全消失,一般仅用氢化可的松软膏缓解瘙痒,无效时可在短期内加用1%丙酸睾丸酮鱼肝油软膏。也有应用5-Fu局部注射治疗本病的报道,用法如下:常规消毒后用7号针头刺入病变处皮下或黏膜下,注射5-Fu静脉注射液(250 mg/10 mL),剂量为100～200 mg,依病变范围大小而定,注射完毕以碘伏纱布湿敷注射区2 h,间隔2周重复注射1次。总有效率为96%。

3.手术治疗

与外阴鳞状上皮增生治疗相同,但此病恶变机会更少,故很少采用。

(四)治疗中的临床思维

对混合型(外阴硬化性苔藓合并外阴鳞状上皮增生)患者,可采用上述氢化可的松软膏、丙酸睾丸酮两种药膏,交替或合并治疗。主要控制局部瘙痒。

第二节　阴道炎症

一、真菌性阴道炎

真菌性阴道炎又称霉菌性阴道炎,由真菌感染引起,主要是白色念珠菌属真菌,阴道感染 80%～90%是白色念珠菌,余为其他念珠菌和球拟酵母菌属真菌,故又称念珠菌性阴道炎或念珠菌病。

(一)临床表现

该病的主要症状是白带多,外阴及阴道瘙痒,灼热,排尿痛,外阴地图样红斑。典型的白带呈豆渣样的凝乳块,阴道黏膜红肿,剥下凝乳斑块,可见黏膜糜烂甚至浅溃疡。妊娠期易发生真菌感染,其主要症状是奇痒,多坐卧不宁,痛苦异常。

(二)诊断

根据上述症状、体征,在白带中找到真菌菌丝及芽孢即可诊断。一般涂片即可发现。若在玻片上加一小滴等渗氯化钠溶液或 10%～20%氢氧化钾溶液,加盖玻片,微加热镜检,红细胞、白细胞及上皮细胞立即溶解,便于查找真菌菌丝及芽孢,或涂片后经革兰染色镜检,可靠性可提高 80%,而最可靠的方法当属真菌培养。此外诊断时要注意有无相关发病诱因,如妊娠、使用广谱抗生素及大剂量甾体激素史和糖尿病史等。

(三)治疗

1.局部用药

先用 2%～4%碳酸氢钠溶液冲洗外阴和阴道,洗去阴道分泌物,利于药物发挥作用,碳酸氢钠溶液还能改变阴道酸碱度,使 pH 升高,不利于真菌生长。用药期间禁性生活,内裤、浴巾煮沸消毒。阴道上药的种类甚多,目前有效、不良反应小的有制霉菌素、硝酸咪康唑、益康唑、克霉唑及曲古霉素栓等。

(1)制霉菌素:该药已广泛用于临床多年,其特点是对体表及阴道感染有效,而对深部感染无效。其作用机制是与真菌菌膜上的固醇结合,改变其渗透性,破坏菌体而达到治疗的目的。该药口服治疗外阴阴道炎无效,只能局部用药才有效。其代表制剂是制霉菌素泡腾片(米可定泡腾片),每片含制霉菌素 $1×10^5$ U,每晚 1 片,置入阴道内,连用 15 天。也可早、晚各 1 片,连用 7 天。

(2)硝酸咪康唑:该药是对多种真菌深、浅感染均有效的咪唑类抗真菌药物。常用制剂有栓剂和霜剂,其疗效好,不良反应轻。① 硝酸咪康唑栓(达克宁栓):有两种剂量,一种每粒含硝酸咪康唑 200 mg,每晚 1 粒置入阴道,连用 7 天;或第 1 天晚上 1 粒,以后早、晚各 1 粒,连用 3 天。另一种每粒含硝酸咪康唑 400 mg,每晚 1 粒置入阴道,连用 3 天。月经期可不停药。② 硝酸咪康唑霜(达克宁霜):1 g 霜剂含硝酸咪康唑 20 mg,涂于外阴阴道,每日 1 或 2 次。

(3)益康唑:该药是咪唑类抗真菌药,作用特点与咪康唑相同,其杀真菌力强,疗效高,不良反应小。① 硝酸益康唑栓:每粒含益康唑 150 mg,每晚置入阴道 1 粒,连用 3 天。② 益汝栓:每粒含益康唑 50 mg,每晚 1 粒置入阴道,连用 6 天。

③ 益康唑霜:每克霜剂含益康唑 10 mg,外阴阴道涂搽每日 1 或 2 次。

（4）克霉唑:该药亦为咪唑类抗真菌药,作用与咪康唑、益康唑相同。① 凯妮汀阴道片:每片含克霉唑 500 mg,阴道上药 1 次即可。② 克霉唑栓:每粒含克霉唑 150 mg,每晚 1 粒,连用 7～14 天。③ 克霉唑霜:每克含克霉唑 10 mg,涂于外阴阴道,每日 1 或 2 次。

（5）曲古霉素栓:该药是抗真菌抗生素,作用与制霉菌素类似。该药对真菌、滴虫、阿米巴原虫等均有抑制作用。适用于合并感染的患者。每粒含曲古霉素 $8×10^4$ U,每晚 1 粒置入阴道内,连用 7～10 天。

（6）中药治疗:① 白带丸:每丸重 9 g,每次服 1 丸,每日 2 次。② 妇宁栓:每粒重 1.6 g,每晚塞入阴道 1 粒。孕妇禁用。

2. 全身用药

主要是口服给药,用于未婚、未有过性生活的妇女以及不愿意接受局部用药和多次局部用药疗效不佳的患者。常用药物有酮康唑、氟康唑及伊曲康唑等,酮康唑因对肝脏毒性大,现已很少采用。

（1）伊曲康唑（斯皮仁诺）:该药是具三唑环的合成唑类抗真菌药。100 mg 饭后口服,每日 2 次,连用 3 天。也可 200 mg 饭后口服,每日 1 次,连用 7 天。

（2）氟康唑:该药是氟代三唑类抗真菌药,宜空腹给药。150 mg 口服（空腹）1 次,即可治疗真菌性外阴阴道炎,8 天后重复 1 次效果更佳。

3. 局部与全身联合用药

对复发病例可采用联合用药,多采用疗程短、见效快的伊曲康唑与硝酸咪康唑的"三日疗法"。就诊当晚硝酸咪康唑栓（达克宁栓）1 粒阴道上药,次日咪康唑栓早、晚各 1 粒置入阴道;伊曲康唑（斯皮仁诺）100 mg,早、晚饭后各 1 次口服,连用 3 天。对复发病例,应考虑性伴侣同时治疗,采取措施避免性传播,如使用避孕套等。近有文献报道,硼酸明胶胶囊阴道上药及 LY-303、LY-366 类葡聚糖合成抑制剂,对真菌具有较大的杀伤力,因葡聚糖是真菌细胞的必要成分之一,故有很好的应用前景。

4. 妊娠期真菌性阴道炎的治疗

妊娠易发生真菌性阴道炎,病情常较顽固,治疗应考虑药物对胎儿无影响,除非极其必要,应禁止口服全身给药如酮康唑、伊曲康唑等。可以局部应用的药物有以下五类:

（1）抗生素类抗真菌药:制霉菌素泡腾片（米可定泡腾片）是妊娠 3 个月内最常应用的药物。

（2）咪唑类抗真菌药:克霉唑（凯妮汀阴道片）500 mg,睡前放入阴道 1 次。咪康唑栓,妊娠 3 个月内须权衡利弊慎用,妊娠 4 个月以后可以使用,连用 7～10 天。咪康唑软膏每晚涂外阴及阴道,连用 7～10 天。

（3）甲紫（龙胆紫）:1%甲紫涂搽外阴、阴道,隔日 1 次,连用 2～3 周,价廉有效,对胎儿无害,但污染内裤是其缺点。

（4）肾上腺皮质激素:0.05%醋酸地塞米松软膏,涂搽外阴可减轻瘙痒及炎症,只能偶尔对症使用,不宜经常应用。

（5）中药:外阴瘙痒严重者可用百部、蛇床子、苦参、川椒、枯矾子等水煎液洗外阴部,止痒效果好。也可用苍耳子、黄柏、瞿麦、篇蓄等水煎液清洗外阴治疗。

二、滴虫阴道炎

滴虫阴道炎由阴道毛滴虫感染所致,是阴道炎症最为常见的一种。

（一）临床表现

主要症状是白带增多,白带呈白色、绿色或黄绿色,带泡沫,有腥味,严重者可带血液,其次是外阴瘙痒,伴外阴阴道烧灼及性交痛,若伴尿道膀胱感染,可有尿频、尿急及血尿。检查可发现阴道黏膜红肿,点状出血甚至草莓状突起。

（二）诊断

依据典型上述表现,白带涂片镜检或培养找到阴道毛滴虫,即可诊断。

（三）治疗

多种方法都有效,但多易复发,故治疗应彻底。治疗期间应避免性交,每天换内裤并用物理方法消毒,如晒、烫、煮等。

1. 局部治疗

先用 0.5%～1% 乳酸、醋酸溶液或 1∶5 000 高锰酸钾溶液冲洗外阴阴道,减少阴道分泌物,有利于药物作用,改变阴道酸碱度,抑制毛滴虫生长繁殖。

主要抗滴虫药物为甲硝唑（灭滴灵）、滴维净、卡巴肿等,最常用者为甲硝唑栓剂,1 粒（每粒含甲硝唑 0.5 g）阴道置入,每晚 1 次,连用 10 天。也可用甲硝唑200～400 mg 片剂置入阴道,每晚 1 次,连用 10 天;卡巴肿（200 mg）或滴维净 1 片,阴道置入,每晚 1 次,连用 10 天。为防止复发,应于第 2、3 次月经干净后用上述方法继续治疗,并复查白带,连续 3 次阴性方为痊愈。

2. 全身治疗

对反复复发病例,应检查性伴侣的小便及前列腺液,发现滴虫应与患者同时全身治疗。甲硝唑 200 mg 口服,每日 3 次,连用 7 天,同时阴道上药。也用可甲硝唑片,一次口服,此法简便、有效。或甲硝唑 0.5～1 g 口服,每日 2 次,连用 7 天。奥硝唑胶囊 500 mg 口服,每日 2 次,连用 5 天,或 1 500 mg 睡前单次口服。替硝唑 1 000 mg口服每日 2 次,连用 5 天。服药期间应注意不能服含乙醇饮料。孕早期甲硝唑对胎儿有致畸可能,故孕 20 周以前应避免口服治疗。

若合并真菌感染或阿米巴感染,可服用曲古霉素$(1\sim2)\times10^5$ U,每日2次,连用5~7天。

3. 中药治疗

(1) 妇科止带片:每片0.25 g,口服5片,每日3次。

(2) 苦参栓:每粒1.2 g,含苦参碱(为氧化苦参碱)计100 mg,每晚1粒,塞入阴道深处。

(3) 子宫丸:每粒1.2 g,每晚1粒塞入阴道深处。每周1次或2次,4次为1个疗程,未愈者可继续用2~3个疗程。

也可用蛇床子200 g或百部50 g加水煎煮,冲洗外阴部。

三、老年性阴道炎

老年性阴道炎或绝经后阴道炎是指绝经后,由于卵巢功能衰退,雌激素水平下降,阴道壁萎缩,上皮细胞糖原含量减少,局部pH上升,阴道抵抗力低下,细菌易于繁殖生长而造成炎症。其阴道改变也可见于卵巢切除或放疗之后,或产后哺乳过久的妇女。

(一)临床表现

主要为白带增多,白带呈脓性或黄水样,有臭味,或混有血液,阴道黏膜薄,充血发红,甚至点状出血。严重者波及阴道前庭及尿道口,可出现尿频、尿痛症状。

(二)诊断

依上述表现结合年龄、绝经情况,不难诊断,但应注意除外宫颈、宫体及输卵管癌的可能。

(三)治疗

治疗原则是补充雌激素,即HRT(雌激素替代疗法),改变全身及阴道局部因雌激素缺乏所造成的系列症状。其次是改善阴道局部的环境,保持清洁。

1. 局部治疗

用1%乳酸或1:5 000高锰酸钾溶液冲洗外阴阴道,然后阴道放置甲硝唑栓或诺氟沙星(氟哌酸)栓剂(0.2 g),每晚1次,连用7~10天。也可使用倍美力阴道软膏,每支含倍美力42.5 g,每克软膏含倍美力0.625 mg,涂于阴道外阴,每日1次或2次。欧维婷软膏局部使用,效果良好。

2. 全身治疗

(1) 倍美力(含天然结合型雌激素0.625 mg):每日服1粒,适用于单纯补充雌激素患者。

（2）倍美安（含倍美力 0.625 mg 及醋酸甲羟孕酮 2.5 mg）：每日服 1 粒，适用于绝经后妇女，可免除周期性出血。

（3）倍美盈：每板药片按序贯连续给药，先服倍美力 0.625 mg，然后服用醋酸甲羟孕酮 5 mg，适用于围绝经期妇女，保持规律周期性子宫出血。或用利维爱 2.5 mg，每日或隔日口服 1 次。

3．中药治疗

（1）治带片：每片 0.25 g，每次口服 5～8 片，每日 2 次或 3 次。

（2）知柏地黄丸：每丸 9 g，每次口服 1～2 丸，每日 2 次。

四、细菌性阴道病

细菌性阴道病是一种以 Gardner 菌、各种厌氧菌、Mobiluncus 菌及支原体引起的阴道混合感染，局部炎症不明显，有 10%～50%患者可无症状。1984 年，瑞典专门国际会议认为此类病命名为炎症（细菌性阴道炎，非特异性阴道炎）不妥，而定名为细菌性阴道病。

（一）临床表现

本病有症状者主要是白带增多，白带呈鱼腥臭味，阴道灼热、瘙痒。

（二）诊断

依据典型上述表现，阴道分泌物 pH＞4.5，涂片发现线索细胞（clue cell）或见到 Mobiluncus 菌，阴道分泌氢氧化钾试验呈阳性，脯氨酸氨肽酶测定呈阳性等即可诊断。

（三）治疗

1．局部及全身治疗

用 0.5%乳酸溶液或 0.5%～1.0%醋酸溶液冲洗外阴阴道，每晚 1 次。同时使用下列药物口服及阴道上药：

（1）甲硝唑：0.2 g 口服，每日 3 次或每次 0.4 g，每日 2 次或 3 次，连用 7 天，同时阴道 200 mg 上药，每晚 1 次。也可用四环素或磺胺噻唑 0.5 g 做成栓剂，每晚 1 粒阴道上药，共 10 天。若有真菌同时感染，阴道内同时上咪康唑栓，每晚 1 次，连用 7～10 天。

（2）克林霉素：300 mg 口服，每日 2 次，连服 7 天，该药可用于孕妇；也可用氯林可霉素 1%～2%油膏涂于阴道，每晚 1 次。

（3）氨苄西林：500 mg 口服，每 6 h 1 次，连用 5～7 天。

（4）匹氨西林：700 mg 口服，每日 2 次，连用 7 天。

2．中药治疗

（1）当归龙荟丸：每 100 粒 6 g，每袋 12 g，口服 6～9 g，每日 2 次。

（2）妇科止带片：每片 0.25 g，口服 5 片，每日 3 次。

（3）四妙丸：每 15 粒 1 g，每次口服 6 g，每日 3 次。

（4）知柏地黄丸：每丸 9 g，口服每次 1～2 丸，每日 2 次。

第三节　宫　颈　炎

一、急性宫颈炎

急性宫颈炎较慢性宫颈炎少见，多发生于产褥感染、感染性流产、宫颈损伤或阴道滴虫、念珠菌及淋病感染。

（一）诊断依据

1．病史采集

（1）发病诱因：产褥感染、流产感染，淋球菌、衣原体等性传播疾病感染病史。

（2）主要临床表现：白带增多是急性宫颈炎最常见的症状，常呈脓性。可继发外阴瘙痒，腰酸及下腹坠痛。此外还可有尿频、尿急、尿痛等泌尿系感染症状。急性淋菌性宫颈炎时，可有不同程度的发热和白细胞增多。

2．体格检查

妇科检查见宫颈充血、水肿、糜烂，黏膜外翻，接触性出血，有黏液脓性分泌物自宫颈管流出。

3．辅助检查

宫颈涂片检查，宫颈分泌物培养，确定何种病原体感染所致，以便针对具体情况处理。

（二）诊断中的临床思维

根据病史、临床表现，本病的诊断不难，最好能确定是哪种病原体感染。

（三）治疗

以全身治疗为主，主要针对病原体。若为淋球菌感染，应选用治疗淋病的药物，同时治疗性伴侣。治疗原则是及时、足量、规范，常用的药物有头孢曲松钠、头孢噻肟钠、氧氟沙星等。治疗衣原体的药物有阿奇霉素或红霉素，喹诺酮类如氧氟沙星、左氧氟沙星等。

（四）治疗中的临床思维

治疗主要针对病原体,部分患者可出现病程迁延、反复,要明确诱因并去除诱因。可以辅助阴道用药,同时注意外阴卫生。彻底治疗,避免转变为慢性宫颈炎。

二、慢性宫颈炎

慢性宫颈炎是妇科疾病中最常见的一种,多由急性宫颈炎未治疗或治疗不彻底转变而来。或由于各种原因所致的宫颈裂伤造成宫口变形,病原体侵入而引起感染。

（一）诊断依据

1. 病史采集

（1）发病诱因:有急性宫颈炎病史,或分娩、流产史,雌激素缺乏,局部抗感染能力差也易引起本病。

（2）主要临床表现:白带增多是慢性宫颈炎最常见的症状,白带呈乳白色黏液状,有时呈淡黄色脓性,可有血性白带或性交后出血。可继发外阴瘙痒、腰酸及下腹坠痛。此外还可有尿频、尿急、尿痛等泌尿系感染症状。

2. 体格检查

妇科检查见宫颈糜烂、水肿、黏膜外翻,接触性出血等局部不同表现。

（1）宫颈糜烂:子宫颈糜烂是慢性宫颈炎炎性病变过程中最多见的局部特征。宫颈表面呈细颗粒状红色区,称宫颈糜烂。糜烂面与周围的正常鳞状上皮有清楚的界限。依炎症的程度和柱状上皮生长的速度,宫颈糜烂可表现为三种类型。

① 单纯型:在炎症初期,糜烂面为单层柱状上皮所覆盖,表面平坦,外表光滑。

② 颗粒型:由于宫颈腺上皮过度增生和间质的增生,糜烂面凹凸不平而呈颗粒状。

③ 乳突型:腺上皮及间质增生显著,表面凹凸不平更明显,形成乳突状突起。

临床常根据糜烂面积将其分成轻、中、重度。凡糜烂面积小于子宫颈总面积1/3者为轻度,占 1/3～2/3 者为中度,超过 2/3 总面积者为重度。

（2）宫颈息肉:慢性炎症长期刺激使宫颈管局部黏膜增生并向宫颈外口突出形成息肉。息肉可为 1 个或多个,大小不等,红色,舌状,质软而脆,易出血,蒂长。极少恶变,但易复发。

（3）宫颈黏膜炎:病变局限在宫颈黏膜或黏膜下组织,宫颈阴道部外观光滑,宫颈管外口可见脓性分泌物,有时可见宫颈管黏膜增生外翻,宫颈口充血、发红。

（4）宫颈腺囊肿:又称纳博特囊肿。在慢性子宫颈炎时,新生的鳞状上皮覆盖宫颈腺管开口,将腺管阻塞;子宫颈腺体及周围组织都增生,腺管被周围组织所挤压,腺口阻塞,使腺体内的分泌物不能外流而潴留于内,致腺腔扩张,形成大小不等的囊形肿物。检查时见宫颈有多个青白色小囊泡,内含无色黏液。

(5)宫颈肥大:由于慢性炎症的长期刺激,宫颈组织反复发生充血、水肿,炎性细胞浸润及结缔组织增生,致使子宫颈肥大,严重者可较正常子宫颈增大1倍以上。炎症痊愈后,充血、水肿减轻或消退,而由于纤维化,宫颈虽已全部被覆鳞状上皮,表面光滑,但仍维持其已肥大的体积;宫颈腺囊肿亦仍保持其突出的囊状外形。

3. 辅助检查

宫颈涂片检查,宫颈分泌物培养,以确定何种病原体所致感染,便于对因处理。

(二) 诊断中的临床思维

根据症状及体征不难诊断本病,必要时行宫颈涂片检查或宫颈分泌物培养,以确定不同病原体所致感染,尤其对有性传播疾病的高危妇女要特别注意。由于宫颈糜烂与宫颈上皮内瘤样病变或早期宫颈癌从外观上难以鉴别,需常规做宫颈刮片、宫颈细胞学检查如CT,必要时行阴道镜检查及活组织检查以明确诊断。

(三) 治疗

慢性宫颈炎以局部治疗为主,要根据病理类型采用不同方法。

1. 宫颈糜烂

(1)物理治疗:是目前治疗子宫颈糜烂疗效较好、疗程最短的方法。适用于糜烂面较大和炎症浸润较深的病例。一般只需治疗1次即可痊愈。其原理是以各种方法将糜烂面单层柱状上皮破坏,使其坏死脱落后,为新生鳞状上皮所覆盖。创面愈合需3~4周,病变重者需6~8周。临床常用的方法有电凝法、激光治疗、冷冻、微波等。

(2)药物治疗:局部药物治疗适用于糜烂面积小的病例。中成药有很多栓剂,临床应用有一定疗效。

2. 宫颈息肉

行息肉摘除术,术后将切除息肉送病理学检查。

3. 宫颈黏膜炎

局部用药效果较差,需全身用药。根据宫颈管分泌物的检查结果,采用相应抗生素。

4. 宫颈腺囊肿

对小的囊肿,无临床症状可不需治疗;若囊肿较大或合并感染,可用物理治疗,如高频电波刀治疗。

(四) 治疗中的临床思维

宫颈糜烂物理治疗应注意:① 治疗前应做常规宫颈细胞学检查。② 有急性生殖器炎症时禁用。③ 治疗时间应在月经干净后3～7天内进行。④ 物理疗法术后阴道分泌物增多，有大量水样排液，在术后1～2周脱痂期可有少量出血，应保持外阴清洁。⑤ 在创面尚未愈合前（术后4～8周）应避免盆浴、性交及阴道冲洗。⑥ 治疗后有引起术后出血、宫颈管狭窄、不孕、感染的可能。治疗后定期复查，观察创面愈合情况及并发症，直至痊愈。

第四节　盆　腔　炎

盆腔炎是指女性内生殖器及其周围的组织、盆腔腹膜发生的炎症，主要包括子宫内膜炎、输卵管卵巢炎、盆腔腹膜及结缔组织炎。有急性、慢性两类。急性者发病危急，症状重，可因败血症危及生命。慢性者时好时坏、反复发作，影响妇女的身心健康及工作。盆腔炎的主要病因有产后或流产后感染、宫腔内手术操作术后感染、经期不卫生、邻近器官的炎症直接蔓延、慢性盆腔炎急性发作等。主要致病菌有葡萄球菌、链球菌、大肠杆菌、厌氧菌等。

一、子宫内膜炎

子宫内膜炎是妇科常见的疾病，常与子宫体部的炎症并发，有急性、慢性两种。

〖急性子宫内膜炎〗

（一）诊断依据

1. 病史采集

（1）发病诱因：多发生于产后（特别是剖宫产后）、流产后以及宫腔内手术操作术后感染，此外经期、身体抵抗力虚弱时性交也可诱发。

（2）主要临床表现：常有白带增多，发热、寒战、下腹坠胀或剧烈疼痛，疼痛可向两侧大腿放射。发生在产后、流产后则有恶露长时间不净。如炎症不经治疗，可迅速扩散至盆腔，症状加重。

2. 体格检查

妇科检查见白带增多，可为脓性臭味分泌物，宫颈可有举痛，子宫稍大、压痛。附件区可有压痛。子宫旁结缔组织炎时，可扪到下腹一侧或两侧有片状增厚。

3. 辅助检查

血常规、尿常规、宫颈分泌物检查。

（二）诊断中的临床思维

根据病史、临床表现，本病的诊断不难，最好通过检查确定具体的病原体感染。应与急性阑尾炎、异位妊娠破裂或流产、卵巢肿瘤蒂扭转、卵巢黄体破裂等急腹症相鉴别（详见急性输卵管卵巢炎）。

（三）治疗

1. 支持疗法

卧床休息，半卧位，以利炎症局限；进富营养、易消化的饮食；补充水分，纠正脱水和电解质紊乱。避免不必要的妇科检查，以免感染扩散。高热时用物理降温，腹痛重时可给予止痛药。

2. 抗生素治疗

在药敏试验未出结果前给予广谱抗生素，选用强力、大量抗生素，常用头孢菌素、氨苄西林、甲硝唑等静脉点滴给药；根据细菌培养药敏试验结果，可更换敏感药物。

（四）治疗中的临床思维

治疗主要针对病原体，部分患者出现病程迁延、反复，要查找原因。治疗要彻底，以免转变为慢性炎症。急性子宫内膜炎一般不应手术，以免炎症扩散，但如果产后胎盘、胎膜残留或流产后宫腔内有残留物，需给予大量抗生素，病情稍稳定后清除宫腔内的残留物，尽量不做刮宫。

慢性子宫内膜炎

（一）诊断依据

1. 病史采集

（1）发病诱因：多发生于产后、剖宫产后胎膜残留或子宫复旧不良，流产后以及宫腔内节育器术后感染，此外黏膜下肌瘤、更年期身体抵抗力虚弱时也可诱发。

（2）主要临床表现：患者常有不规则阴道出血，有时轻度下腹坠痛，白带增多。

2. 体格检查

妇科检查见白带增多，可有宫颈糜烂，子宫稍大、压痛。

3. 辅助检查

血常规、宫颈分泌物检查、超声检查。

（二）诊断中的临床思维

根据病史、临床表现，本病的诊断不难。有的患者无明显临床表现，多数在妇科检查时发现,应与子宫内膜恶性肿瘤相鉴别,两者都可表现为阴道不规则流血或排液,由诊刮术后子宫内膜病理做出诊断。

（三）治疗

在药敏试验未出结果前给予广谱抗生素,常用头孢菌素、氨苄西林、甲硝唑等静脉滴注。

（四）治疗中的临床思维

除去病因至关重要,如产后胎膜残留,应在抗感染治疗后行清宫术;如宫内节育器、黏膜下肌瘤所致,均应做相应处理。

二、输卵管卵巢炎

输卵管炎为盆腔生殖器官炎症中最多见的一种。卵巢炎与输卵管炎合并发生者,称为输卵管卵巢炎或附件炎。有时虽有严重的输卵管炎症病变,而其附近的卵巢却仍保持正常。卵巢炎很少单独发生。

▎急性输卵管卵巢炎▎

（一）诊断依据

1. 病史采集

（1）发病诱因:多发生于产后、剖宫产后胎盘胎膜残留感染;流产后以及宫腔内手术操作术后感染;月经期、身体抵抗力虚弱时性交;邻近器官炎症的蔓延,如急性阑尾炎、腹膜炎;淋球菌或沙眼衣原体上行感染。

（2）主要临床表现:因病情轻重、病变范围不同,可有不同表现,主要表现为发热、下腹痛,可有寒战、高热,同时双侧下腹剧痛。也可有不规则阴道出血,白带增多;少数患者出现膀胱及直肠刺激症状:尿频、尿急、尿痛、腹泻等。

2. 体格检查

急性面容,脉速。妇科检查见阴道充血,宫颈分泌物增多,呈黄白色或脓性臭味分泌物,宫颈阴道穹窿触痛,子宫增大、压痛,活动度受限。双侧附件区增厚,压痛明显。

3. 辅助检查

血常规、尿常规、宫颈分泌物检查和超声检查。

（二）诊断中的临床思维

根据病史、临床表现,本病的诊断不难,最好通过检查确定具体的病原体感染。

阴道后穹窿穿刺，如抽出脓液，则诊断明确。注意做淋球菌、沙眼衣原体的检查。
应与下列急腹症相鉴别：

1. 急性阑尾炎

右侧急性输卵管卵巢炎易与急性阑尾炎混淆。后者起病前常有胃肠道症状，如恶心、呕吐、腹泻等，腹痛多发生于脐周，然后转移向右下腹部固定。检查见麦氏点压痛、反跳痛，体温增高，白细胞增多。

2. 卵巢肿瘤蒂扭转

多有卵巢囊肿病史，体位变动后突然出现剧烈下腹痛，妇科检查可触及附件区包块，B超可帮助诊断。

3. 异位妊娠破裂或流产

常有停经史、腹痛、不规则阴道流血、有腹腔内出血表现：面色苍白，急性面容，休克表现，尿妊娠试验呈阳性，后穹窿穿刺可抽出不凝血。

4. 卵巢黄体破裂

也可表现为急性下腹痛。询问病史，患者多在黄体期剧烈活动或性生活后表现为腹腔内出血征象：面色苍白，急性面容，血压下降，晕厥、休克表现，后穹窿穿刺或腹腔穿刺可抽出不凝血。

（三）治疗

1. 全身治疗

卧床休息，半卧位；给予高蛋白流质或半流质易消化的饮食；补充水分，纠正脱水和电解质紊乱。高热时用物理降温。

2. 抗生素治疗

在药敏试验未出结果前给予广谱抗生素，选用强力、大量抗生素，常用头孢菌素、氨苄西林、甲硝唑、克林霉素、林可霉素、喹诺酮类药物等静脉点滴；根据细菌培养药敏试验结果，可更换敏感药物。联合用药效果好。

3. 中药治疗

主要是活血化瘀、清热解毒。可辅助口服中成药。

4. 手术治疗

主要用于治疗抗生素控制效果不佳的输卵管卵巢脓肿或盆腔脓肿。手术可根据情况选择经腹手术或腹腔镜手术，手术范围应根据病变范围、年龄、一般状况等全面考虑，原则以切除病灶为主。手术指征有：① 药物治疗无效：输卵管卵巢脓肿或盆腔脓肿经药物治疗 48～72 h，患者中毒症状加重或包块增大者，应及时手术，以免发生脓肿破裂。② 脓肿持续存在。③ 脓肿破裂。

（四）治疗中的临床思维

急性输卵管卵巢炎及时诊断，正确治疗，预后良好。轻型单纯性输卵管炎经过治疗常可于2～3天体温下降,1周左右输卵管水肿消失。要注意及时治疗、彻底治愈,防止转为慢性盆腔炎。

《慢性输卵管卵巢炎》

（一）诊断依据

1. 病史采集

（1）发病诱因:输卵管卵巢炎在急性期若治疗延误或不彻底,迁延日久则转为慢性。有一小部分病例的病原菌毒力较弱,或机体抵抗力较强,可无明显症状,因而未引起注意,或被误诊以致拖延。

（2）主要临床表现:常有下腹不同程度疼痛,腰背部及骶部酸痛、发胀、下坠感,常因劳累而加剧。由于盆腔粘连,可能有膀胱、直肠充盈痛或排空时痛,或其他膀胱直肠刺激症状,如尿频、里急后重等。可出现月经不调,如月经过频、月经量过多。输卵管本身受到病损,形成阻塞而致不孕。因盆腔充血而致瘀血性痛经,多半在月经前1周开始即有腹痛,越临近经期越重,直到月经来潮。

2. 体格检查

妇科检查见子宫颈多有糜烂、外翻,有黏液脓性白带。子宫常后倾或后屈,活动度较正常为差,一般移动宫颈或宫体有疼痛感,轻症仅在双侧附件处触得增厚的条索状输卵管;重者则可在盆腔两侧或子宫后侧方扪到大小不等、不规则和固定的包块,多有压痛。壁厚实而粘连严重的囊性肿块多为脓肿;壁薄、张力大而稍能活动者,多为输卵管积水。

（二）诊断中的临床思维

应详细询问病史,在急性盆腔生殖器官炎症后出现上述症状,即可考虑为慢性附件炎。即使无急性病史,有上述一系列症状亦可高度怀疑。如检查时仅发现宫旁组织稍增厚而无包块,则可进行输卵管通液检查,如证明输卵管不通,慢性输卵管炎的诊断即可以基本上确立。应与下列疾病相鉴别:

1. 陈旧性宫外孕

两者病史不同。陈旧性宫外孕常有月经短期延迟,突然下腹部疼痛,伴有恶心、头晕甚至晕厥等内出血症状,可自行减轻,甚至恢复正常生活,以后又有反复多次突发性腹痛。发作后时有隐痛及下坠感,自觉下腹部有包块,阴道有持续少量流血等,都与慢性附件炎有别。且有贫血貌,双合诊检查包块多偏于一侧,质实而有弹性,形状极不规则,压痛较炎症轻,可通过后穹窿穿刺吸出陈旧性血液或小血块结合超声检查及血 β-hCG 阳性而鉴别。

2. 子宫内膜异位症

有时很难鉴别,因其有痛经、月经多、性交痛、排便痛、不孕及盆腔包块、粘连等体征而易混淆。仔细询问病史,子宫内膜异位症之痛经为渐进性,经前开始,经期剧烈并持续至经后数日。双合诊附件增厚,与后倾子宫的后壁粘连。如子宫骶韧带出现触痛性结节则易诊断,而附件炎常缺乏这一体征。可通过子宫输卵管造影或腹腔镜检查鉴别。

（三）治疗

1．一般治疗

患者由于症状反复出现,思想顾虑重,应向其详细解释,解除患者的思想顾虑,加强营养,积极锻炼,增强体质。

2．物理治疗

可促进盆腔局部血液循环,以利炎症消散,常用的有超短波、透热电疗、红外线照射、石蜡疗法等。

3．中药治疗

主要是活血化瘀、清热解毒。可辅助口服中成药或局部应用栓剂,如康妇消炎栓等。

4．抗生素治疗

长期或反复的抗生素并无显著疗效。当慢性盆腔炎急性发作时可适当应用抗生素治疗。

5．手术治疗

慢性炎块及其他输卵管慢性炎症病变,经非手术治疗效果不明显,临床症状较重,严重影响患者的生活及工作,可考虑手术治疗。根据患者年龄、病变轻重及有无生育要求决定手术范围。

（四）治疗中的临床思维

慢性附件炎病史长,病情反复发作,抗生素治疗效果差。以物理治疗、中药疗法为主,同时注意适当休息,减少房事,彻底治疗宫颈炎、外阴、阴道、尿道腺体炎症,特别是宫颈糜烂,可导致附件炎反复发作。

三、盆腔腹膜及结缔组织炎

❙急性盆腔腹膜及结缔组织炎❙

盆腔结缔组织是指盆腔腹膜外的组织,位于盆腔腹膜的后方,子宫两侧及膀胱前间隙处。急性盆腔腹膜及结缔组织炎是指盆腔腹膜及结缔组织初发的炎症,不是继发于卵巢、输卵管的炎症。

（一）诊断依据

1. 病史采集

（1）发病诱因：多由于分娩或剖宫产时宫颈或阴道上端撕裂，细菌侵入发生感染。

（2）主要临床表现：寒战、高热、下腹痛，同时可出现膀胱及直肠刺激症状，即尿频、尿急、尿痛、腹泻或排便感等。

2. 体格检查

急性面容。妇科检查可见一侧或双侧阴道穹窿形成包块，包块上界可达宫底。触痛明显，子宫增大、压痛，活动度差。双侧附件区增厚，压痛明显。

（二）诊断中的临床思维

根据病史、临床表现，本病的诊断不难，应与急性阑尾炎、卵巢肿瘤蒂扭转、异位妊娠破裂等急腹症相鉴别。

（三）治疗

本病的治疗与急性输卵管卵巢炎相同。

慢性盆腔腹膜及结缔组织炎

（一）诊断依据

1. 病史采集

（1）发病诱因：急性盆腔腹膜及结缔组织炎治疗延误或不彻底，迁延日久则转为慢性。

（2）主要临床表现：患者常有下腹不同程度的疼痛、下坠感，常因劳累而加剧。轻者症状不明显。

2. 体格检查

妇科检查见子宫常后倾或后屈，可偏向一侧。三合诊时触及宫骶韧带增粗，触痛，宫旁组织厚，压痛。

（二）诊断中的临床思维

应详细询问病史，在急性盆腔腹膜及结缔组织炎后出现上述症状，结合妇科检查，慢性盆腔腹膜及结缔组织炎诊断即可确立。但需与陈旧性宫外孕、子宫内膜异位症、结核性盆腔炎相鉴别。

（三）治疗

治疗和慢性附件炎基本相同，需积极治疗急性盆腔结缔组织炎及宫颈炎。

第二章 妇科肿瘤

第一节 外阴肿瘤及阴道肿瘤

一、外阴恶性肿瘤

（一）诊断

1. 病史

有外阴营养不良史或免疫性缺陷及性传播疾病史。

2. 症状

约60%的患者主要表现为外阴瘙痒，外阴色素减退，但也有20%～45%的患者无任何症状。

3. 体征

外阴部肿块或溃疡，外阴病变部位呈白色斑块，约65%的患者外阴溃疡久治不愈，进展期患者可出现腹股肿块。

（二）治疗

1. 手术治疗

外阴癌的治疗倡导个体化，没有标准的术式，强调以最保守的手术来治愈癌瘤，在选择治疗方案时，要充分考虑原发病变的范围和腹股沟淋巴结的状态。外阴上皮内瘤变可采用非手术治疗，如激光、冷冻、微波、聚焦超声（HIFU）等治疗，也可采用单纯外阴切除。对外阴原发恶性肿瘤的处理应该在腹股沟淋巴结切除后，假如手术切除原发肿瘤可达到切缘清晰，不损伤骨骼肌，不造成大小便失禁，手术值得进行；如果手术需要以人工肛门或尿流改道为代价，最好先做放疗，待肿瘤缩小后再手术，根据腹股沟淋巴状态决定是否需要腹股沟和盆腔淋巴同时放疗。

（1）单纯外阴切除：包括部分阴阜、双侧大小阴唇至会阴后联合，切缘达大阴唇皱襞外缘。

（2）外阴根治切除：上界自阴阜，下界至会阴后联合，两侧大阴唇皱襞，内切口包括切除 1 cm 的阴道壁。两侧达内收肌筋膜，基底达耻骨筋膜、皮下脂肪厚度应超过 0.8 cm，切缘距肿瘤 3 cm。

（3）局部外阴根治切除：切除范围包括癌灶周边 3 cm 宽的正常皮肤和皮下脂肪组织，内周边至少切除 1 cm 以上宽度的正常组织，原则上不伤及尿道和肛门。癌瘤紧邻尿道或肛门则应选择更大范围的手术。部分外阴根治切除可以是单侧外阴切除、前半部外阴切除或后半部外阴切除，以局部外阴根治切除代替全外阴根治切除，必须保证局部癌灶彻底切除，不能因为缩小手术范围而残留癌灶，影响治疗效果。

（4）前哨淋巴结活组织检查术（SLBN）：1977 年，由 Cabanas 提出前哨淋巴链上最先接受来自病灶淋巴回流的淋巴结，绝大多数肿瘤细胞是从原发灶经淋巴管汇入前哨淋巴结，因而前哨淋巴结是转移的第一个站点，通常代表整个淋巴链。随后，Morton 发明了前哨淋巴结活检技术，他利用蓝色染料与淋巴结亲和的特点，在黑色素瘤周围注射蓝色染料，为淋巴定位，再通过对前哨淋巴结的活检，判定淋巴结的转移情况。

腹股沟淋巴是外阴癌转移的主要途径，其受累与否对肿瘤的手术方式和预后具有重要意义。如果对所有患者千篇一律地采用腹股沟淋巴结清扫术，只能增加手术并发症的发生率。通过对前哨淋巴结的活检，不仅可以了解疾病的分期，而且可以对患者选择性进行淋巴结切除，甚至对前哨淋巴结阴性的早期患者，可以不行腹股沟淋巴结清扫术，从而减少相应的术后并发症，在达到根治效果的同时提高患者的生存质量。

临床上采用的检出前哨淋巴结的方法有染料法、放射性核素法和混合法：① 染料法是利用染料如 isosulfan 等和淋巴结亲和的特征在肿瘤周围或皮下注射染料，再将染色的前哨淋巴结进行活检。这种方法费用低，操作简便，但由于活检前不能确定前哨淋巴结的具体位置与数目，所以很可能出现盲目解剖和漏检。② 放射性核素法是肿瘤周围或皮下注入放射性核素（^{99m}Tc 标记的胶体蛋白），再进行核素摄影或者核素探测仪来确定前哨淋巴结的位置与数量。这种方法能准确确定前哨淋巴结位置与数量，减少盲目解剖，但费用较高，而且要应用放射性物质。③ 混合法即染料法与放射性核素法相结合。

前哨淋巴结活检技术是一种相对敏感、易行的方法。Sliutz 等用放射性核素法对 26 例患者行 SLNB，结果 26 例患者都检测出前哨淋巴结，无一例假阴性。Puig 在对 26 例外阴癌的研究中发现，阴性预测率为 100%（即临床无可疑淋巴结肿大、病理检测前哨淋巴结为阴性的患者，其余淋巴结检测均为阴性）。

（5）腹股沟淋巴结清除术：至少行同侧腹股沟、股淋巴结切除。自髂前上棘内 3 cm，经腹股沟韧带中点、股动脉搏动点，至股三角顶部做弧形切口，皮下脂肪厚度不超过 0.5 cm。外侧界为髂前上棘，内侧界为耻骨结节。解剖分离股动、静脉。在传统腹股沟淋巴结清扫术中，应常规切断大隐静脉，剥离阔筋膜。现有学者提出，可保留大隐静脉、阔筋膜。Zhang 等分析了 83 例行腹股沟淋巴结清扫术的外阴癌患者，术中分别切断大隐静脉与保留大隐静脉，结果表明两者复发率无差异，Rouzir 等对 194 例行腹股沟淋巴结清扫术的外阴癌患者进行回顾分析后，也同样认为腹股沟淋巴结清扫术中保留大隐静脉、阔筋膜，可以降低术后并发症而无明显不良后果。

（6）部分尿道切除：外阴广泛切除术从耻骨联合、耻骨弓向下脱开，处理阴蒂脚，尿道脱开耻骨弓的解剖位置，即是尿道被游离 2 cm。测定尿道长度后，金属导尿管支撑该部位切除尿道。

（7）全尿道切除、膀胱肌瓣尿道成形术。

（8）全尿道切除腹壁代尿道术：适用于腹股沟淋巴结清除术中膀胱内括约肌不能保留者。

（9）前盆腔脏器切除：外阴癌累及膀胱三角区者，须行全膀胱切除、回肠代膀胱术，同时行盆腔淋巴结清除术。

（10）Lockhart-Mummery 联合外阴根治术：Ⅰ期行盆腹腔探查、乙结肠造口、盆腔淋巴结清除术；Ⅱ期为会阴直肠联合外阴根治术。

上述（7）～（10）的术式难度较大，不作为规范介绍，可根据各单位条件及技术水平选择进行或采取手术前后放疗的综合措施，以缩小手术切除范围并保留相邻器官的功能。

2. 放射治疗

外阴鳞癌是放射敏感性肿瘤，只是因其所在的特殊解剖部位限制了放疗的应用。临床资料显示放射与手术联合治疗可改善外阴癌患者的生存率及生活质量，尤其对晚期外阴癌不仅能达到姑息治疗的效果，部分病例甚至可达到治愈的目的。

（1）放射治疗的适应证：① 原发肿瘤巨大，浸润较深，接近或累及尿道、阴道及肛门等器官，手术切除困难者，通过术前放疗可使瘤体积缩小以提高手术切除率并保留邻近器官的功能。② 手术切缘不净或切缘距肿瘤太近疑有肿瘤残存。③ 老年患者或其他原因不宜手术者。④ 年轻患者阴蒂部有小的原发癌灶。⑤ 晚期外阴癌患者采用放疗加手术综合治疗以代替创伤较大、患者不易接受的盆腔脏器切除术。⑥ 复发性外阴癌。⑦ 肉眼腹股沟淋巴结阳性或病理报道一个以上淋巴结阳性的患者，盆腔和腹股沟区放疗优于盆腔淋巴结切除术。

（2）放疗以体外照射为主，单纯放疗者可配合组织间治疗。放射野应包括原发肿瘤及周边 2～3 cm 皮肤，盆腔、腹股沟淋巴结部位放射剂量取决于治疗目的。外阴局部术前放疗≥40 Gy 为宜，总剂量至少 50 Gy；术后辅助放疗若无肉眼可见残存癌，一般剂量为 45～50 Gy。单纯放疗局部根治剂量为 65 Gy，必要时可加组织间治疗。腹股沟区照射范围应包括腹股沟及股淋巴区。为减轻放疗反应，应给予临床足够剂量。可先给予高能 X 线 40 Gy，肿瘤缩小后改用 β 射线 20 Gy。

（3）照射期间应注意：外阴清洁、干燥、防止感染，以减轻放射反应，治疗期间反应较重时可暂停放疗。

3. 化学药物治疗

20 世纪 90 年代,化学药物治疗(以下简称化疗)开始应用于浸润性外阴癌,效果尚不明确,主要用于:① 不能手术的晚期和复发病例。② 肿瘤较大,分化差,估计有亚临床播散的病例。③ 淋巴结包膜外浸润。目前常用的化疗药有 MMC、5-Fu、DDP,后两种药物对放疗有增敏作用。

二、阴道恶性肿瘤

阴道恶性肿瘤少见,约占妇科恶性肿瘤的 2%,其中的阴道鳞状细胞癌占多数,约占 93%,腺癌占 4%~5%,其他如黑色素瘤、肉瘤等较罕见。主要来源于阴道鳞状上皮细胞、腺上皮细胞、阴道黏膜黑色素细胞及阴道平滑肌细胞的恶性肿瘤。

(一)诊断

1. 症状

(1)阴道排液:早期阴道分泌物增加,随病情进展,癌肿增大,阴道排出恶臭液或坏死组织。

(2)阴道流血:多为无痛性接触性出血,逐渐可发展为不规则阴道出血。

(3)转移症状:病变进展至较晚期,可出现阴道、直肠区疼痛,尿频,排尿困难,血尿或里急后重。

2. 体征

(1)鳞癌:病灶早期糜烂,局限,晚期呈乳头或菜花状,出现全阴道、阴道旁、主骶韧带的浸润,甚至出现膀胱阴道瘘或直肠阴道瘘以及邻近淋巴结转移。

(2)腺癌:病灶多呈息肉状或结节状,生长较浅表,可沿阴道表面蔓延以致累及大部分阴道及尿道。

(3)肉瘤:病灶常呈局限性生长,部位为阴道壁上段或下段,晚期可出现淋巴和血行转移。

(4)黑色素瘤:病灶以阴道下 1/3 多见,阴道壁有黑色或棕黑色肿物带蒂突起,大小不一,表面可有溃疡,而溃疡基底部或边缘呈黑色。

(二)治疗

阴道浸润前,病变可采取非手术治疗,如射频、冷冻、二氧化碳或激光治疗,亦可采用局部切除、部分阴道切除。浸润癌则强调以手术治疗为主,辅以放疗,对晚期不能手术切除的病例,可采用综合治疗。或行姑息性肿瘤切除,以延长患者的临床生存期。

1. 手术治疗

由于阴道癌与周围器官间隙小,如需要保留的器官,切除肿瘤周围的安全带很窄,要达到根治目的很困难。手术方式与适应证如下:

(1) 全子宫、大部分阴道切除术及盆腔淋巴结清扫术:适用于病灶位于阴道上段且年龄较大,无生育要求,有盆腔放射史和病灶侵犯直肠和膀胱者,切除阴道上2/3 段,切缘距肿瘤 3 cm。

(2) 全子宫、全阴道切除及盆腔淋巴结清扫术:适用于病灶位于阴道中段或多中心者。

(3) 外阴、阴道下段(必要时加盆腔淋巴结)切除术:适用于病灶位于阴道下1/3 者。

(4) 前盆腔或后盆腔脏器切除术及盆腔(或加腹股沟)淋巴结清扫术:适用于癌灶侵及尿道、膀胱或直肠者,手术须行人工尿道、回肠代膀胱或人工肛门重建术。

(5) 广泛外阴切除及腹股沟淋巴结清扫术:适用于黑色素瘤病灶位于阴道下1/3 者。

(6) 阴道切除、广泛外阴切除及腹股沟淋巴结清扫术:适用于黑色素瘤病灶位于阴道中下 1/3 者。

2. 放射治疗

强调个体化治疗,放射剂量要足够,阴道癌放疗与手术综合治疗可改善阴道癌患者的生存率,阴道鳞癌对放疗敏感,而阴道腺癌、黑色素瘤对放射治疗不够敏感,但放疗可使阴道腺癌、黑色素瘤获得短期缓解。

(1) 适应证:① 原发肿瘤体积较大,累及尿道、肛门等器官,手术切除困难者。② 手术切除不净者。③ 老年晚期患者有严重内科疾病不宜手术者。④ 复发性阴道癌。

(2) 放疗种类:① 体外照射为主。② 腔内照射。③ 局部组织插植照射。

3. 化疗

20 世纪 90 年代,化疗开始用于阴道癌的综合治疗,使阴道癌患者的生存期有所改善,但只能作为手术、放疗的补充治疗,不能达到根治目的。

(1) 适应证:① 手术的晚期及复发病例。② 手术清扫的淋巴结阳性。③ 肿瘤切除不净,估计已有亚临床转移。

(2) 化疗方案:① CVP 方案:环磷酰胺 600 mg/m^2,缓慢静脉注射,第 1 天、第15 天;长春新碱 1.4 mg/m^2,缓慢静脉注射,第 1 天;泼尼松 100 mg/m^2,口服,第1~5 天。② CHO 方案:环磷酰胺 750 mg/m^2,缓慢静脉注射,第 1 天;多柔比星50 mg/m^2,缓慢静脉注射,第 1 天;长春新碱 1.4 mg/m^2,缓慢静脉注射,第 1 天。

以上方案每 3 周重复 1 个疗程。

4. 免疫治疗

免疫治疗包括非特异性免疫治疗及用肿瘤抗原制备的特异性免疫治疗,是综合治疗的方法之一。

第二节 宫 颈 癌

宫颈癌是全球妇女恶性肿瘤中仅次于乳腺癌的第二大常见恶性肿瘤。虽然自20世纪50年代，由于阴道细胞学的广泛应用，其发病率明显下降，但在发展中国家妇女中的发病率仍居第一位。据世界范围内统计，每年大约有50万的宫颈癌新发病例，占所有癌症新发病例的5%，其中80%的病例发生在发展中国家。来自中国肿瘤数据库的资料显示我国每年新发病例约13.15万，占世界宫颈癌新发病例总数的28.8%。在发达国家，宫颈癌的发病率已明显下降，这在很大程度上归功于对癌前病变的早期诊断和治疗。近几年，在我国宫颈癌的发病率有逐渐增长的趋势，尤其是宫颈癌的年轻患者开始增加，可能与HPV感染人群的增加有关。HPV感染使宫颈癌的相对危险性增加了250倍。

一、诊断

宫颈浸润癌的诊断并不困难，宫颈上皮内瘤变和宫颈癌早期因无特异性临床表现，易与宫颈糜烂、宫颈肥大混淆。诊断主要依据详细的询问病史、仔细的体格检查和必要的辅助检查。

(一)病史采集

病史采集要全面，包括初次性交年龄、性生活频率、性伴侣健康状况、有无吸烟史、婚育史、既往史、家族史，对于年轻可疑宫颈癌患者还要询问其母亲怀孕前是否有服用某些孕激素含量高的避孕药或使用雌激素等情况。

(二)症状和体征

宫颈上皮内瘤变和宫颈原位癌常无特异性症状。宫颈浸润癌视期别早晚可有不同的症状，可表现为阴道分泌物增多、有异味、月经间期出血、性交出血或接触性出血。晚期可有疼痛，表现为下腹坠痛、腰部胀痛、腰骶部坠痛或剧烈疼痛、坐骨神经痛、下肢水肿等。此外，肿瘤侵犯膀胱或直肠出现泌尿系统感染或排便困难、便血、直肠刺激症状等。病变晚期可出现恶病质及相应器官转移的症状和体征。体格检查包括妇科检查和全身检查。妇科检查中双合诊检查是常规步骤，而三合诊检查是必不可少的步骤。宫颈癌早期无特异性体征，外观宫颈可以是光滑的，或表现为糜烂、肥大，有时合并宫颈息肉。晚期浸润癌按其生长方向可以有外生型和内生型两种局部表现：① 外生型：常呈结节状、乳头状或菜花状突起的肿块，质地较硬,触之易出血,并产生异常阴道分泌物。② 内生型:肿瘤向颈管管壁内浸润,使宫颈的一侧肿大或呈桶状增粗,宫颈表面常较光滑,宫颈质地较硬。内生型进一步发展,形成溃疡和空洞,甚至整个宫颈溃疡,边缘呈锯齿状,阴道穹窿变浅或消失,阴道分泌物有恶臭。有时因肿瘤破坏血管,常导致大出血或持续性阴道出血等。

(三)辅助检查

由于早期宫颈癌和宫颈癌前病变多无症状,肉眼检查与慢性宫颈炎无明显区别,有时甚至可见宫颈光滑。其诊断有赖于辅助检查。

1. 宫颈刮片细胞学检查

宫颈脱落细胞学检查,制片方法有两种:传统的巴氏涂片方法和液基薄层细胞制片法,后者又分为 Thinprep Cytologic Test(TCT)法和 AutoCyte PREP 法。由于巴氏涂片在取样、制片和阅片方面存在的问题,导致了检查结果的假阴性率偏高。近几年来,在有条件的地区,巴氏涂片逐渐被液基细胞学、电脑辅助阅片系统等所取代。而传统的巴氏五级分类方法被伯塞斯达系统(TBS)法代替。由于取样、制片、阅片技术的改进,提高了宫颈细胞学检查的阳性率。TBS 的主要报道结果有:① 正常细胞学涂片。② 良性细胞学改变:包括各类微生物感染、炎症、宫内节育器及放疗后的反应性和修复性改变。③ 鳞状上皮细胞异常:又分为低度鳞状上皮内病变(LSIL)[包括 HPV 感染的细胞改变或轻度不典型增生(CINⅠ)]及高度鳞状上皮内病变(HSIL)[包括中、重度不典型增生及原位癌(CINⅡ、CINⅢ)、鳞癌、未明确诊断意义的不典型鳞状细胞(ASCUS)]。④ 腺细胞异常:又分为绝经后妇女出现良性子宫内膜细胞(应进一步区分为反应性抑或肿瘤性)、子宫颈管内膜腺癌、子宫内膜腺癌、子宫外腺癌、未明确诊断意义的不典型腺细胞(AGUS)等。

对所有有性生活的妇女,每年都应进行一次宫颈细胞学检查。当连续 3 次检查均正常者,可以减少检查次数。宫颈刮片细胞学检查虽然不能确诊宫颈癌,但能提供可疑癌的信息,为进一步检查提供依据。

2. 肉眼检查

肉眼检查是指用化学溶液涂抹子宫颈使其染色后,不经任何放大装置,用普通光源照明,直接观察宫颈上皮对染色的反应来诊断宫颈病变。第一种方法是用 3%~5%的冰醋酸溶液染色,涂抹醋酸后 1 min,观察子宫颈上皮对醋酸的反应,病变区域呈白色。根据白色病变的厚薄、边界、轮廓、是否有镶嵌和白上皮消失的快慢做出初步诊断。但其灵敏度和特异性相对较低,占 50%~70%。肉眼检查的第二种方法是碘试验:将制成的碘溶液涂在子宫颈和阴道黏膜上,观察其碘染色的情况。正常宫颈鳞状上皮含有糖原,糖原遇碘后变为深棕色。不着色者为阳性结果。本试验对癌无特异性,阳性结果仅提示鳞状上皮内不含糖原,可以在该部位取组织活检以明确诊断。当宫颈细胞涂片异常或临床可疑癌而又无阴道镜时,借助碘试验可发现异常部位。

3. 阴道镜检查

主要用于检查子宫颈癌、癌前病变及 HPV 感染。阴道镜是筛查无症状妇女宫颈病变的有用工具,采用 Reid 评分或 Reid 阴道镜指数(RCI)对宫颈病变进行全面、客观的量化分析。阴道镜检查的指征:① 细胞学检查阳性或可疑。② 细胞学检查阴性但肉眼观察可疑癌。③ 临床有可疑病史。④ 高危型 HPV 持续阳性。⑤ 子宫颈病变治疗前。⑥ 宫颈癌术前。

4. 宫颈活检和宫颈管活组织检查

这是确诊宫颈癌及其癌前病变最可靠和不可缺少的方法,可在碘试验或阴道镜指示下,在可疑病变部位取活检。或选择鳞-柱交接部按 3、6、9、12 点处取 4 点活检。取样不能太浅,所取组织应包括上皮及间质组织,最好在癌灶边缘部。当宫颈脱落细胞检查连续二次为不典型腺细胞(AGUS),或者宫颈脱落细胞检查阳性,但阴道镜结果不满意,或阴道镜下活检病理阴性、可疑有宫颈管内病变时,可采用子宫颈管诊刮术(ECC),从前后左右四壁刮取。

二、治疗

在制订治疗原则时,要考虑临床分期、患者的年龄、有无并发症、有无生育要求、医疗设备条件及医疗技术水平。总的治疗原则是手术、放疗和化疗等方法单用或联合应用。

1. CIN 治疗

高频电波刀的诞生为 CIN 的治疗提供了很好的工具。由于 CIN Ⅰ 中有 15% 的病变会继续进展,因此确诊为 CIN Ⅰ 者,最好是给予物理治疗,如果患者不愿意接受治疗,可以暂时按炎症处理,定期检查,严密随访。高频电波刀中的球形电极电凝可以用于治疗 CIN Ⅰ,其他的物理治疗方法包括射频、微波、冷冻、激光等同样适用于 CIN Ⅰ 的治疗。CIN Ⅱ 发展为癌的概率为 30%,对 CIN Ⅱ 均应进行物理治疗,LEEP 用于治疗 CIN Ⅱ 效果较好,可在阴道镜指示下或碘试验后进行宫颈环切除,切除范围超出病变外 3 mm,深度为 1.5～2.0 cm。术后每 3～6 个月随访 1 次。CIN Ⅲ 发展为癌的概率为 45%,确诊为 CIN Ⅲ 或原位癌的处理,应根据患者年龄、有无生育要求、有无随访条件等制订个体化的处理方案。对年轻、有随访条件的患者建议行宫颈锥切术,LEEP 只适用于 CIN Ⅲ,当 CIN Ⅲ 不能排除原位癌、高度可疑原位癌或已经诊断为原位癌时,冷刀锥切可能是更为明智的选择,因为 LEEP 治疗原位癌的复发率为 29%,而冷刀锥切治疗的复发率为 6%。锥切需在阴道镜指示下或宫颈涂碘后进行,锥切范围:病灶外 3～5 mm,深度 2.0～2.5 cm,锥切后用针状电极或球形电极电凝止血。对年龄较大者或年轻患者无生育要求或无随访条件的可以直接行筋膜外全子宫切除术。任何级别的 CIN,无论采取哪种治疗方法,治疗后 3～6 个月都要进行宫颈细胞学检查。根据检查结果确定随访时间和制订补充治疗的方案。

2. Ⅰ~Ⅳ期治疗

(1) Ⅰa~Ⅱa 期：① Ⅰa$_1$ 期：扩大的筋膜外全子宫切除术，卵巢正常者应予以保留，不需清扫盆腔淋巴结。② Ⅰa$_2$ 期：次广泛子宫切除术，即 Novak 1 类手术，要求切除骶韧带、主韧带 1 cm、阴道 1 cm；稍微游离输尿管。卵巢正常者应予以保留，如果有脉管浸润、细胞分化不良，应清扫盆腔淋巴结，或行广泛性子宫切除术加盆腔淋巴结清扫术。③ Ⅰb$_1$ 期：A 类广泛性子宫切除术，即 Novak 2 类手术，要求切除骶韧带、主韧带 2 cm，阴道 2 cm，加盆腔淋巴结清扫术。④ Ⅰb$_2$~Ⅱa期：B 类广泛性子宫切除术，即 Novak 3 类手术，要求切除主韧带、骶韧带 3 cm，阴道 3 cm，加盆腔淋巴结清扫术，还可以选择腔内和腔外的放射治疗。Ⅰb$_2$ 期宫颈局部病灶大小超过 4 cm 者（局部晚期），可于术前行腔内照射，待病灶缩小后，再行手术或先手术后放疗或单独用放射治疗，年轻妇女在进行放射治疗前，可将卵巢移位至双侧髂窝外侧，以保护卵巢免受放射影响。对于有高危因素，如病理类型为鳞腺癌、低分化；宫颈管浸润深度超过 1/2；盆腔淋巴结有 2 处以上转移；局部晚期；切缘有残余癌等术后需辅助放疗或化疗。

(2) Ⅱb 期~Ⅳ期：复发性宫颈癌和宫颈残端癌以及妊娠期晚期宫颈癌，通常采用放化疗。常用以下几种方法：① 放疗前先期化疗（新辅助化疗），即放疗前给予 2~3 个疗程化疗，使肿瘤体积缩小，随后开始放疗。② 放疗后化疗：适应于病变广泛或放疗后病变没有完全消失、可疑远处转移者。③ 放化疗同步治疗：即放疗与化疗同步进行。

3. 宫颈癌的化疗

(1) 术前或放疗前化疗（即新辅助化疗）：是指对宫颈癌患者在术前或放疗前进行 2~3 个疗程化疗后 10~14 天或白细胞、肝功能等恢复正常后，再施行根治性手术或根治性放疗。适应证：局部晚期如 Ⅰb$_2$ 期和局部有转移的中、晚期患者。

(2) 术后化疗：对于预后不良的高危宫颈癌患者，如盆腔淋巴结转移，脉管癌栓，细胞分化差、病理类型为腺癌、腺鳞癌，或者切缘、宫旁阳性者，可化疗同时行放疗。目前常用的化疗方案为 FP（5-氟尿嘧啶＋顺铂）、TP（紫杉醇＋卡铂）、PVB（顺铂＋长春新碱＋博来霉素）等的联合化疗。

第三节 子 宫 肌 瘤

子宫肌瘤是女性生殖器官中最常见的良性肿瘤，也是人体中常见的肿瘤之一。子宫肌瘤主要由子宫平滑肌细胞增生而形成，其中有少量结缔组织纤维，其仅作为一种支持组织而存在。所以不能根据结缔组织纤维的多少称之为子宫纤维肌瘤、肌纤维瘤或纤维瘤。其确切的名称应为子宫平滑肌瘤,通称子宫肌瘤。多见于30~50岁妇女,据资料统计,其发病率约占35岁以上妇女的20%。

一、诊断

如有典型子宫肌瘤的病史和体征,并经双合诊检查,对照上述特点,诊断多无困难。但亦有诊断困难者,尤其是很小的无症状的肌瘤,或肌瘤合并妊娠、子宫腺肌病或肌瘤有囊性变及附件炎块等,有时还会误诊,误诊率约为6%。另外,子宫出血、疼痛、压迫症状等并非子宫肌瘤所特有。故双合诊是诊断肌瘤的重要方法。对于双合诊不能明确或疑有宫腔内黏膜下肌瘤者,尚需采取以下辅助检查方法。

子宫颈肌瘤或阔韧带肌瘤,尤其是肌瘤增大后,由于位置改变常影响肌瘤的正确诊断。如宫颈后肌瘤长大后,可嵌顿于盆腔内,并突出阴道使后穹窿消失;或宫颈上部肌瘤增大升入腹腔,而正常子宫体坐于宫颈肌瘤之上,易把宫体当成肿瘤。而且宫颈可移位于耻骨弓后而难以暴露清楚,尤其是阔韧带内肌瘤增大到一定程度并嵌顿于盆腔或上升至腹腔时,宫颈上移难以暴露清楚。故凡遇有难暴露之宫颈的盆腔肿块,有助于拟诊这两个特殊部位的子宫肌瘤。

1. B超检查

目前国内B超检查较为普遍,鉴别肌瘤的准确率可达93.1%。B超检查可显示子宫增大,形状不规则,肌瘤数目、部位、大小及肌瘤内是否均匀或液化囊变,以及是否压迫周围其他器官等表现。由于肌瘤结节中肿瘤组织单位体积内的细胞密集,结缔组织支架结构的含量及肿瘤细胞排列不同,而使肌瘤结节于扫描时表现为弱回声、等回声和强回声3种基本改变。弱回声型是由于细胞密度大,弹力纤维含量多,细胞以巢状排列为主,血管相对丰富。强回声型是由于肿瘤组织胶原纤维含量较多,肿瘤细胞以束状排列为主。等回声型介于两者之间。后壁肌瘤有时显示不清。肌瘤越硬,衰减表现越明显,良性者衰减比恶性明显。肌瘤变性时,声波穿透性增强。恶变时坏死区增大,其内回声紊乱。故B超检查既有助于诊断肌瘤,可为区别肌瘤是否变性或恶性变提供参考,又有助于卵巢肿瘤或其他盆腔肿块的鉴别。

2. 探测宫腔

即用探针测量宫腔,壁间肌瘤或黏膜下肌瘤常使子宫腔增大及变形,故可用子宫探针探测宫腔的大小及方向,对照双合诊所见,有助于确定包块性质,同时可了解腔内有无包块及其所在部位。但必须注意子宫腔往往迂回弯曲,或被黏膜下肌瘤阻挡,使探针不能完全探入;或为浆膜下肌瘤,宫腔往往不增大,反而造成误诊。

3. X线平片

肌瘤钙化时,表现为散在一致的斑点,或为壳样钙化包膜,或为边缘粗糙及波浪状的蜂窝样。

4．诊断性刮宫

小的黏膜下肌瘤或是功能失调性子宫出血、子宫内膜息肉，不易用双合诊查出，可用刮宫术协助诊断。如为黏膜下肌瘤，刮匙在宫腔感到有凸起面，开始高起后又滑低，或感到宫腔内有物在滑动。但刮宫可刮破瘤面引起出血、感染、坏死，甚至引起败血症，应严格无菌操作，动作宜轻柔。刮出物应送病理检查。疑为黏膜下肌瘤而诊刮仍不能明确者，可采用子宫造影术。

二、治疗

子宫肌瘤的手术包括肌瘤切除术、全子宫切除术、次全子宫切除术 3 种手术方式，手术途径可经腹、经阴道或在内镜下完成。

1．经腹子宫肌瘤切除术

切开子宫肌瘤的假包膜，剥出肌瘤，保留子宫的生育功能。主要用于 45 岁以下患者，尤其是 40 岁以下者。这不仅仅是为了不孕症妇女因无子女而做的手术，已有子女，如肌瘤较大（直径＞6 cm）、月经过多、药物保守无效、有压迫症状、黏膜下肌瘤、肌瘤生长较快者，为了心身健康也可采取肌瘤切除术。至于肌瘤数目，通常限于 15 个以内。有迫切生育要求者，数目再多，也可行此手术。

如肌瘤有恶变伴严重的盆腔粘连（如结核或内膜异位症等），或宫颈细胞学检查高度可疑恶性者为切除的禁忌证。肌瘤切除术前最好有子宫内膜的病理检查，以排除子宫内膜癌前病变或癌变。术中注意肌瘤是否恶变，有可疑时应送快速病理切片检查。

经腹子宫肌瘤切除时，为防止术后发生腹腔粘连，子宫上的切口应选前壁为好，且尽量少做切口，从一个切口尽量多切除肌瘤。还应尽量避免穿透子宫内膜；切口止血要彻底，缝合切口不留死腔；术毕子宫切口尽量做到腹膜化。黏膜下肌瘤未脱出者，也可经腹子宫切开取出。术后处理应给予止血药与抗生素。未孕者应避孕 1～2 年，日后妊娠应警惕子宫破裂及胎盘植入，足月时宜实行选择性剖宫产。肌瘤切除术后还有复发可能，宜定期检查。文献报道术后妊娠率为 56.3%，术后 10 年累计复发率为 25%～35%，多发肌瘤高于单发者。

2．经腹子宫切除术

适用于患者无生育要求、子宫等于或超过孕 12 周大小、月经过多伴贫血者，肌瘤生长较快、有膀胱或直肠压迫症状、保守治疗失败或肌瘤切除复发者。

（1）手术方式：全子宫切除或次全子宫切除术 2 种。以全子宫切除为常规术式，其优点是同时切除宫颈可避免残端癌的危险。因为宫颈残端癌由于术后解剖的变异，盆腔粘连，无论行放射还是手术治疗均较有完整子宫者困难，而且效果也差。次全子宫切除具有操作简单、手术损伤和并发症少等优点，适用于：① 患者一般情况危急需争取时间抢救。② 患者有严重内科合并症不能耐受较长时间手术者。③ 盆腔严重粘连切除宫颈有困难者。④ 40 岁以下年轻妇女自愿保留宫颈者。由于宫颈残端癌发生率为 1%～4%，术后宜定期检查。

（2）术前准备：除常规准备外，应强调常规进行宫颈刮片（必要时阴道镜下活检）和分段诊刮，以排除宫颈和宫内膜的恶性病变，尤其是对次全子宫切除者更为重要。

（3）术后监护：主要是次全子宫切除术后残端癌、残端肌瘤和残留宫颈的急、慢性炎症等。特别是腺癌不易早期发现，涂片阳性率仅为 25%。因此，如临床可疑，而细胞学检查阴性，应在阴道镜下行宫颈活检。残端肌瘤发生率很低，急、慢性炎症应适当给以治疗。

3. 经阴道黏膜下子宫肌瘤切除术

适用于带蒂而蒂根位置较低者，宫颈肌瘤的蒂根低，易于手术，而宫腔黏膜下肌瘤蒂根较高，需贴近肌瘤侧切除，以免损伤宫壁。

4. 经阴道子宫切除术

经阴道手术具有盆腹腔干扰少、术后恢复快等优点。适用于子宫小于 12 周妊娠大小、盆腔无粘连、无附件肿块者和个别腹部过于肥胖或不愿经腹手术者。同时合并子宫脱垂或前后壁膨出者可一并修补。此手术的缺点是暴露较困难，不能探查盆腔、腹腔。

5. 经腹腔镜浆膜下或壁间肌瘤切除

可以行浆膜下肌瘤切除术，肌瘤直径 <1 cm 者可直接通过导管鞘取出，大于此限者可切割后取出。但肌瘤不宜过大、过多。

6. 经腹腔镜子宫切除

适用于不超过孕 3 个月大小的子宫肌瘤。其手术方法有：腹腔镜协助经阴道子宫切除，典型筋膜内子宫切除，腹腔镜协助阴式筋膜内子宫切除术。

7. 宫腔镜手术

适用于黏膜下肌瘤、壁间肌瘤向宫腔突出以及宫颈肌瘤。有蒂黏膜下或宫颈肌瘤可从蒂部切除，然后取出；无蒂黏膜下肌瘤应先用电刀切开肌瘤表面的包膜，再用电切环将肌瘤切碎取出。

8. 巨型宫颈、峡部和阔韧带肌瘤的手术

此类手术具有一定困难，应注意以下两个方面：

（1）对盆底组织和盆腔器官的影响：如肌瘤为妊娠 3～4 个月子宫大小，其可使周围组织、器官发生变异，手术野难以暴露。宫颈阴道部的肌瘤如未向盆腔伸展，则对盆底组织和器官无干扰，通常手术无困难。宫颈阴道上部和峡部基本位于盆腔腹膜外，如宫颈肌瘤向阴道上部发展，随着肌瘤的增大，盆腔组织和器官的解剖关系会发生明显变化，尤其是输尿管可被肿瘤推向盆侧壁或其上下方。宫颈前唇肌瘤使后唇向上、向后移至穹窿顶部，宫体上举，后唇拉长。如肌瘤起自后唇，则瘤体占据阴道和盆腔后部，宫颈口前移，前唇被扩展呈薄片状。巨型肌瘤向下充满阴道,向上占据整个盆腔。峡部肌瘤可位于子宫峡部周围,使膀胱、直肠、输尿管和血管移位。阔韧带肿瘤居盆腔腹膜之外,向右侧发展者可影响回盲部,向左侧者可影响乙状结肠,两者经常合并输尿管移位。

(2)手术操作要点:先探查肌瘤位置以及其与腹膜的关系,多数需先剥出肿瘤再切除子宫,个别可先分离输尿管。① 常规切断圆韧带。② 处理附件。③ 处理子宫动脉,后唇肌瘤子宫动脉清晰可见,可先切断缝扎,但前唇肌瘤通常应待剥出肌瘤后再处理。④ 剥出肌瘤,前唇肌瘤应先剪开膀胱腹膜反折,下推膀胱后,于肌瘤最突出处切开假包膜,看清层次再剥出肌瘤;如肌瘤位于后唇则应先剪开子宫直肠腹膜反折;如嵌顿的肌瘤大部分突出于阴道,可考虑经阴道和腹部联合剥除肌瘤。⑤ 肌瘤剥出后要仔细检查子宫动脉、输尿管,注意止血,然后再进行其他手术步骤。

阔韧带肌瘤应在切断圆韧带打开阔韧带前叶后,由疏松组织中剥出肌瘤,剥离方向一般由上而下、由外向内,徐徐进行。在其周围要注意子宫动脉、髂血管、输尿管以及盆底静脉丛,切勿损伤。边剥边提,先以纱布压迫止血,然后逐一结扎。子宫切除后阴道残端可锁边、开放、引流。如不切除子宫,缝合阔韧带断端即可,不需做螺旋式闭合,以免伤及腹膜外血管或输尿管。

9. 关于保留卵巢的问题

子宫肌瘤好发于中年妇女,既往认为应同时切除卵巢,主要是为了预防卵巢癌。近来临床随访资料证明,子宫切除后,卵巢癌的发生率为 1.9‰,低于一般人群同龄妇女卵巢癌 9‰的发病率。而切除卵巢带来的危害却是很显然的,随着雌激素的降低,生殖系统、心血管系统和骨骼系统等可发生一系列变化,易出现绝经期综合征、骨质疏松、高血压、动脉硬化和冠心病等。因此,目前认为良性病变切除子宫时应保留卵巢,双侧无病变时保留两侧。术后应注意随访,保留的卵巢除可以发生良、恶性肿瘤外,还可以发生非器质性病变,如卵巢增大、残余卵巢综合征等。也有文献报道残余卵巢功能紊乱,出现更年期症状,甚至提早衰退等。

◖妊娠合并子宫肌瘤◗

妊娠合并子宫肌瘤的发病率约为 5%,随着生育年龄的推迟和 B 超检查的普及,其发病率有上升的趋势。

一、诊断

除病史和子宫肌壁可触到突起的肌瘤外,妊娠早期往往无特殊症状,因此在早期诊断时,凡有下列情况者应行 B 超检查:① 子宫不对称性增大。② 一侧盆腔包块。③ 子宫增大与停经月份不符。④ 有异常的阴道出血或不良产科病史。

孕期子宫肌瘤可以发生如下病理改变:① 肌瘤体积增大,其原因是子宫肌纤维的肥大、水肿。② 红色变性，由于肌瘤内静脉回流受阻所致，其发热、呕吐和腹痛的症状可在 7～14 天内自行缓解。③ 蒂扭转，主要是浆膜下肌瘤，并不常见。肌瘤对妊娠的影响主要有：可导致流产、早产、难产以及产后出血的发生，并影响产褥期子宫的复旧。

二、治疗

大部分妊娠合并子宫肌瘤的孕妇可以顺利度过孕产期，下列情况需要进行适当处理：① 红色变性坏死严重者，需住院观察治疗，通常不需手术治疗，多数可自行缓解。② 浆膜下肌瘤蒂扭转引起剧烈腹痛，可紧急进行肌瘤切除术。③ 较大的多发性子宫肌瘤合并早孕，需生育者不宜在孕期手术，对无生育要求者应行人工流产，复经后再酌情手术治疗。若需妊娠应间隔 2 年。

需手术治疗的患者由于孕期雌、孕激素水平增高，肌瘤增大、变软，血供丰富，常致肌瘤和周围分界不清，剥离时多发生大出血，再加之手术刺激可导致流产或早产。因此，对需手术者，手术时间最好尽量考虑在妊娠中期进行。目前，对剖宫产同时行肌瘤手术存在两种不同意见。一种反对，认为剖宫产术中除带蒂浆膜下肌瘤、靠近子宫切口容易剔除的肌瘤或不太大的浆膜下肌瘤外，一般不应在剖宫产时切除。另一种意见认为，剖宫产同时切除肌瘤，出血增加不多，亦不增加手术难度，如不处理肌瘤，术后可影响子宫复旧或易发生盆腔感染；即使直径＞5 cm 的肌瘤也可以切除，这样可使 90% 单发肌瘤和 50% 多发肌瘤患者以后避免子宫切除。

通常下列情况可在剖宫产同时切除肌瘤：① 带蒂或大部分突向浆膜下的子宫肌瘤。② 直径＜5 cm 的子宫体部且靠近子宫切口的壁间或黏膜下肌瘤。③ 直径＞5 cm 的子宫下段、壁间或黏膜下肌瘤。剖宫产同时切除肌瘤往往出血较多，应权衡利弊，充分准备。少数病例失血过多时，应放弃肌瘤切除术而行子宫切除。

剖宫产同时切除肌瘤应注意：① 备血充分。② 技术熟练，能够施行髂内动脉、子宫动脉结扎或子宫切除。③ 通常应先行剖宫产术，除黏膜下肌瘤由宫腔内切除外，其余应待缝好切口后再切除肌瘤。④ 应根据肌瘤的位置决定切口，子宫下段肌瘤应选古典式剖宫产切口，前壁多发肌瘤应避免切开肿瘤所在部位。⑤ 可用缩宫素或麦角新碱在肌瘤四周封闭后再切除肌瘤以减少出血。⑥ 肌瘤与宫壁分离时，可边分离边结扎包膜血管以减少创面出血。

第三章　女性生殖内分泌疾病

第一节　功能失调性子宫出血

功能失调性子宫出血(DUB)简称功血,是由于下丘脑-垂体-卵巢轴的神经内分泌调节失常引起的异常子宫出血(AUB),属于妇科临床常见多发病,须排除全身性疾病和内、外生殖器官的器质性病变所引起的子宫出血。分为无排卵型和排卵型功血,其中无排卵型功血占70%~80%。

一、无排卵型功能失调性子宫出血

(一)病因和发病机制

不同年龄段的妇女发生无排卵型功血的发病机制各异。青春期女性由于下丘脑-垂体-卵巢轴之间尚未建立稳定的反馈调节机制,使大脑中枢对雌激素的正反馈作用不足或阙如,垂体FSH分泌持续低水平,不能形成LH高峰,卵巢中虽有多个卵泡生长发育,但无成熟卵泡形成,导致卵巢不能排卵;其次,青春期的女孩易受自身和周围环境的影响,情绪上的反应可干扰性腺轴的分泌调节功能,最终影响月经。而绝经过渡期的妇女,卵巢功能逐渐衰退、卵泡耗竭、剩余卵泡对促性腺激素的反应性降低,雌激素分泌减少,无排卵前高峰形成,同时对下丘脑-垂体的反馈作用减弱,使垂体FSH和LH分泌增加,但却不能形成正常生殖周期所必需的排卵前高峰,故无成熟卵泡形成,最终无排卵。对于生育年龄妇女,可因流产、劳累、手术、应激状态、肥胖、多囊卵巢综合征及高泌乳素血症等出现暂时性的不排卵。

各种因素引起卵巢不排卵均可导致无卵巢黄体形成及孕激素分泌,使整个子宫内膜仅有单一的雌激素刺激而无孕激素作用,出现雌激素突破性出血。表现为两种类型:① 雌激素持续处于低水平阈值,子宫内膜不规则剥脱,且修复慢,出血量少且呈间断性,但出血时间长而淋漓不尽。② 雌激素持续高水平,内膜高度增生,可出现暂时性闭经,但由于无孕激素对抗,使增生内膜不牢固,易发生急性、大量出血。此外,无排卵型功血也可发生雌激素撤退性出血,这可能是因为子宫内膜在单一的雌激素作用下持续增生,若此时一批卵泡同时发生闭锁,雌激素水平突然降低,使内膜失去激素支持而发生剥脱出血。

(二)病理

无排卵型功血的患者子宫内膜由于受单一雌激素的刺激而无孕激素作用,使内膜表现为不同程度的增生性改变,少数呈萎缩性变化。

1. 子宫内膜增生症

根据国际妇科病理协会(ISGP,1987),对子宫内膜增生症分型如下:

(1)单纯型增生:又称瑞士干酪样增生。镜下特点为腺体数目增多,腺腔扩大,但形态不一,呈瑞士干酪状结构。腺上皮为复层或假复层,细胞呈高柱状但无异型性;增生间质将腺体分开,腺体间无背靠背现象;螺旋小动脉与腺体发育不良,内膜表层微血管迂曲、瘀血、坏死或局灶性出血。仅1%可能发展为子宫内膜癌。

(2)复杂型增生:腺体明显增生,大小不一,排列拥挤密集,结构复杂,呈背靠背现象。腺上皮增生活跃,呈复层、假复层、高柱状或乳头状突入腺腔,但无细胞异型性。由于腺体增生明显,使间质减少。仅3%可能发展为子宫内膜腺癌。

(3)不典型增生:指腺体增生并出现细胞异型性。在子宫内膜单纯型或复杂型增生的基础上,腺细胞增生,层次增多,排列紊乱。细胞大小、形态不一,细胞核增大、深染、极性消失,核浆比增加,核仁明显,染色质不规则聚集或成簇,可见核分裂象。约1/3不典型增生可能发展为子宫内膜腺癌。倘若腺上皮细胞出现异型增生,则归类于不典型增生,而不属于功血。

2. 增生期子宫内膜

子宫内膜增生与正常月经周期中增生期内膜无明显区别,只是在月经周期后半期或月经期仍表现为增生期形态。

3. 萎缩型子宫内膜

子宫内膜萎缩变薄,腺体小而少;腺管狭小而直;腺上皮为单层立方状或砥柱状细胞,间质少而致密,胶原纤维相对较多。

(三)临床表现

无排卵型功血的临床表现多样,最常见的症状是子宫不规则出血。特点是子宫出血无周期性;出血时间长短不一,短者数日,长者数月或淋漓不尽;出血量不定,可出现点滴状至大量汹涌出血不等;可反复发作。出血少者无其他不适,出血量多或时间长时常继发贫血,大量出血可导致休克。出血期间一般不伴有腹痛。

(四)诊断

必须排除全身性内科、外科和生殖系统器质性疾病,依据病史、妇科检查、卵巢功能测定及其他辅助检查,做出明确诊断。

1. 病史

详细询问患者的发病时间、症状及可能的诱因、治疗经过,了解月经史、婚育史、妊娠与生育史、避孕措施。有无全身慢性疾病如肝病、血液病、甲状腺功能亢进或甲状腺功能减退、原发性高血压；有无医源性因素与药源性因素；有无激素药物使用史；有无环境及精神因素等。

2. 体格检查

全身检查及妇科检查，以排除全身性疾病及生殖系统器质性疾病。

3. 辅助检查

(1) 诊断性刮宫：简称诊刮。目的是止血和对子宫内膜做出病理诊断。

(2) B 型超声检查：了解卵巢大小、卵泡发育、卵巢排卵情况；同时测量子宫大小、形态、子宫内膜厚度等。

(3) 宫腔镜检查：可以直接观察宫腔的内部结构，诊断宫腔内病变；观察子宫内膜的厚度，并取子宫内膜活检，根据子宫内膜是处于增生期还是分泌期改变，诊断卵巢是否有排卵。

(4) 基础体温测定：双相体温通常提示有排卵及黄体形成。若所测基础体温无上升的情况即为单相，提示卵巢无排卵。

(5) 宫颈黏液结晶检查：若月经周期的后半期仍然出现羊齿植物叶状结晶，则提示无排卵。

(6) 阴道脱落细胞涂片：了解体内雌激素水平。

(7) 激素测定：测定血 FSH、LH、E2、孕酮等激素水平，了解有无排卵。根据具体情况，选择性行 PRL、甲状腺激素等测定，以排除高催乳激素血症、甲状腺功能亢进或减退等内分泌疾病。

(8) 妊娠试验：有性生活史应行妊娠试验，以排除妊娠及妊娠相关疾病。

(9) 红细胞计数及血细胞比容：了解患者贫血情况。

（五）鉴别诊断

(1) 全身系统性疾病：如血液病、高血压、肝肾衰竭、甲状腺功能亢进或减退等。可通过血常规、肝肾功能检查及甲状腺激素测定等予以鉴别。

(2) 与妊娠有关的疾病：如流产、异位妊娠、滋养细胞疾病、子宫复旧不良、胎盘残留、胎盘息肉等。可通过病史、血尿 hCG 测定及 B 型超声检查予以鉴别。

(3) 生殖器官肿瘤：如子宫内膜癌、宫颈癌、滋养细胞肿瘤、子宫肌瘤、卵巢肿瘤等。可通过盆腔检查、诊断性刮宫、B 型超声、肿瘤标志物的检测等辅助鉴别。

(4) 生殖器官感染：如急性或慢性子宫内膜炎、子宫肌炎等。盆腔检查可有子宫压痛，通常抗感染治疗有效。

(5) 性激素药物使用不当及宫内节育器或异物引起的子宫不规则出血。

(6) 其他：生殖道损伤、子宫内膜息肉、子宫动静脉瘘、子宫内膜血管瘤等。

（六）治疗

治疗原则：青春期和生育年龄患者以止血和调整周期，促使卵巢排卵为主；围绝经期患者以止血、调整周期、减少经量和防止子宫内膜病变为主。

1. 一般治疗

患者应加强营养,保证充分休息和睡眠,避免过度劳累。纠正贫血,可补充铁剂,重度贫血者需输血。流血时间长者给予抗生素预防感染。

2. 药物治疗

功血的一线治疗是药物治疗。

(1) 止血:根据不同年龄和出血状况采用不同的内分泌制剂。对少量出血患者,使用最低有效量激素,减少药物副反应。对大量出血患者,要求在性激素治疗 6~8 h 内见效,24~48 h 内出血基本停止,若 96 h 以上仍不止血,应怀疑是否存在器质性病变的可能。

① 雌激素内膜生长法:应用大剂量雌激素在短期内使子宫内膜迅速增生以达到快速修复创面、迅速止血的目的,适用于青春期未婚患者及血红蛋白<70 g/L 时。急性大量出血时宜使用大剂量雌激素止血法:可选用结合雌激素 2.5 mg 口服,每 6 h 1 次,止血后每 3 天递减 1/3 量直至维持量 1.25 mg/d,从血止日期算起第 20 天停药;也可以用己烯雌酚 1~2 mg,每 6~8 h 1 次,血止后每 3 天递减 1/3 量,维持量 1 mg/d。口服己烯雌酚的缺点是胃肠道反应重,药物吸收慢。不能耐受结合雌激素者也可改用苯甲酸雌二醇肌注。应用雌激素最后 7~10 天加用孕激素,可用甲羟孕酮肌注 10 mg,每日 1 次,雌激素、孕激素同时停药,但需注意停药后出血量会较多,一般于 7 天内止血。雌激素、孕激素同时撤退,有利于子宫内膜同步脱落。注意:大剂量雌激素止血对存在血液高凝或有血栓性疾病史的患者应禁忌使用。

② 孕激素内膜脱落法:即药物刮宫法。给患者足量孕激素使持续增生的子宫内膜转变为分泌期内膜,停药后 3~7 天内膜规则脱落,从而达到止血效果。适用于体内已有一定雌激素水平、血红蛋白>70 g/L 者。常用的合成孕激素有 17 -羟孕酮衍生物如甲羟孕酮、甲地孕酮和 19 -去甲基睾酮衍生物如炔诺酮等。对围绝经期患者急性出血时可选用炔诺酮 5~7.5 mg 口服,每 6 h 1 次,通常用药 4 次后出血量可明显减少或停止,随后改为 8 h 1 次,2~3 天血止后,每 3 日递减 1/3 量直至维持量 2.5~5.0 mg/d,血止日期算起持续应用 20 天停药,停药后 3~7 天出现撤药性出血。

③ 雄激素:雄激素有抵抗雌激素、增强子宫平滑肌及子宫血管张力的作用,同时减轻盆腔充血,进而减少出血量。适用于绝经过渡期功血。大出血时单独应用效果不佳,常与雌激素、孕激素联合用药,以减少出血。

④ 联合用药:性激素联合用药的止血效果优于单一药物。对于出血量不太多、仅轻度贫血的青春期功血患者,可于月经第 1 天即口服复方低剂量避孕药,共 21 天,停药 7 天,28 天为 1 个周期。对急性大出血者,可采取复方单相口服避孕药,每 6~8 h 1 片,血止后每 3 天递减 1/3 量直至维持量(每日 1 片),共 20 天停

药。也可在雌、孕激素联合的基础上,加用雄激素,以达到加速止血的目的,如三合激素(黄体酮 12.5 mg,苯甲酸雌二醇 1.25 mg,睾酮 25 mg)2 mL 肌注,每 8~12 h 1 次,血止后逐渐递减到维持量(每 3 天 1 次),共 20 天停药。

⑤ 其他:一般的止血治疗在本病的治疗中有辅助作用,如酚磺乙胺注射液、氨甲环酸等,可以减少出血量,但不能赖以止血。

(2) 调整月经周期:使用性激素止血后必须调整月经周期。青春期及生育期无排卵型功血患者,需恢复正常的内分泌功能,以建立正常的月经周期;对绝经过渡期患者起到控制出血、预防子宫内膜增生症的发生。常用方法如下:

① 雌激素、孕激素序贯疗法:即人工周期法。通过模拟自然月经周期中卵巢的内分泌变化,将雌激素、孕激素序贯应用,使子宫内膜发生相应变化,引起周期性剥脱出血。己烯雌酚 1 mg/d 或口服结合雌激素 1.25 mg/d,连用 22 天,在用雌激素治疗的最后 10 天,每日肌注黄体酮 10 mg,停药后 3~7 天出现撤退性出血,连续 3 个周期为一疗程。若正常月经仍未建立,应重复上述序贯疗法。若患者体内有一定的雌激素水平,则雌激素可采用半量或 1/4 量。适用于青春期或生育期患者内源性雌激素水平较低者。

② 雌激素、孕激素联合法:此法开始即用孕激素以限制雌激素的促内膜生长作用,使撤药性出血逐步减少,其中雌激素可预防治疗过程中孕激素的突破性出血。如口服避孕药 1 号、2 号、0 号,这三种药物中任选其中一种应用,可从月经周期的第 5 天口服 1 片/天,连用 22 天,共 3 个周期,为一个疗程。适用于生育期功血内源性雌激素水平较高者或绝经过渡期功血。

③ 后半周期疗法:于月经周期后半周期(撤药性出血的第 16~25 天)服用甲羟孕酮 6~8 mg/d 或肌注黄体酮 20 mg/d,连用 5 天为一个周期,共 3 个周期为一个疗程;在使用孕激素的同时,每日加甲基睾丸素 5~10 mg,含服。适用于青春期或绝经过渡期功血。

(3) 促排卵:青春期一般不提倡使用促排卵药物,有生育要求的无排卵不孕患者,可针对病因采取促排卵,具体方法如下:

① 氯米酚(CC):适用于青春期无排卵型功血,或希望生育的育龄妇女的无排卵功血亦可应用,于月经周期的第 5 天开始用药,50~100 mg/d,连服 5 天,一般重复用药不超过 3 个周期,不宜长期应用。

② 氯米酚与绒促性素联合应用:于月经周期的第 5 天开始用药,氯米酚 50~100 mg/d,连用 5 天,于用药的第 6 天(即月经周期的第 11 日)肌注 hCG 1 000 U,连用 2 天,或 B 超监测卵泡发育,卵泡发育接近成熟之前,肌注 hCG 5 000~10 000 U。

③ 尿促性素(HMG):每支含 FSH 和 LH 各 75 U。本药促排卵时易并发卵巢过度刺激综合征,因此,仅用于对 CC 效果不佳、有生育要求的患者。用法:在子宫出血停止后,每日肌注 1~2 支 HMG,应用 B 超动态监测,跟踪卵泡发育,至卵泡

发育近成熟时,停用 HMG,加用 hCG 5 000~10 000 U/d,达到诱发排卵和维持黄体功能的作用。

3. 手术治疗

(1) 刮宫术:适用于急性大出血或存在子宫内膜癌高危因素的功血患者。

(2) 子宫内膜切除术:对于药物治疗无效、无生育要求而又不愿切除子宫的功血患者,在宫腔镜下可用金属套环、激光滚动球电凝或热疗等方法,使子宫内膜组织凝固或坏死。治疗优点是创伤小,可减少月经量,部分患者可达到闭经效果;缺点是组织受热效应破坏,影响病理诊断。

(3) 射频消融治疗:通过特制的射频电流治疗刀介入人体子宫内膜病变局部,产生生物高热效应,使子宫内膜组织凝固、变性、坏死、脱落,排出体外,或被机体吸收和清除,从而达到除去子宫内膜组织的功能层与基底层,术后子宫内膜不能再生,能达到闭经的目的。

(4) 子宫切除术:用于年龄较大、伴有严重贫血、药物治疗无效或经病理诊断为子宫内膜不典型增生者,在了解了所有治疗功血的可行方法后,可由患者和家属知情选择接受子宫切除。

4. 中药治疗

根据辨证施治,以补肾为主,佐以健脾养血药物。

二、排卵型功能失调性子宫出血

排卵型功能失调性子宫出血多发生于生育年龄妇女。患者在月经周期中有卵泡发育和排卵,仅是黄体功能异常。常见以下两种类型。

▌黄体功能不足▐

(一) 病因和发病机制

当神经内分泌调节功能紊乱时,可导致卵泡早期 FSH 分泌不足,卵泡发育缓慢,雌激素分泌减少,从而对垂体、下丘脑正反馈不足;LH 排卵高峰分泌不足及 LH 排卵峰后低脉冲缺陷,使排卵后黄体发育不全,孕激素分泌减少,使子宫内膜分泌反应不足,即没有足够的孕激素维持分泌期子宫内膜而过早出血。

(二) 病理

子宫内膜形态表现为分泌期内膜,腺体呈现出分泌不足、间质致密、腺体皱缩,腺体与间质发育有不同步现象。

(三) 临床表现

一般表现为月经周期缩短、月经频发。生育年龄妇女可发生不孕、早期流产或习惯性流产。

（四）诊断

根据月经周期缩短、不孕、早孕时流产或习惯性流产等病史；妇科检查排除引起月经失调的生殖器官的器质性疾病。基础体温表现为双相型，但高相期仅维持9～11天即下降。经前期或月经来潮 6 h 子宫内膜活检显示分泌反应不良。

（五）治疗

1. 促进卵泡发育

（1）卵泡期使用低剂量雌激素：小剂量雌激素能协同 FSH 促进优势卵泡发育，可于月经第 5 天起每日口服妊马雌酮 0.625 mg 或 17β-雌二醇 1 mg，连续 5～7 天。

（2）氯米酚：氯米酚可通过与内源性雌激素受体竞争性结合而促使垂体释放 FSH 和 LH，达到促进卵泡发育的目的。可以月经第 5 天起每日口服氯米酚 50 mg，共 5 天。

2. 促进月经中期 LH 峰形成

在监测到卵泡成熟时，使用绒促性素 5 000～10 000 U 一次或分两次肌注，以加强月经中期 LH 排卵峰，达到不使黄体过早衰退和提高其分泌孕酮的功能。

3. 黄体功能刺激疗法

于基础体温上升后开始，隔日肌注 hCG 1 000～2 000 U，共 5 次，可使血浆孕酮明显上升，延长黄体期。

4. 黄体功能补充疗法

一般使用天然黄体酮制剂，自排卵后开始每日肌注黄体酮 10 mg，共 10～14 天，以补充黄体分泌孕酮的不足。

5. 黄体功能不足合并高催乳素血症的治疗

使用溴隐亭每日 2.5～5.0 mg，可使催乳激素水平下降，促使垂体分泌促性腺激素及增加卵巢雌孕激素的分泌，从而改善黄体功能。

子宫内膜不规则脱落

子宫内膜不规则脱落患者，在月经周期中有排卵，黄体发育良好，但萎缩过程延长，内膜持续受孕激素影响导致子宫内膜不规则脱落。

（一）病理

正常月经第 3～4 天时，分泌期子宫内膜已全部脱落代之为再生的增生期内膜。但在子宫内膜不规则脱落时，于月经第 5～6 天时仍能见到呈分泌反应的子宫内膜，即残留的分泌期内膜与出血坏死组织及新增生的内膜混合共存，表现为混合型子宫内膜。

（二）临床表现

月经周期正常，但经期延长，长达9～10天，且出血量多。

（三）诊断

临床表现为经期延长，基础体温呈双相型，但下降缓慢。在月经第5～6天行诊断性刮宫，病理检查仍能见到呈分泌反应的内膜，且与出血期及增生期内膜并存。

（四）治疗

1．孕激素治疗

孕激素可通过调节下丘脑-垂体-卵巢轴的反馈功能，使黄体及时萎缩，内膜按时完整脱落。方法为自排卵后第1～2天或下次月经前10～14天开始，每日口服甲羟孕酮10 mg，连服10天。有生育要求者可肌注黄体酮。无生育要求患者也可口服单相避孕药，自月经周期第5天始，每日1片，连续22天为一个周期。

2．人绒毛促性腺激素

人绒毛促性腺激素（绒促性素，hCG）的用法同黄体功能不足，hCG有促进黄体功能的作用。

第二节　闭　　经

闭经是妇产科临床的一种常见症状，表现为无月经或月经停止。人们习惯上将闭经分为原发性闭经与继发性闭经。原发性闭经是指女性年满16岁，虽有第二性征，但月经未来潮，或年满14岁，但未出现第二性征，也无月经。继发性闭经是指按原有月经周期计算停经3个周期以上或正常月经建立后月经停止6个月。青春前期、妊娠期、哺乳期、绝经过渡期及绝经后期出现的月经不来潮称为生理性闭经。

一、病因及分类

正常月经的建立和维持有赖于下丘脑-垂体-卵巢轴的神经内分泌调节，以及靶器官子宫内膜对性激素的周期性反应，其中任何一个环节发生障碍就会出现月经失调，甚至闭经。

（一）子宫性闭经及隐经

子宫内膜阙如受到破坏或对卵巢激素不能做出反应产生周期性变化，无剥脱和出血，称为子宫性闭经。如子宫内膜功能完好，可以对卵巢激素做出反应，仅由于经血排出通道受阻，经血不能流出，称为假性闭经，亦称隐经。

1. 米勒管发育不全综合征

米勒管发育不全综合征是由于副中肾管发育障碍引起的先天畸形，表现为原发性闭经。生殖道的缺陷包括始基子宫或无子宫、无阴道。卵巢发育及功能正常，故第二性征正常，约34%的本征患者合并泌尿道畸形，12%有骨骼畸形。

2. Asherman 综合征

Asherman 综合征又称创伤性宫腔粘连。是指人工流产、中孕引产或足月分娩后以及诊断性刮宫、子宫内膜切除等手术后发生的宫腔粘连。视子宫内膜损伤后宫腔粘连的面积及程度，患者可表现为月经过少或闭经。

3. 无孔处女膜

月经初潮后因处女膜无孔，经血不能外流，逐渐形成阴道血肿，宫腔积血，输卵管血肿，盆腔积血。临床表现为原发闭经伴周期性下腹坠胀疼痛，进行性加重。腹部检查可扪及一触痛明显的包块，有深压痛。妇科检查可见处女膜膨出，无开口，表面呈紫蓝色。

4. 阴道横膈及阴道闭锁

完全性阴道横膈及阴道闭锁因经血排出障碍，出现原发性闭经，周期性下腹痛等类似于无孔处女膜的临床表现。阴道闭锁者常合并外生殖器发育不良。

（二）卵巢性闭经

卵巢的先天性发育不全或功能缺陷，使卵巢分泌的激素水平低下或缺乏周期性变化而发生闭经。

1. 特纳综合征

特纳综合征因缺少一个 X 染色体或其分化不完全引起。核型为 45,XO 或 45,XO/46,XX,或 45,XO/47,XXX。表现为卵巢不发育及由此引起的原发性闭经，第二性征不发育，子宫发育不良。患者面容呆板，身材矮小，常有蹼颈、盾胸、后发际低、肘外翻、腭高耳低、鱼样嘴等临床特征，可伴主动脉缩窄及肾、骨骼畸形。

2. 单纯性腺发育不全

患者染色体核型为 46,XX 或 46,XY,先天性卵巢发育不全。临床表现为原发闭经，第二性征不发育或发育不良，内外生殖器一定程度地发育不良，体格发育无异常，卵巢呈条索状，内无生殖细胞或各级卵泡。

3. 卵巢抵抗综合征

卵巢抵抗综合征又称卵巢不敏感综合征，由于卵巢的胞膜受体缺陷，不能对促性腺激素产生反应。临床表现为原发性闭经,第二性征及生殖器发育不良,卵巢形态饱满,内有众多始基卵泡,少有窦状细胞。卵巢激素水平低下,促性腺激素水平明显增高,使用外源性促性腺激素很难使卵泡发育。

4. 卵巢早衰

40 岁前绝经者称卵巢早衰,表现为继发性闭经,常伴更年期症状。具有低雌激素及高促性腺激素特征。卵巢内无卵母细胞或虽有原始卵泡,但对促性腺激素无反应。病因以特发性即无明确诱因的卵巢萎缩及过早绝经最常见,另外自体免疫病亦可引起本病。

5. 卵巢功能性肿瘤

产生雄激素的睾丸母细胞瘤、卵巢门细胞瘤等,由于过量的雄激素抑制下丘脑-垂体-卵巢功能而闭经。分泌雌激素的颗粒——卵泡膜细胞瘤,因持续分泌雌激素抑制了排卵,使子宫内膜增生过长而短暂闭经。

6. 多囊卵巢

由于持续无排卵和雄激素过多引起,表现为闭经、不孕、多毛、肥胖,双侧卵巢增大,LH/FSH 比率高于正常。

(三) 垂体性闭经

垂体前叶器质性病变或功能失调均可影响促性腺激素的分泌,继而致卵巢功能低落而引起闭经。

1. 席汉综合征

由于产后大出血,特别是伴有较长时间的低血容量休克,引起垂体前叶缺血坏死,而造成垂体功能不全,继发垂体前叶多种激素分泌减退,出现闭经、无乳、性欲减退、毛发脱落、第二性征衰退、生殖器官萎缩,还可出现畏寒、嗜睡、低血压及基础代谢率降低。

2. 垂体肿瘤

位于蝶鞍内腺垂体的各种腺细胞可发生催乳激素腺瘤、生长激素腺瘤、促甲状腺激素腺瘤、促肾上腺皮质激素腺瘤以及无功能的垂体腺瘤。不同类型的肿瘤可出现不同症状,但都有闭经表现,这是因为肿瘤压迫分泌细胞,使促性腺激素分泌减少所致。常见的催乳激素细胞肿瘤可引起闭经溢乳综合征。

3. 空蝶鞍综合征

因先天性或后天性原因(腺瘤手术和放射治疗)导致鞍隔不完整,使蛛网膜下腔疝入蝶鞍窝内。疝囊内积聚的脑脊液使垂体受压缩小,蝶鞍扩大,酷似空泡状。如压迫垂体柄,可出现高催乳素血症,常见症状为闭经、溢乳、不育,可伴有多种垂体激素缺乏。X 线检查仅见蝶鞍稍增大;CT 或 MRI 检查则精确显示,在扩大的垂体窝中,可见萎缩的垂体和低密度的脑脊液。

二、诊断

闭经是一种症状,诊断时首先必须寻找引起闭经的原因,即异常发生在下丘脑-垂体-卵巢轴的哪一环节,然后再确定是何种疾病所引起的。

(一)询问病史

询问患者的闭经时间,有无诱因,伴随症状,做过什么检查及结果,药物治疗剂量用法及疗效。了解自幼生长发育过程,有无先天性缺陷或其他疾病。详细询问月经史,包括初潮年龄、第二性征、发育情况、月经周期、经期、经量等。已婚妇女需注意其生育史及产后并发症。还应询问其家族史有无类似患者,父母是否近亲结婚。

(二)体格检查

测量患者的身高、体重,检查全身发育状况,有无畸形;有无特殊面貌、四肢与躯干比例;观察精神状况、智力发育、营养和健康情况。第二性征如毛发分布、乳房发育、有无乳汁分泌、有无喉结。妇科检查应注意内外生殖器的发育,有无先天缺陷、畸形,腹股沟区有无肿块。

(三)辅助诊断方法

1. 药物撤退试验

(1)孕激素试验:肌注黄体酮 20 mg/d,连续 3～5 天;或安宫黄体酮 10 mg/d,连续 5 天,停药后 3～7 天内有阴道流血者为阳性,提示下生殖道通畅,内膜已受一定水平的雌激素影响,为 I 度闭经。无阴道流血者为阴者,在排除妊娠后,提示下生殖器不正常或子宫内膜异常或体内雌激素水平低落。

(2)雌孕激素序贯试验:适用于孕激素试验阴性的闭经患者。方法为口服乙蔗酚 1 mg/d 或用孕雌酮 1.25～2.5 mg/d,连续 20 天,最后 3～5 天,继以肌注黄体酮 20 mg/d,或最后 10 天给安宫黄体酮 10 mg/d,停药后 3～7 天内有阴道流血者为阳性,提示子宫内膜反应正常,为 II 度闭经。若无阴道流血者为阴性,提示子宫或其内膜不正常,为子宫性闭经。

2. 内分泌检查

(1)卵巢功能检查:① 靶器官反应检查。包括基础体温测定、宫颈黏液评分、阴道脱落细胞检查、子宫内膜活检或诊断性刮宫。② 血甾体激素测定。做雌二醇、孕酮及睾酮测定。取样前应肯定至少 1 个月内未用过激素药物,根据检查的目的选择取血时间,结果的解释须结合临床。③ 卵巢兴奋试验。又称尿促性素(HMG)刺激试验。用 HMG 75～150 U/d 肌注,连用 4 天,自开始注射第 6 天起,用上述方法了解卵巢能否产生雌激素。若卵巢对垂体激素无反应,提示病变在卵巢;若卵巢有反应,则病变在垂体或垂体以上。

(2) 垂体功能检查:① 血 PRL、FSH、LH 测定。多用放射免疫法。PRL 正常值为 $0\sim20\ \mu g/L$,PRL 含量$>25\ \mu g/L$ 时称高催乳素血症。PRL 升高时应进一步做头颈 X 线摄片或 CT 检查,排除垂体肿瘤,月经周期中 FSH 正常值为 $5\sim20\ U/L$,LH 含量为 $5\sim25\ U/L$。若 FSH 含量$>40\ U/L$,提示卵巢功能衰竭;若 LH 含量$>25\ U/L$,高度怀疑为多囊卵巢;若 FSH、LH 含量均$<5\ U/L$,提示垂体功能减退,病变可能在垂体或下丘脑。② GnRH 兴奋试验。用以了解垂体功能减退起因于垂体或下丘脑。将 GnRH $25\ \mu g/L$ 于 2 mL 生理盐水静脉推注,在注入前与注入后 25 min、45 min、90 min、180 min 分别取血以放射免疫法测定 LH、FSH,若 25 min 时 LH 值较基础上升 $3\sim5$ 倍,FSH 值在 45 min 时上升 $2\sim5$ 倍,为正常反应,提示垂体功能正常。若 LH 值上升倍数<3,FSH 反应倍数<2 或无反应,提示垂体功能低下。若 LH 较基础值明显升高,FSH 升高不明显,伴有 LH/FSH 比值>3 时,GnRH 兴奋试验反应亢进者提示多囊卵巢综合征。③ 其他垂体激素。如生长激素的测定及功能试验,适用于闭经者身材矮小,或疑肢端肥大症,垂体无功能细胞瘤。

(3) 肾上腺皮质功能检查:可测定血游离 T_3、T_4 及 TSH 浓度和做功能试验。

(4) 甲状腺功能检查:可测空腹血糖、胰岛素浓度,做糖耐量试验。

3. 影像学检查

(1) B超:可观察盆腔有无肿块,子宫形态大小及内膜厚度,卵巢大小,卵泡数目,有无肿块、腹水,动态监测卵泡发育及排卵情况。

(2) 子宫输卵管造影:了解宫腔形态大小及输卵管情况,用以诊断生殖系统发育不良、畸形、结核及宫腔粘连等病变。

(3) CT 或 MRI:用于盆腔及头部蝶鞍区检查,有助于分析盆腔肿块的性质,诊断空泡蝶鞍、垂体微小腺瘤等。

4. 宫腔镜检查

有助于明确子宫性闭经的病变性质,例如了解宫腔粘连的部位、范围、估计粘连的组织学类型及月经恢复的可能性。

5. 腹腔镜检查

可直视下观察卵巢的外观,做卵巢活检可确定有无卵泡及确认卵睾,还可观察子宫的形态、卵巢肿块、输卵管及盆腔腹膜的病变。

6. 染色体检查

原发闭经患者应常见检查外周血染色体,对鉴别先天性卵巢发育不全的病因、性畸形的病因及指导临床处理皆有意义。

三、治疗

（一）全身治疗

女性生殖器官是整体的一部分,闭经的发生与神经内分泌的调控有关。若闭经由于潜在的疾病或营养缺乏引起,应积极治疗全身性疾病,提高机体体质,供给足够的营养,保持标准体重。若闭经受应激或精神因素影响,则应耐心地心理治疗,消除精神紧张和焦虑。

（二）病因治疗

闭经若由器质性病变引起,应针对病因治疗。先天性畸形,如处女膜闭锁、阴道横膈或阴道闭锁均可手术切开或成形术,使经血畅流。诊断为结核性子宫内膜炎者,应积极抗结核治疗。卵巢或垂体肿瘤患者诊断明确后,应根据肿瘤的部位、大小和性质制订治疗方案。

（三）激素治疗

先确定患者为正常、高或低促性腺激素性闭经,据此给予不同的治疗方案。

1. 正常促性腺激素性闭经

（1）Asherman 综合征的治疗:宫腔镜下分离粘连,插入小儿导尿管持续 7 天,保持通畅。

（2）大剂量雌激素和孕激素序贯治疗:即妊马雌酮 2.5 mg/d,共用 21 天,甲羟孕酮 10 mg/d,共用 7 天(最后 7 天),共用 6 个月,以重建子宫内膜。

2. 高促性腺激素性闭经

（1）雌、激素替代治疗:适用于无子宫者。妊马雌酮 0.625～1.25 mg/d(自小剂量开始),连服 21 天,停药 1 周后继续服药。

（2）雌孕激素序贯治疗:妊马雌酮 0.625 mg/d,自出血第 5 日起,连服 20～22 天;后 10～12 天配伍甲羟孕酮 6～10 mg/d。

以上两种疗法的目的是:① 促进第二性征发育,缓解低雌激素症状。② 负反馈,抑制 FSH、LH,停药后月经或能恢复,也可作为试用促排卵药的准备治疗。③ 防止骨质疏松及心血管疾病。

3. 低促性腺激素性闭经

（1）无生育要求病例:采用周期性孕激素疗法,即甲羟孕酮 10 mg/d,连续口服 12 天,每 8 周 1 次。

（2）有生育要求病例:以下各种促排卵药物可单用或联合应用。治疗期间加强监测,警惕可能并发卵巢过度刺激综合征。① 氯米芬(CC):50～100 mg/d,口服,连续5天,自撤药性出血第5日开始。用药剂量从小量开始,若无效,下一周期可逐步加量。② 尿促性素(HMG):自撤药出血第5天起,每日肌注 HMG 1支,连续7天,无反应时加至每日2支,至宫颈黏液评分≥8分,B型超声测定卵泡直径≥18 mm,停用 HMG,加用 hCG 10 kU 肌注,以诱发排卵。③ 促性腺激素释放激素激动剂(GnRHa):于撤药性出血第5天开始,每日皮下注射 GnRHa 50～100 μg,连续7～10天;待卵泡不成熟时改为每日2次,共2天。也可加用 hCG 诱发排卵。④ 溴隐亭:适用于高催乳激素血症伴正常垂体或垂体微腺瘤者。根据血 PRL 水平每日口服溴隐亭 2.5～7.5 mg,从小剂量开始。⑤ 甲状腺粉:适用于甲状腺功能低下引起的闭经。用法 30～40 mg,口服,每日1～3次,连续服用,根据患者症状及基础代谢率调整剂量。⑥ 肾上腺皮质激素:适用于先天性肾上腺皮质功能亢进所致闭经,一般用泼尼松或地塞米松。

（四）手术治疗

针对各种器质性病因,采用相应的手术治疗。

1. 生殖器畸形

如处女膜闭锁、阴道闭锁及阴道横膈,可做切开或成形术。

2. Ashenman 综合征

多采用宫腔镜下直视分离粘连,后加用大剂量雌激素和放置宫腔内节育环的治疗方法。

3. 肿瘤

卵巢肿瘤一经确诊应予手术治疗;中枢神经系统肿瘤应根据肿瘤部位、大小及性质制订治疗方案。

第三节　原发性痛经

痛经是指月经来潮时出现小腹痉挛性疼痛,是妇女常见的一种症状。根据痛经出现的时间将其分为原发性和继发性两种。原发性痛经指的是从月经初潮时即出现痛经症状并在以后每次来潮时均出现反复疼痛;继发性痛经是指在女性初潮后一段时间再出现痛经的情况,常并发于子宫内膜异位症。

一、病因

原发性痛经的发生主要与经期子宫内膜合成和释放的前列腺素增加有关,同时也受精神神经因素影响,精神过度紧张、敏感、劳累、受寒、生活习惯突然改变、健康状态不良等,也可以引起子宫的痉挛性收缩,导致痛经。子宫内膜整块剥脱,排出不畅引起的痉挛性收缩而导致的痛经,称为膜样痛经。

二、临床表现

从初潮开始,每次月经来潮即感小腹坠胀与痉挛性疼痛,严重者伴恶心、呕吐、肛门坠胀,疼痛可放射至后背部与大腿内侧,经量增加后疼痛方能缓解。妇科检查常无异常发现。

三、治疗

(一)一般治疗

鼓励患者进行体育锻炼,增强体质。平日注意生活规律,劳逸结合,适当营养及充足睡眠。重视月经生理的宣传教育,通过解释说服,消除患者恐惧、焦虑及精神负担。加强经期卫生,避免剧烈运动、过度劳累和防止受寒。

(二)抑制排卵

如患者愿意控制生育,则口服避孕片(复方炔诺酮片或复方甲地孕酮片)为治疗原发性痛经的首选药物。应用口服避孕药物,90%以上症状可获得缓解,可能由于内膜生长受到抑制,月经量减少,PG量降到正常水平以下,导致子宫活性减弱。治疗可试服3~4个周期,如疗效满意,可继续服用;如症状改善不明显,可适当加用PGS合成抑制剂。由于要在整个月经周期用药,而发生效应仅在周期末1~2天,除非需要同时避孕,这种治疗方法一般不受患者欢迎。

(三)前列腺素合成抑制剂

对不愿避孕的患者,则宜选择前列腺素合成抑制剂(PGSI),它抑制内膜的PGS合成,显著降低子宫收缩的振幅和频度,但不影响垂体-卵巢轴的功能,也不会产生像口服避孕药那样的代谢性副作用,只要在疼痛发作前开始服用,持续2~3天即可,为其最大优点。但须试用一个阶段,来确定每个人疗效最满意的药物种类及最适宜的剂量。试用调整阶段有时可长达半年。

常用的PGSI按其化学结构可分:① 吲哚吲唑类。如吲哚美辛、苄达明:25 mg,一日3~6次或50 mg,一日3次。② 灭酸类。甲芬那酸,商品名为朴湿痛,初次剂量500 mg,以后250 mg,6~8小时1次;氯芬那酸(商品名为抗炎灵)或氟芬那酸,初次剂量400 mg,以后200 mg,6~8 h 1次。③ 苯丙酸衍生物。对氨丁苯丙酸,通用名为布洛芬,400 mg,一日4次;甲氧萘丙酸钠盐,通用名萘普生,首次剂量500 mg,以后250 mg,6~8 h 1次。④ 保泰松类。保泰松或羟基保泰松,首次剂量200 mg,

以后 100 mg，6～8 h 1 次。

上述 4 类药物都能很快吸收，在月经来潮的头 48 h 内服用即可，但因月经来潮时间常有差异，一般宜在月经的前 3 天给药，以保证疗效，缓解率在 70% 左右。如将上述药物更换使用，有效率可达 90%，有消化道溃疡及对上述药物过敏者禁忌。副作用较轻微，多数均能耐受。其中只有吲哚美辛肠道反应发生率较高，还可发生头晕、疲乏虚弱感、头痛等症状，以致中途停药者甚多。灭酸类或苯丙酸衍生物一类药物，尤其是萘普生作用持续时间长，其钠盐在血中迅速达到高值，因而发生作用快，副作用也小，为目前临床最多选用的药物。

PGSI 用量较大时，偶尔出现较严重的副作用，故应注意，必要时停止用药。已知副作用有：① 胃肠道症状。消化不良、烧心、恶心、腹痛、便秘、呕吐、腹泻及由于消化道出血所致的黑粪症。② 中枢神经症状。头痛、头昏、晕眩、视力模糊、听力障碍、烦躁、抑郁、倦怠及嗜睡。③ 其他症状。皮疹、水肿、支气管痉挛、液体潴留、肝肾功能损害(转氨酶升高、黄疸、蛋白尿、血尿)。

(四) β受体兴奋剂

β 受体兴奋剂通过兴奋肌细胞膜上 β 受体，活化腺苷酸环化酶，转而提高细胞内 cAMP 含量。一方面促进肌质网膜蛋白磷酸化，加强 Ca^{2+} 的结合；另一方面抑制肌凝蛋白轻链激酶活性，导致子宫肌松弛，痛经得到迅速缓解，但同时有增快心率、升高血压的副作用。

近年临床应用单独兴奋子宫 $β_2$ 受体的药物，副作用显著减少。常用的 $β_2$ 受体兴奋剂有：羟甲异丁肾上腺素，药品通用名沙丁胺醇及特布他林，商品名间羟舒喘宁。给药方法有口服、气雾吸入、皮下、肌肉注射及静脉给药等。

在剧烈疼痛时宜用注射法：沙丁胺醇 0.1～0.3 mg，静注或特布他林 0.25～0.5 mg，皮下注射，4～8 h 1 次。中、轻度疼痛可口服沙丁胺醇 2～4 mg/6 h 或特布他林 2.5～5 mg/8 h，亦可气雾吸入 0.2～0.25 mg，2～4 h 1 次。以气雾吸入较好，因用药量少而起效迅速。气雾吸入时应注意：① 首先大口把气呼完。② 开始深吸气时把药液吸入。③ 吸气完屏气 3～4 s。④ 然后卷唇将气慢慢呼出。常用量每次吸入 2 口，可维持 4～6 h。但一般反映 β 受体兴奋剂疗效不太满意，且仍有心悸、颤抖等副作用，因而未能被普遍采用。可是气雾法应用方便、作用迅速，仍可一试。

(五) 钙通道阻断剂

该类药物干扰 Ca^{2+} 透过细胞膜，并阻止 Ca^{2+} 由细胞内库存中释出而松解平滑肌收缩，为心血管疾病治疗上的一项重要进展。应用硝苯地平(尼非地平)20～40 mg 治疗原发性痛经。给药后 10～30 min 子宫收缩减弱或消失，肌肉收缩振幅、频率、持续时间均下降，基础张力减少，同时疼痛减轻，持续 5 h，无特殊副作用。

（六）维生素 B_6 及镁-氨基酸螯合物

利用维生素 B_6 能促进 Mg^{2+} 透过细胞膜，增加胞浆内 Mg^{2+} 浓度的作用来治疗原发性痛经。维生素 B_6 每日量 200 mg，4 周后可见红细胞镁含量显著增加。亦可与镁-氨基酸螯合物合用，每种各 100 mg，日服 2 次，治疗 4～6 个月，痛经的严重程度及持续时间均呈进行性下降。

第四章 妊娠滋养细胞疾病

妊娠滋养细胞疾病是一组来源于胎盘绒毛滋养细胞的疾病,包括葡萄胎、侵蚀性葡萄胎、绒毛膜癌和胎盘部位滋养细胞肿瘤,后三者又统称为妊娠滋养细胞肿瘤。病变局限在子宫者称无转移的滋养细胞肿瘤;在肺部或阴道和(或)脑、肝、肾或身体其他部位发生转移者,则为转移性妊娠滋养细胞肿瘤。胎盘部位滋养细胞肿瘤是妊娠滋养细胞疾病的一个特殊类型,其临床表现、病程以及处理有特异性。

第一节 葡 萄 胎

葡萄胎是指妊娠后胎盘滋养细胞增生、绒毛水肿变性而形成相连成串的水泡状物,形如葡萄而得名。可分为:① 完全性葡萄胎。整个子宫腔内充满水泡,无胎儿及其附属物。② 部分性葡萄胎。仅部分胎盘绒毛发生水泡状变性,胎儿多已死亡。葡萄胎发生于生育年龄妇女,我国妇女的妊娠次数与葡萄胎发生数之比为1 238∶1。

一、病因

本病的病因尚未清楚。与营养不良、病毒感染、内分泌失调、孕卵缺损、免疫异常、种族等有关。完全性葡萄胎的染色体组型多数为二倍体 46,XX,少数为 46,XY,多数来源于父系。部分性葡萄胎染色体组型通常是三倍体 69,XXY,两个来自父系,一个来自母系。

二、病理

葡萄胎水泡大小不一,壁薄、透明,内含黏性液体。水泡间充满血液和凝血块。镜下特点:① 滋养细胞增生,根据增生程度分为轻、中、重三度。② 绒毛间质水肿。③ 间质血管稀少或消失。30%~50%患者的卵巢可发生黄素化囊肿,常为双侧性,大小不等、表面光滑、色黄、壁薄、多房、囊液清亮。葡萄胎清除后,囊肿可自行消退。

三、临床表现

1. 阴道出血

多数患者在停经6～8周后发生阴道不规则出血,淋漓不尽,也可反复大量流血,导致贫血和继发感染。

2. 腹痛

当葡萄胎迅速生长使子宫急速膨大时,可引起下腹胀痛。发生子宫收缩时,则出现阵发性腹痛。

3. 子宫异常增大

子宫大于停经月份是葡萄胎的特征之一。约2/3患者子宫大于停经月份,质地极软。部分患者子宫与停经月份相符或小于停经月份。触不到胎体,听不到胎心音。

4. 卵巢黄素化囊肿

一般无症状,发生急性蒂扭转时可有急性腹痛。

5. 妊娠高血压疾病的表现

妊娠24周前可发生高血压、水肿和蛋白尿等征象,极少数可出现子痫。

6. 甲亢

约10%的葡萄胎患者血浆甲状腺素浓度升高并可出现甲亢症状。葡萄胎清除后症状迅速消失。

四、诊断

根据病史、临床表现和阴道排出物中见到水泡状组织,基本可确定诊断。辅助检查:① hCG测定:血、尿hCG比正常妊娠高。血清中hCG的浓度是尿中浓度的两倍。血β-hCG常超过100 kU/L,可达1 500～2 000 kU/L,且持续不降。② 超声波检查:B型超声见子宫腔内充满弥漫分布的光点和小囊样无回声区,无妊娠囊,也无胎儿结构及胎心搏动征。超声多普勒不能探测到胎心音。

五、鉴别诊断

需与引起阴道流血、子宫增大等相关疾病相鉴别。① 流产:有阵发性腹痛、阴道流血,子宫比停经月份小或相符。B型超声有助于鉴别。② 多胎妊娠:子宫可大于停经月份,但无阴道出血,可触及胎体,听到胎心音。B型超声、超声多普勒有助于鉴别。③ 羊水过多:子宫大于停经月份,但无阴道出血,hCG值较低。B型超声有助于鉴别。

六、治疗

1. 清除葡萄胎组织

一经确诊,立即清除。术前需做好输血准备。在充分扩张宫颈后,选用6～8号以上的吸管吸宫。操作应小心谨慎,防止子宫穿孔。若宫缩差且出血多,在宫口已扩张的前提下可以使用缩宫素静脉滴注,加强宫缩。吸出物应做病理检查。术前、术后应使用抗生素。原则上一周后应再次刮宫,刮出物也需做病理检查。

2. 预防性化疗

不推荐常规使用。适应证:① 年龄>40 岁。② 子宫明显大于停经月份,宫底在脐上。③ hCG 值异常高。④ 滋养细胞高度增生或伴有非典型增生。⑤ 无条件随访者。方法:可选用甲氨蝶呤、放线菌素 D、氟尿嘧啶单药化疗1～2 疗程。

3. 子宫切除

仅适用于年龄>40 岁,无生育要求并合并有其他高危因素者。

4. 卵巢黄素化囊肿的处理

一般情况下,囊肿均能自行消失,不需特殊处理。较大的囊肿可在 B 型超声引导下穿刺吸液。当发生蒂扭转急腹症时,可剖腹或在腹腔镜下抽吸囊液后复位,若血供良好,卵巢可以保留,有缺血坏死则需切除。

七、随访

随访非常重要。葡萄胎清除后每周测 hCG 1 次直至正常,以后继续每周测 hCG 1 次,共 3 个月;此后每半个月测 1 次,共 6 次;再每月测 1 次,共 6 次。第 2 年起每半年测 1 次,共 2 年。随访时除检查 hCG 外,还须了解有无阴道异常出血、咳嗽、咯血等症状,并进行妇科检查和胸片、B 型超声检查等。若是 hCG 呈对数性下降,则随访 6 个月后即可妊娠。若葡萄胎清宫后 hCG 下降缓慢,则需避孕1～2年才可妊娠。可用阴茎套或阴道隔膜及口服避孕药。下次妊娠时应早期做超声检查,检测 hCG 以确保其在正常范围内。

第二节　绒毛膜癌

绒毛膜癌(以下简称绒癌)是一种继发于正常或异常妊娠之后的滋养细胞肿瘤。其中50%发生于葡萄胎之后,25%发生于流产之后,22.5%发生于足月妊娠之后。绒癌的恶性程度极高,在化疗药物问世以前,其病死率高达 90%以上。以后由于诊断技术的进展及化学治疗的发展,绒癌患者的预后已得到极大的改善。

一、病理

绒癌多数发生在子宫,但是也有未发现子宫内原发灶而只出现转移灶者。子宫绒癌可形成单个或多个宫壁肿瘤,直径为 2～10 cm,肿瘤可侵犯宫壁、突入宫腔或突出于浆膜层。瘤灶表面呈紫色而切面为暗红色结节,常伴出血、坏死及感染,质软脆,极易出血。宫旁静脉中往往发现癌栓。卵巢也可形成黄素化囊肿,但是不常见。

组织学上,绒癌与一般癌肿有很大区别,绒癌没有一般癌肿所固有的结缔组织性间质细胞,也没有固有的血管。镜下只见增生的细胞滋养细胞和合体滋养细胞侵犯子宫肌层及血管;两种细胞的比例不一,排列紊乱,伴有大量出血坏死,以致癌灶中央不易找到肿瘤细胞,边缘部可见成团滋养细胞与血凝块及坏死组织存在,但是不能找到绒毛结构。

绒癌主要经血行播散发生远处转移,转移早而广泛,最常见转移部位是肺(80%),依次为阴道(30%)、脑(10%)和肝(10%)。

二、临床表现

前次妊娠至绒癌发病时间长短不一,继发于葡萄胎的绒癌绝大多数在 1 年以上发病,1 年以内占 1/10,而继发于流产、足月产的绒癌约 1/2 在 1 年内发病,文献报道最长的潜伏期为 14 年。

(一)无转移绒癌

无转移绒癌多继发于葡萄胎之后,少数继发于流产或足月产后。其临床表现与侵蚀性葡萄胎相似。

1. 阴道流血

阴道流血是最主要症状,由于子宫病灶侵蚀血管或阴道转移结节破溃引起。产后、流产后或葡萄胎清除后,出现阴道不规则流血,量多少不定。由于绒毛膜促性腺激素作用,可能引起闭经。有时子宫原发灶已消失而继发灶发展,则无阴道流血症状。

2. 假孕症状

由肿瘤分泌的 hCG 及雌、孕激素的作用,表现为乳房增大,乳头及乳晕着色,甚至有初乳样分泌,外阴、阴道、宫颈着色,生殖道质软。

3. 腹痛

一般无腹痛,当癌组织造成子宫穿孔或子宫病灶坏死感染等可出现急性腹痛。

4．体征

子宫增大，质地软，形态不规则，子宫旁两侧可触及子宫动脉搏动。有时可触及两侧或一侧卵巢黄素囊肿。

（二）转移性绒癌

转移性绒癌多数继发于非葡萄胎妊娠以后。绒癌主要经血行播散，转移发生早且广泛。最常见的转移部位是肺（80%），其次是阴道（30%）、盆腔（20%）、肝（10%）和脑（10%）等。由于作用细胞的生长特点之一是破坏血管，各转移部位症状的共同特点是局部出血。

1．肺转移

通常表现为胸痛、咳嗽、咯血及呼吸困难。这些症状常呈急性发作，但是也可呈慢性持续状态达数月之久。少数患者可因肺动脉滋养细胞瘤栓形成，造成急性肺梗死，出现肺动脉高压和急性肺功能衰竭。但是当肺转移灶较小时也可无任何症状，仅靠 X 线胸片或 CT 做出诊断。

2．阴道转移

转移灶常位于阴道前壁，呈紫蓝色结节，破溃时引起不规则阴道流血，甚至大出血。一般认为是宫旁静脉逆行性转移所致。

3．肝转移

为不良预后因素。多同时伴有肺转移，表现为上腹部或肝区疼痛，若病灶穿破肝包膜可出现腹腔内出血。

4．脑转移

预后凶险，是绒癌主要的致死原因。一般同时伴有肺转移和（或）阴道转移。脑转移的形成可分为三个时期，首先为瘤栓期，表现为一过性脑缺血症状如猝然跌倒、暂时性失语、失明等；继而发展为脑瘤期，即瘤组织增生侵入脑组织形成脑瘤，患者出现头痛、喷射样呕吐、偏瘫、抽搐直至昏迷；最后进入脑疝期，因脑瘤增大及周围组织出血、水肿，造成颅内压升高，脑疝形成，压迫生命中枢，最终死亡。

5．其他转移

绒癌的其他转移部位有脾、肾、膀胱、消化道、骨等。

三、诊断

（一）临床特点

凡流产、分娩、异位妊娠后出现症状或转移灶，并有 hCG 升高，可诊断为绒癌。葡萄胎流产后 1 年以上发病者，临床可诊断为绒癌；半年至 1 年内发病则侵蚀性葡萄胎和绒癌均有可能，需经组织学检查鉴别。

（二）hCG 测定

hCG 测定是诊断绒癌的最重要手段。一般 β-hCG 降至正常值在人工流产和自然流产后分别约需 30 天和 19 天，足月妊娠分娩后为 12 天，异位妊娠为 8～9 天。若超过上述时间，hCG 仍持续在高值并有上升，结合临床情况，绒癌诊断可以确定。

若临床疑有脑转移，可做腰穿测定脑脊液 hCG。由于 β-hCG 不能迅速通过血脑屏障，因此，当血清与脑脊液 β-hCG 值比率在 20∶1 以下时，应考虑为中枢神经系统转移。

（三）影像学诊断

除 B 型超声用以诊断滋养细胞肿瘤子宫内的病灶外，彩色多普勒超声因可反映绒癌所致的低阻抗血流丰富信号，故能进一步提高子宫绒癌诊断的正确性。X 线胸片作为肺转移的常规检查，CT 用以诊断普通 X 线片难以发现的早期肺部病灶。MRI 主要用于诊断脑转移。

（四）组织学诊断

送检标本中，若仅见大片分化不良的细胞滋养细胞和合体滋养细胞以及出血坏死，而未见绒毛结构，即可诊断为绒癌。

四、治疗

采用化疗为主、手术为辅的治疗原则。

（一）化疗

1. 单药化疗方案

（1）MTX：0.4 mg/kg im qd×5 天，疗程间隔为 2 周。

（2）MTX：1.0 mg/kg 第 1、3、5、7 天共 4 次肌注，甲酰四氢叶酸 0.1 mg/kg 第 2、4、6、8 天肌注。

（3）MTX：50 mg/m² im 1 次/周。失败后可改用 MTX 0.4 ng/(kg·d)im×5 天或 Act-D 12 μg/kg iv qd×5 天。

（4）Act-D：1.25 mg/m² iv，每 2 周给药一次。当 MTX 脉冲性周疗化疗失败时，可改用此方案。

（5）Act-D：12 μg/kg iv qd×5 天，疗程间隔为 2 周。MTX 5 天给药化疗方案失败后可改用此方案。且可在肝功能不全患者中使用。

（6）MTX：250 mg 在 12 h 内输注完毕。

2. 联合化疗方案

（1）5-Fu＋KSM：5-Fu 26～28 mg/(kg·d)，静脉滴注 8 天，KSM 6 μg/(kg·d)，静脉滴注 8 天，间隔 3 周。

（2）EMA-CO：第 1 天：Act-D 500 μg 静滴，VP16 100 mg/m² 静滴维持 30～50 min，MTX 100 mg/m² 1 h 内快速静脉滴注完后，MTX 200 mg/m² 静脉滴注维持 12 h 以上。第 2 天 Act-D 500 μg 静滴，VP16 100 mg/m² 静滴维持 30～50 min。MTX 给药 24 h 后 CF 15 mg 静推 q6h，共 8 次，有些临床医师推荐 MTX 给药 24 h 后 CF 15 mg q12h 口服共 4 次。第 8 天：VCR 1 mg/m² 静脉给药，CTX 600 mg/m² 静脉给药，疗程间隔 2 周。

停药指征：临床症状、体征和转移灶完全消失，血 hCG 每周 1 次连续 3 次以上正常后再巩固化疗 2～3 个疗程。随访 5 年无复发者为治愈。

（二）手术治疗

对于原发或转移灶破溃大出血、子宫或肺转移灶经多次化疗仍未消退和耐药患者可选择手术治疗方法。手术方式有子宫病灶剜出术、次广泛子宫切除术和宫旁静脉丛切除术、转移灶切除术等。

（三）放疗

只用于化疗和手术难以控制的阴道、肺、脑等处的转移病灶。

五、预后

经规范治疗后可达 90% 以上的治愈率。无转移者的治愈率接近 100%。个别病例可死于脑转移。

六、随访

停止治疗后 1 年内每月随访 1 次；1 年后每 3 个月随访 1 次；3 年后每年随访 1 次；至少随访 5 年；复发病例需终身随访。随访内容见"葡萄胎"。化疗停止 1 年后才可以妊娠。

第五章　子宫内膜异位症和子宫腺肌病

第一节　子宫内膜异位症

具有生长功能的子宫内膜组织出现于子宫腔被覆黏膜以外的身体其他部位时,称为子宫内膜异位症。异位种植的子宫内膜存在"自我消融"的现象,有学者提出,只有在其引起症状时,才能称为子宫内膜异位症。

一、病因

至今人们对子宫内膜异位症的发病机制、病因尚无清楚的解释。可能与以下假说和因素有关。

1. 经血逆流假说

人们认为之所以发生子宫内膜异位是因为行经时,可成活的子宫内膜脱落,经输卵管到达盆腔所致。进入盆腔的子宫内膜种植于腹膜表面,形成子宫内膜异位病灶。

2. 上皮化生学说

覆盖在卵巢及盆腔腹膜上的体腔上皮,与子宫内膜具有组织同源性,在一定条件的刺激下,可以化生为子宫内膜。

3. 免疫因素

免疫机制在异位症的种植、定位、黏附及生长生殖过程中起重要作用。机体在免疫功能降低的状态下,反流入盆、腹腔的内膜碎片不能被正常地清除,在雌激素和一些具有促进血管生长、使组织充血水肿、促进间质细胞增殖等作用的细胞因子以及酶的作用下,形成异位病灶,产生临床症状。

4. 遗传及环境因素

有越来越多的资料表明子宫内膜异位症有家族聚集倾向,可能有先天遗传因素;或者与卵巢癌相似,是由多位点基因和环境因素(如二恶英)相互作用导致的一种多因素遗传性疾病。

二、病理

(一) 肉眼或腹腔镜下所见子宫内膜异位病灶

1. 盆腹腔及脏器浆膜面的病灶类型

(1) 色素性病灶,为黑色、深褐色或紫蓝色结节或斑块。

(2) 出血病灶,为红色病灶,可呈瘀斑、血泡、息肉状,周围可有明显的充血及血管增生。

(3) 丘疹样、腺样或泡状赘生物,病灶为半透明或淡粉红色的腺样或泡状结构者,质地如子宫内膜组织或含清澈液体的泡状结构突出于腹膜表面,反光性强。

(4) 血管增生,近几年报道血管增生是子宫内膜异位的腹膜改变之一,以病灶为中心呈放射状分布,病灶广泛时则错乱不规则;有时仅见血管增生,而病灶不明显,此时需仔细查找微细病灶,或用热-色试验探查病灶。

2. 卵巢内膜异位

可以形成囊性的内膜样囊肿,直径小至 0.5 cm,大至 10 cm。受累的卵巢表面往往与周围有粘连,囊肿表面光滑有光泽。卵巢内膜样囊肿经常是双侧性的,有时增大的卵巢在子宫后方互相粘连,称"接吻卵巢";若既往无盆腔手术病史,则"接吻卵巢"是卵巢内膜异位症具有诊断意义的特征性病症。

3. 结节性子宫内膜异位

深部子宫内膜异位常为结节性病损。这类病损常发生在盆腔支持组织,如宫骶韧带、子宫颈后筋膜及直肠阴道隔或卵巢固有韧带。

4. 输卵管内子宫内膜异位

输卵管浆膜面子宫内膜异位可引起输卵管扭曲而影响输卵管的通畅性。子宫内膜异位症尚可累及输卵管黏膜,引起输卵管阻塞。

(二) 显微镜下所见子宫内膜异位症的组织结构

标本应有内膜腺体和间质的组织结构。早期多似正常的子宫内膜,随着病情进展,囊肿形成、纤维化囊壁内可以覆盖有单层细胞,囊内出血,可发现囊壁中充满含铁血黄素的巨噬细胞。

三、临床表现

1. 痛经

痛经是主要和典型的症状,有30%~50%的患者出现疼痛的症状。多为继发性痛经,进行性加剧,可发生在经前、经时、经后几天。但也有表现为非周期性慢性下腹痛。

2．月经不调

可表现为经量多或经期延长，或有经前点滴出血。

3．不孕

临床上有 30%～50% 的患者不孕。可能由于粘连等机械因素，卵巢功能障碍、合并未破裂黄素化卵泡综合征以及自身免疫因素所致。

4．性交痛

月经来潮前最为明显，多见于直肠子宫陷凹有异位病灶或因病变导致子宫后倾固定的患者。

5．其他症状

肠道内膜异位症者可有便秘和腹泻、里急后重、便血等；泌尿道内膜异位症可有尿频、尿急、血尿等；腹部瘢痕内膜异位症可有周期性瘢痕部疼痛和增大；肺部内膜异位症可有月经性气胸、咯血等。

四、诊断

（一）病史

（1）多发生于生育年龄妇女，25～40 岁者较多。

（2）多有人工流产、刮宫、输卵管通液术、剖宫产、肌瘤剔出等手术病史。

（3）有变态反应性疾病者发病率较高。

（4）家族中有子宫内膜异位症者发病率相对增高。

（5）可合并其他妇科疾病如子宫肌瘤、先天性生殖道畸形伴生殖道梗阻。

（二）妇科检查

典型体征为子宫直肠窝韧带触及一个或多个大小不等的质韧结节，触痛明显，子宫后倾固定，后穹窿触痛，累及卵巢时在子宫一侧或两侧扪及囊肿性包块，壁稍厚，与子宫、韧带、盆底、后腹膜粘连固定。

（三）辅助检查

1．B 超

子宫常后倾或两侧有包块，特征为囊性包块，壁较厚，边界欠清楚，内有稀疏光点，囊液稠厚。囊肿固定，大小随月经周期变化，经期可增大。

2．腹腔镜检查

腹腔镜检查是目前诊断子宫内膜异位的最佳方法，特别是对盆腔检查和 B 超均无阳性发现的不孕或腹痛患者更是唯一手段。可直视盆腔病灶，了解病变的范围和程度并进行临床分期。盆腔结节性病灶可呈红、紫、棕、黑、白及灰色等，有时还可见腹膜凹陷或瘢痕形成，形状可表现为点状、结节状、小泡样、息肉样等。亦可见盆腔内粘连及卵巢巧克力囊肿。镜下对可疑病变进行活检并送病理学检查，可确诊为子宫内膜异位症。另外通过腹腔镜还可以进行相应的治疗。

3．免疫学检查

患者的抗子宫内膜抗体及抗磷脂抗体均升高，是诊断和观察疗效的有效辅助手段。

4．血 CA125 检测

内膜异位症患者血 CA125 呈中、高度表达，腹腔液浓度高于血清浓度。血 CA125 的变化还可用以监测疗效。

5．子宫输卵管碘油造影

可见子宫后位、固定而形成蘑菇状，宫体边缘呈小囊状阴影；伞端周围碘油残留，输卵管通畅或通而不畅；24 h X 线复查见盆腔内碘油呈小团块状，粗细不等，点状雪花分布。

五、鉴别诊断

1．慢性盆腔炎合并炎性包块

患者以往曾有急性盆腔炎病史，并有反复感染发作史。患者主诉经常腹痛，多位于下腹，不仅限于月经期，平时亦有腹部隐痛，有时伴有发热，血白细胞计数升高，血沉快，抗感染治疗有效。盆腔检查扪及盆腔炎性包块，伴压痛，不易推动，周围有粘连。B 超示包块界限不清，与周围组织粘连，积液或积脓则为无回声或回声不均。

2．结核性腹膜炎

患者以往曾有结核病史、此次患病后有经量减少，甚至闭经史，伴结核病的特殊表现如午后低热、乏力、消瘦等结核菌素试验阳性。

3．盆腔恶性肿瘤

特别是卵巢恶性肿瘤；患者一般情况较差，病情发展快，主诉腹胀，腹部进行性增大，有时伴腹痛，检查发现腹水，扪及盆腔包块、形态不规则或规则，测血 CA125 有助于明确诊断，B 超见肿瘤包块为实性或混合性为主，有时可见乳头状生长，边界不整齐，欠清楚。内部回声不均或其中有不规则强回声区，若累及双侧卵巢并伴腹水者则应考虑卵巢恶性肿瘤。

4．子宫腺肌病

有研究者认为子宫腺肌病是子宫内膜异位的一个特殊类型，其病变是子宫内膜植入子宫肌层。子宫腺肌病的痛经与子宫内膜异位症相似，甚至更剧烈，子宫多呈对称性增大，质地较硬，有时也可呈结节状。子宫肌瘤患者有时可合并子宫腺肌病。经期检查，子宫胀大，压痛明显。子宫腺肌病常与子宫内膜异位症合并存在，有时鉴别较困难。B 超检查可在肌层中见到种植内膜所引起的不规则回声增强。

六、治疗

具体治疗方案应根据患者病变范围及对生育要求而定。

（一）药物治疗

1. 假绝经疗法

（1）达那唑胶囊：每日 200～800 mg，从月经第 1 天开始服用，连续口服 6 个月，停药后 4～6 周可恢复排卵。不良反应为潮热、出汗、体重增加、水肿、痤疮、ALT 升高。治疗期间应注意监测肝功能。肝肾功能不良及心血管疾病不宜应用。

（2）内美通胶囊或孕三烯酮胶囊：2.5 mg，每周 2 次，从月经第 1 天开始服用，连续口服 6 个月。其优点是用量少，服药方便，不良反应与达那唑相似，但程度较轻。

（3）促性腺激素释放激素激动剂（GnRH-α）：如亮丙瑞林（抑那通）3.75 mg 或诺雷得 3.6 mg，皮下注射，为周期第 1 天开始用药，每 28 天注射 1 次，连用 6 个月。在治疗期间血 E2 水平维持在 20～60 pg/mL 为宜。不良反应为低雌激素引起的类绝经期症状。一般停药后 2～3 个月可恢复排卵。

（4）他莫昔芬（三苯氧胺）：10 mg，每日 2～3 次，连续服用 3～6 个月。

2. 假孕疗法

长期口服大量高效孕激素并辅以小量雌激素（"反向添加"治疗）造成类似妊娠的人工闭经，使异位内膜组织产生蜕膜样变，间质水肿，最终凋亡、萎缩。如 18-甲基炔诺酮 0.3 mg 和炔雌醇 0.03 mg，连续使用 6～12 个月。不良反应为突破性出血、恶心、乳房胀痛、体重增加。由于不良反应较大，目前不常用。也可选用单一孕激素治疗：口服醋酸甲孕酮 40 mg/d 或炔诺酮 30 mg/d，连续服用 6 个月。对于无生育要求又有手术禁忌证的患者，可选用长效醋酸甲孕酮 100～200 mg，每月 1 次。

（二）手术治疗

1. 保守性手术

对有生育要求，而且其病变能解释患者的疼痛症状和不孕原因时应行保守性手术。虽然有少数能治愈者，但该手术毕竟增加了患者的生育机会，且暂时缓解疼痛。要求尽量切除病灶，分离粘连，保留子宫和输卵管，尽量保留正常的卵巢组织。可经开腹或腹腔镜进行手术。术前或术后加用药物治疗，以减少复发的可能性。

2. 子宫切除术

适用于无生育要求、有明显下腹中部痛经、伴有明显子宫病变如子宫腺肌病或子宫肌瘤、保守性手术术后复发者。将盆腔病灶和子宫一并切除，以杜绝子宫内膜再通过输卵管逆流种植的可能性。尽量保留正常的卵巢组织。术前或术后加用药物治疗，以减少复发的可能性。

3. 根治性手术

对药物治疗或保守性手术无效且无生育要求者应行子宫及双侧输卵管卵巢切除术。残余的盆腔病灶可自行萎缩退化。根治性手术后是否应该进行及何时进行激素替代治疗尚有争议。

第二节　子宫腺肌病

子宫腺肌病是由子宫内膜向子宫肌层良性浸润生长的一种疾病。传统的称其为子宫内膜异位症。子宫腺肌病的发病率日渐增多，好发于 35～45 岁年龄段。

一、病因及发病机制

子宫腺肌病的病因至今不明，普遍认为是由于子宫内膜基底层向子宫肌层浸润性生长所致，正常情况下基底层有抑制作用，当这种机制作用受到破坏时，内膜向肌层生长势不可挡。推测与机体的遗传和免疫有关；与雌激素水平过高，转化肌纤维成内膜间质，为腺体的侵入做准备有关；还与宫腔内膜受损伤密切相关，据报道，子宫腺肌病中有剖宫产史的患者占 18.4%，人工流产史的占 73.8%，有放置节育环史的占 33.5%，诊断性剖宫史的占 4.4%，行输卵管通畅检查、输卵管结扎史的分别占 2.4% 和 21.8%，这些手术可能损伤了子宫内膜及子宫浅肌层，给基底层内膜侵入创造了条件。动物实验证明催乳素（PRL）在子宫肌腺病的发病过程中起主要作用，将小鼠腺垂体移植到子宫里可诱发 PRL 升高，子宫腺肌病随之发生，若立即用溴隐亭，则 PRL 下降，腺肌病发病率下降。实验还证明，PRL 与雌孕激素共同作用，方能使子宫肌细胞变性，从而使内膜向间质侵入，导致腺肌病发生。

二、病理

子宫腺肌病可分为弥漫型和局限型两种类型。弥漫型的子宫呈均匀性增大，由于病变多位于子宫前后壁，因而前后径增大明显，一般不超过妊娠 12 周大小。

常与子宫肌瘤或子宫内膜异位症同时存在,与周围组织有粘连,腺肌病子宫切片呈均匀性增厚,无结节亦无包膜,肌层内可见针状陈旧性出血点。局限型腺肌病内膜呈局灶性浸润生长,形成结节,无包膜,结节内可见陈旧出血点,有的结节向宫腔突出,类同黏膜下肌瘤,也有内膜在肌瘤中生长,称之为腺肌瘤。

三、临床表现

1. 痛经

70%的患者有痛经,常呈进行性加重,严重者难以忍受。普遍认为痛经是由异位病灶受激素影响出血,引起子宫平滑肌痉挛性收缩所致。痛经的程度与病变是否广泛成正比。严重者在非经期亦有疼痛,形成慢性盆腔疼痛,影响生活质量。

2. 月经过多

子宫增大、血供增加、病灶存在影响宫缩,均会使月经量增加。此外,腺肌病往往合并有子宫肌瘤,子宫内膜增生过长,因此,可同时出现月经过多、过频,或经期延长等情况。

3. 不孕

病变弥散子宫增大且痛经明显者,多合并不孕。

四、诊断

1. 病史及体征

进行性加重的痛经,子宫增大且硬,月经期复查子宫明显增大,触痛加剧。

2. B超检查

子宫增大,肌壁增厚,回声不均,且无边界。

3. 血清 CA125

子宫腺肌病 CA125 往往升高,可鉴别子宫肌瘤。

4. MRI

图像呈现在正常的子宫内膜强回声外,环绕一低强带信号,大于 5 mm 厚度的不均匀的回声带,为子宫腺肌病的典型影像,月经前后可做比较,以明确诊断,可与子宫肌瘤相鉴别。

五、治疗

1. 次全或全子宫切除术

症状较严重,年龄较大又无生育要求者,手术切除子宫应该是主要治疗方法。

弥漫型者,因病变范围大,常波及子宫颈,以全子宫切除为宜。如为结节型,且年龄较轻者可做次全子宫切除,以根治痛经及月经过多。

2. 子宫腺肌瘤挖除术

适用于年轻、要求生育者,可挖除腺肌瘤。弥漫性子宫腺肌病行病灶大部分切除术,术前可选用 GnRHa 治疗 3 个月,缩小病灶后再手术。

3. 药物治疗

对年轻有生育要求者,或围绝经期患者可试用,近年来不断有药物治疗后妊娠以及症状得到控制的病例报道。

第六章 病理妊娠

第一节 流 产

妊娠不足 28 周,胎儿体重不足 1 000 g,尚未具有独立生活能力,因某种原因使其妊娠中断者,称为流产。发生在妊娠 12 周以前称为早期流产,发生在 12～28 孕周间为晚期流产。流产分自然流产和人工流产;自然流产的发生率为 10%～15%。若以血 hCG 升高的生化妊娠来计算,流产率更高。流产不仅影响妇女健康,甚至可因急性大出血或严重感染而威胁妇女生命。

一、病因

(一) 胚胎(或胎儿)因素

1. 胚胎发育异常

为早期流产最常见原因,遗传基因缺陷,染色体异常的胚胎有 50%～60% 发生早期自然流产。

2. 胎盘异常

由于滋养层发育不全,胎盘绒毛变性,或胎盘附着位置过低等,可使胎儿胎盘循环障碍,导致流产。

3. 环境因素

过多接触某些有害的化学物质(如砷、铅、苯、甲醛、氧化乙烯等)和物理因素(放射线、噪音、高温等),均可直接或间接对胚胎或胎儿造成损害,引起流产。

(二) 母体因素

(1) 急性传染病,可因病原体或毒素经胎盘侵入,造成胎儿死亡,或因高热、中毒引起宫缩导致流产;严重贫血或心衰,致胎儿缺氧死亡;慢性肾炎或高血压,胎盘可能发生梗死而引起流产。

(2) 内分泌失调,如黄体功能不全,致蜕膜发育不良,影响孕卵发育;甲状腺功能低下者,亦可因胚胎发育不良而流产。

(3) 子宫发育不良、子宫肌瘤或畸形，也可妨碍胚胎发育。

(4) 有时可因子宫颈内口松弛，不能承受增大的胎儿胎囊压力，致晚期流产。

(5) 强烈的精神刺激、外伤或性交也可引起流产，但常为诱发因素，主要多系胚胎本身缺陷所致。

（三）免疫因素

母体妊娠后由于母儿双方免疫不适应而导致母体排斥胎儿以致发生流产。现已发现的有关免疫因素有配偶的组织相容性抗原、胎儿抗原、血型抗原、母体细胞免疫调节失衡、孕期中母体封闭抗体、母体抗父方淋巴细胞的细胞毒抗体缺乏等。

（四）母儿血型不合

母儿血型不合者常引起晚期流产，例如 ABO 血型及 Rh 血型不合者。

二、病理

流产时的病理变化多数是胚胎及胎儿先死亡，然后底蜕膜出血，或胎盘后出血，形成胎盘后血肿，犹如异物刺激子宫，使之收缩排出胚胎及胎儿。有时底蜕膜海绵层出血坏死或有血栓形成也会促使胎儿死亡。子宫收缩使宫颈扩张，出现阴道流血及妊娠产物部分排出。早期妊娠时，胎盘绒毛发育不成熟，未紧密种植在子宫蜕膜，故流产时妊娠物易从子宫壁剥离并完整排出，在妊娠 8～12 周时，胎盘绒毛已发育良好，密切连接于蜕膜，故流产时妊娠物不易从子宫壁剥离，排出常不完全。妊娠 12 周以后，胎盘已完全形成，流产时往往先有腹痛，然后排出胎儿、胎盘，有时由于底蜕膜反复出血，凝固的血块包绕胎块，形成血样胎块；时间久了，血红蛋白被吸收即形成肉样胎块；有时胎儿被挤压，形成纸样胎儿，胎儿钙化后即称为石胎。

三、临床表现

主要症状是停经后阴道流血和腹痛。早期流产先有阴道流血，后有腹痛，流产的全过程均伴有阴道流血。当胚胎完整排出后，子宫收缩，血窦关闭，流血才停止。晚期流产阴道流血在腹痛之后，胎儿胎盘娩出后，子宫收缩，出血才停止。若胎盘粘连仅部分剥离，残留组织影响子宫收缩，可引起大量出血、休克，危及孕妇生命。若残留组织在宫腔时间长并形成息肉，可致反复出血，引起感染、贫血。

四、临床类型

流产临床类型实际上是流产发展的不同阶段。

（一）先兆流产

早期先兆流产主要表现为停经后有早孕反应，以后有阴道血性分泌物或少量阴道流血，量少，色红，持续数日或数周，无痛或有轻微下腹疼痛，有时伴有腰骶部胀痛。妇科检查子宫颈口未开，子宫大小与停经月份符合，妊娠物未排出，经过治疗及休息后，如有效者且胎儿存活，可继续妊娠，无效者发展为难免流产。

（二）难免流产

难免流产是指流产难以避免，一般多由先兆流产发展而来的，此时阴道流血增多，腹痛加重，羊膜已破或未破。妇科检查子宫颈口已扩张，有时在颈口内可见羊膜囊堵塞，子宫与停经月份相符或略小。

（三）不全流产

不全流产是指部分胚胎已排出体外，尚有部分残留在子宫腔内。不全流产一般都是从难免流产发展而来，此时由于子宫腔内有胚胎残留物，子宫不能很好收缩，而流血不止，甚至因出血过多致休克。妇科检查见子宫颈口扩张，多量血液自颈口内流出，有时见胎盘组织堵塞在子宫颈口或部分组织已排出在阴道内，部分仍留在宫腔内，一般子宫小于停经月份，但有时宫腔内充满血块，子宫仍可增大如停经月份。

（四）完全流产

完全流产是指胚胎已全部排出。由于胚胎已排出，故子宫收缩良好，阴道流血逐渐停止或仅见极少量，腹痛消失。妇科检查子宫颈口关闭，子宫略大或正常大小，阴道内仅见少量血液或流血已停止。

（五）几种特殊类型的流产

1. 稽留流产

稽留流产是指胚胎或胎儿在子宫内死亡，未自然排出者。精确的时间期限难以确定。患者主诉有停经及早孕反应，可曾有先兆流产的症状，以后早孕反应消失，子宫却不再增大或反而缩小。如已至妊娠中期，孕妇未感腹部增大，无胎动，妇科检查子宫颈口关闭，子宫较妊娠月份小，质地不软。未闻及胎心。若死亡的胎儿在宫内稽留的时间长可致严重的凝血功能障碍。

2. 反复性自然流产

反复性自然流产是指自然流产连续产生 3 次或 3 次以上者。其临床特征与一般流产相同。每次流产多发生于同一妊娠月份。随着流产的次数增加，发生再次流产的概率明显升高，有学者报道三次以上流产者下次再流产率增高 25%～

45%。反复性自然流产早期的原因主要是染色体异常、内分泌或免疫的紊乱,部分原因不明;晚期最常见的原因是宫颈内口松弛、子宫畸形、子宫肌瘤、母儿血型不合等。

3. 感染性流产

感染性流产是指流产合并生殖道及腹腔、盆腔感染,可发生于流产的任何阶段。多发生于有组织残留在子宫腔内或非法堕胎等,阴道流血时间长的不完全流产。病原菌多来自阴道或直肠的寄生菌,常为混合感染,厌氧菌感染占60%以上。

五、诊断

（一）病史

必须询问患者有无停经史和反复流产的病史,有无早孕反应、阴道流血,如有阴道流血,应追问流血量及其持续时间,有无腹痛,腹痛的部位、性质、程度,阴道有无水样排液,阴道排液的色、量、味,有无组织排出等。

（二）体格检查

观察患者的全身情况,有无贫血,测量血压、脉搏、体温等。妇科检查应在消毒情况下进行。检查时操作要轻柔,以免加重症状;注意子宫颈口是否扩张,有无组织堵塞,羊膜囊是否膨出;子宫位置、大小是否与停经月份相符合,有无压痛等;双侧附件有无压痛、增厚及包块。

（三）辅助检查

(1) 可测定hCG、HRL、孕酮、雌二醇,如明显低于正常水平,提示滋养细胞及胎盘功能不足,可能流产。临床上常用β-hCG测定,判断胚胎预后。

(2) 流产时可用B超观察有无胚囊及胎心、胎动,确定胚胎是否存活,鉴别流产类型及某些流产的原因,以选择恰当的治疗方法。

六、鉴别诊断

流产必须与功能性子宫出血、输卵管妊娠、葡萄胎、子宫肌瘤等进行鉴别。此外,还应鉴别各种类型的流产,以便明确诊断,根据不同类型选择不同的治疗。

七、治疗

流产是妇产科的常见病,首先应重视孕期保健与卫生,预防流产的发生。一旦出现流产的症状,则应根据流产的不同类型,给予积极而恰当的处理。

（一）先兆流产

应卧床休息,禁止性生活,阴道检查操作要轻柔,酌情使用对胎儿危害小的镇静药物。黄体酮只适用于黄体不全或孕酮水平低的患者,用 20 mg 肌注,每日 1 次。并可给予叶酸 0.4 mg 口服,每日 1 次,维生素 E 每日口服 30~50 mg,以促进胚胎发育。甲状腺功能低下的患者每日口服甲状腺素 0.03~0.06 g。除了休息和服药外,更重要的是给孕妇精神安慰,安定情绪,解除思想顾虑,生活有规律,加强营养等。经积极治疗两周,症状不缓解或反而症状加重,提示胚胎发育异常,应进行 B 超检查及 β-hCG 测定。明确胚胎状况,进行相应处理。

（二）难免流产及不全流产

难免流产及不全流产,诊断明确后立即刮宫,尽快清除宫腔内容物,可同时肌注或静滴缩宫素,以促进宫缩,减少出血。如出血多,甚或伴有休克症状者,应输液、输血,纠正休克。术后用抗生素预防感染,注意治疗贫血。刮出物应送病理检查。

（三）完全流产

如无感染征象,一般不需特殊处理。

（四）稽留流产

诊断确定后尽早排空子宫。胎儿死亡过久,释放促凝物质进入血循环,容易并发 DIC,术前应检查凝血功能,如有异常则纠正后再清宫。术前口服己烯雌酚 5 mg,每日 3 次,连用 5 天,以提高子宫肌对缩宫素的敏感性,并备血,术中注射缩宫素以减少出血。若胎盘机化并与子宫壁粘连紧,手术时应特别小心,防止穿孔,如一次不能刮净,可于 5~7 天后再次刮宫。

（五）反复性自然流产

有此病史的妇女,应在怀孕前做全面检查,包括卵巢功能、夫妇双方的染色体检查、夫妇双方的血型鉴定、其丈夫的精液检查、女方生殖道的详细检查,有无支原体、衣原体、子宫肌瘤、宫腔粘连及宫口的松弛等,并做宫腔镜或腹腔镜的检查。当有怀孕征兆时,可按黄体功能不足给予黄体酮治疗,每日 10~20 mg 肌肉注射,或 hCG 3 000 U,隔日肌注 1 次。确诊妊娠后继续给药直至妊娠 10 周或超过以往发生流产的月份。卧床休息,禁忌性生活,补充维生素 E,早孕时补充叶酸以及给予心理治疗。宫颈内口松弛者,于妊娠前做宫颈内口修补术。若已妊娠,于 14~18 周行宫颈内口环扎术,术后定期随诊,提前住院,分娩发动前拆除缝线。若环扎术后有流产征象或治疗失败,及时拆除缝线以免造成宫颈撕裂。

（六）流产合并感染

多为不全流产合并感染。治疗原则应积极控制感染,阴道流血不多则用广谱抗生素 2～3 天,待控制感染后再行刮宫,清除宫腔内组织以止血。若阴道流血量多,静脉滴注广谱抗生素和输血的同时,用卵圆钳将宫腔残留组织夹出,使出血减少。术后继续应用抗生素,待控制感染后再行彻底刮宫。若已合并感染性休克,积极纠正休克。若感染严重或腹腔、盆腔有脓肿形成,应行手术引流,必要时切除子宫。

第二节 早 产

妊娠满 28 周至不满 37 足周(196～258 天)间分娩者称早产。此时娩出的新生儿称为早产儿,出生体重为 1 000～2 499 g,各器官发育尚不够成熟,因而呼吸窘迫综合征、坏死性小肠炎、高胆红素血症、脑室内出血、动脉导管持续开放、视网膜病变、脑瘫等发病率明显增高。分娩孕周越小,出生体重越低,围生儿预后越差。早产占分娩总数的 5%～15%。早产儿中约 15%于新生儿期死亡。近年由于早产儿治疗学的进展,其生存率明显提高。

一、病因

早产的常见病因有:

（1）下生殖道及泌尿道感染,如 B 族溶血性链球菌、沙眼衣原体、支原体的感染等。

（2）胎膜早破、绒毛膜羊膜炎,30%～40%早产与此有关。

（3）子宫膨胀过度及胎盘因素,如多胎妊娠、羊水过多、胎盘早剥、前置胎盘等。

（4）妊娠合并症与并发症,如妊娠期高血压疾病、妊娠期肝内胆汁淤积症、妊娠合并心脏病、慢性肾炎、病毒性肝炎、急性肾盂肾炎、急性阑尾炎、严重贫血、重度营养不良等。

（5）子宫畸形,如纵隔子宫、双角子宫等。

（6）宫颈内口松弛。

（7）吸烟≥10 支/天,酗酒。

二、诊断

（一）病史

早产者的过去分娩史和家族史十分重要。前次早产发生者，再次发生早产的概率将增加 3 倍，而连续两次早产者，再次妊娠约 1/3 将发生早产；有研究提示，早产有家族遗传倾向，其危险可传及子代。

（二）症状

妊娠不足 37 周的孕妇，主述腹部有规律性的阵发性腹痛伴阴道出现血性分泌物为早产的主要症状。

（三）宫颈扩张及宫颈长度的检测

对具有早产症状的患者，应及时检查其宫颈的长度和宫颈口的扩张情况，若患者出现宫颈进行性缩短，宫颈口扩张≥3 cm，则早产不可避免。B 超特别是阴道 B 超测定宫颈长度 30 mm 以上是比较理想的阈值，可以排除早产，而宫颈长度为 18～20 mm 则是阳性诊断值。

1. 羊水及孕妇血液中 IL-6 及 CRP 水平的检测

有研究发现，当血清 IL-6 含量＞35 μg/L，羊水中 IL-6 含量＞250 μg/L，则易发生早产；如果血清中 CRP 含量＞10 mg/L，早产发生率＞75%，如果血清中 CRP 含量＞20 mg/L，则早产临产发生的概率＞85%。

2. 胎儿纤维连结蛋白（fFN）的检测

fFN 是胎盘滋养层细胞合成的一种糖蛋白，存在于绒毛膜和蜕膜之间，辅助胎盘黏附于子宫壁。正常情况下，妊娠 20 周后，阴道后穹隆分泌物中的 fFN 应为阴性。当早产有宫缩时，绒毛膜、蜕膜界面连接断裂，fFN 流入羊膜腔和宫颈中，检测呈阳性（fFN＞50 ng/mL）。目前，fFN 的检测已用于早产，特别是有先兆早产症状孕妇的预测和诊断，具有较高的阴性预测价值，这在一定程度上减少了临床对早产的过度诊断和治疗。

三、治疗

临床上对早产患者的治疗措施主要包括：卧床休息和镇静、使用宫缩抑制剂、抗生素的选择应用、宫颈环扎术、封闭胎膜破口和预防早产儿并发症以及难免早产终止妊娠方法的选择。

(一)卧床休息

伴有胎膜早破者应绝对卧床休息。镇静剂的使用可加强宫缩抑制剂的作用。常用的有苯巴比妥和地西泮。

(二)宫缩抑制药物

1. 宫缩抑制剂的临床选择

目前,临床使用的宫缩抑制剂有六大类:肾上腺能β受体兴奋剂、硫酸镁、前列腺素合成酶抑制剂、钙离子通道拮抗剂、缩宫素受体拮抗剂和硝酸甘油,它们抑制子宫收缩的原理各不相同,不同地区和国家常规选用的宫缩抑制剂也各不相同。欧洲的许多国家使用β肾上腺受体兴奋剂和缩宫素受体拮抗剂,而美国和加拿大则更多使用硫酸镁。药物的选择不仅要考虑宫缩抑制效果,更要考虑到药物对母儿的副作用和影响。目前暂无一线宫缩抑制剂的提出,应依据孕妇的一般状况如孕龄、早产的发展进程和药物的副作用等几方面进行综合考虑来选择宫缩抑制剂或决定是否联合用药。判断宫缩抑制剂的选择和应用是否成功的标准并不要求宫缩被完全抑制,只要患者宫缩的频率<4~6次/h,同时不伴有宫颈管的进行性展平,即可认为治疗有效。另外,无论选择何种宫缩抑制剂,基本的用药原则为早产或先兆早产患者的宫缩被抑制后,仍应持续用药12~24 h。

2. 各类宫缩抑制剂的临床用法

(1) 肾上腺素能β受体兴奋剂:肾上腺能β受体兴奋剂抑制宫缩的机制为与子宫肌细胞膜表面受体相结合并促发三磷腺苷转变成环腺苷酸(cAMP),依赖cAMP的肌球蛋白磷酸根转移酶的激活导致肌球蛋白磷酸化,同时启动钠泵,使细胞内自由钙离子减少,最终导致子宫肌层的松弛。子宫上有α和β两种不同类型的肾上腺素能受体,其中,α型受体兴奋可使子宫收缩而β型受体兴奋可使子宫松弛,β型受体可再细分为β_1型和β_2型两种,β_2型受体则介导子宫、支气管及小动脉平滑肌的松弛。目前,多种β_2肾上腺素能受体兴奋剂已应用于临床,其中用利托君较多。多项研究表明,使用β_2肾上腺素能受体兴奋剂可明显延缓分娩的时间并降低早产的发生。目前发现,应用β_2肾上腺素能受体兴奋剂最严重的并发症为肺水肿,特别是在长期大量补液、多胎妊娠同时应用皮质类激素时易发生。以下列举常用的几种β_2肾上腺素能受体兴奋剂的用法:① 利托君:150 mg加入5%葡萄糖溶液500 mL,初次以0.1 mg/min静滴。以后每10~15 min以0.15 mg/min增加浓度至0.3 mg/min,宫缩抑制24 h改口服。口服剂量为1~2片,每2~6 h 1次。② 海索那林:150 μg加入500 mL生理盐水,初次以0.05 μg/min静滴,以后每10~15 min以0.05 μg/min增加浓度至0.3 μg/min,宫缩抑制24 h改口服,口服剂量为1~2片,每2~6 h 1次。③ 沙丁胺醇:2.4~4.8 mg/次,口服,4~6 h可重复使用。④ 特布他林:0.25 mg/次,皮下注射,20 min后可重复使用,总共3次。

（2）硫酸镁：由于硫酸镁的相对安全性和实用性，至今在很多国家，它已逐渐取代了肾上腺素能 β 受体兴奋剂而成为广泛应用于临床的子宫收缩抑制药物。硫酸镁抑制宫缩的机制为镁离子可拮抗钙离子的神经传导作用而降低子宫平滑肌的收缩。硫酸镁的副作用主要是因血管扩张而引起的全身发热、面部潮红，若静脉推注过快，可有短暂的恶心、头痛及颤抖，但很快能恢复。应用硫酸镁治疗早产的首次剂量一般为 4～6 g，即以 25%硫酸镁 20 mL 加入 5%葡萄糖溶液 500 mL 中，以 5～10 min 经静脉较快注入，再将硫酸镁 15 g（25%硫酸镁 60 mL）以每小时 2 g 的速度滴入，宫缩抑制后继续维持 12 h。若宫缩不能抑制，则以每小时 1 g 的速度增加硫酸镁的用量，但最高剂量不能超过 30 g/24 h。血镁浓度 1.5～2.5 mmol/L 即可抑制宫缩，5 mmol/L 时可抑制呼吸，12 mmol/L 时可使心跳停止。应用硫酸镁时，应密切监测膝腱反射、呼吸次数、尿量，有条件者可做血镁浓度的快速测定，为防止意外，10%葡萄糖酸钙 10 mL 备用解毒。

（3）前列腺素合成酶抑制剂：前列腺素合成酶又称环氧合酶（COX），COX 具有 COX-1 和 COX-2 两种同分异构体，COX-1 主要存在于子宫的蜕膜、肌层和胎膜中，COX-2 是 COX-1 的诱导产物，它在孕妇足月或早产时明显增高，前列腺素合成酶可使花生四烯酸转化为前列腺素 H2，后者可通过提高子宫肌细胞间隙的连接或增加细胞内钙离子的浓度来促进子宫的收缩。前列腺素合成酶抑制剂可分为非特异性 COX 抑制剂和特异性 COX-2 抑制剂。目前，主要的前列腺素合成酶有水杨酸类药物（阿司匹林等）、吲哚美辛及舒林酸。水杨酸类药物因使用后干扰了母胎的凝血机制并出现出血倾向而逐渐被停用；吲哚美辛（消炎痛）及其衍生物舒林酸是在临床上应用得最广泛的非特异性 COX 抑制剂。Lunt 等报道，50 例先兆早产用吲哚美辛治疗的成功率为 80%；Wiqvist 等也认为吲哚美辛可治疗早产，并显示该药可使 PGF 的代谢减少。但吲哚美辛很容易通过胎盘，有关它对新生儿心血管不良作用的报道，特别是胎儿动脉导管狭窄和原发性肺动脉高压的报道逐渐增多，但这些有明显副作用的报道均发生在长时间、大量地应用吲哚美辛后的情况下产生。应用吲哚美辛治疗先兆早产的适应证为孕妇妊娠 34 周前，且胎膜未破、肾功能良好。而使用消炎痛的禁忌证包括胎儿生长受限、肾脏畸形、绒毛膜羊膜炎、羊水过少及双胎输血综合征等。

吲哚美辛治疗先兆早产首次剂量为 50 mg，口服或塞肛，若宫缩无减轻，1 h 后可重复首次剂量 1 次。以后每 6 h 25～50 mg，持续 48 h。一般情况下，连续用药时间不能超过 48～72 h，并且超声多普勒监测胎儿血流量，一旦早产不可避免，应立即停药。

（4）钙离子通道拮抗剂：应用钙离子通道拮抗剂抑制宫缩的机制为钙离子通道拮抗剂可直接抑制钙离子通过细胞膜或细胞内质网钙离子的释放，从而减少细胞内自由钙离子的浓度，最终抑制钙依赖肌动蛋白轻链介导的蛋白磷酸化酶，使子宫平滑肌松弛。尼群地平和尼卡地平是目前临床上治疗早产最常用的钙离子通道拮抗剂,与其他钙离子通道拮抗剂相比,它们能选择性地作用于子宫平滑肌细胞,从而能有效地抑制宫缩而对母儿不产生较多的副作用。钙离子通道拮抗剂口服后吸收很快,如尼群地平人体的血药峰度在口服后 15～90 min 后即可达到。一个小样本的临床研究认为,应用尼群地平抑制宫缩十分有效且母儿对该药具有较好的耐受性;有研究者比较了尼群地平和肾上腺素能口受体兴奋剂应用于早产治疗后发现,尼群地平的疗效更好,母儿副作用更小,而它与硫酸镁的治疗作用相比较则显示,两者均可显著延迟早产患者至 72 h 后分娩。临床上应用尼群地平治疗早产的首次剂量为口服 10～20 mg,以后每 6 h 口服 20 mg,持续 24 h 后,改为每 8 h 口服 20 mg,直至宫缩被抑制。

(5) 缩宫素受体拮抗剂:1960 年,Vigneaud 等人发现修饰缩宫素分子 2 号位置可以导致子宫收缩功能的部分抑制。近年来又有人进一步研究发现,修饰缩宫素分子 1、2、4 和 8 号位置的衍生物对人体肌层的亲和力明显增加,其中最有效的缩宫素衍生物是阿托西班:初次剂量为 6.75 mg/mL,静脉推注,然后以 300 μg/min 持续 3 h,再以 100 μg/min 小剂量输注 24 h,治疗时间不超过 48 h,总剂量不超过 300 mg。

(6) 硝酸甘油:目前,临床上应用硝酸甘油治疗早产的报道不多。有临床报道,245 例早产患者分别经皮下注射硝酸甘油或采用利托君标准疗程治疗后的结果显示,两种方法均可使 74% 接受治疗的早产患者的孕期延长至 37 周,但 30% 应用硝酸甘油治疗的患者出现了头痛的症状。

(三) 抗生素的应用

对于胎膜完整、无明确感染证据的先兆早产患者,大多数学者不主张常规应用抗生素,因为预防应用抗生素并未起到延长早产患者的孕周和改善新生儿预后的明显效果。但对于伴有胎膜早破、存在生殖道感染的先兆早产患者应早期应用。目前,临床证实效果较显著且对胎儿无明显副作用的抗生素是氨苄西林。常用的抗生素治疗方案为氨苄西林 2 g 加红霉素 250 mg 静脉滴注,每 6 h 1 次。以后口服阿莫西林 250 mg,8 h 1 次,共 5 天。如果青霉素过敏,可考虑副作用较小的头孢类抗生素。

(四) 宫颈环扎术

宫颈环扎术的方法主要有:Shirodkar 手术法、McDonald 环扎法以及 Cautifaris 两针缝合法。Shirodkar 手术法是一种环绕宫颈内口的环扎术,其手术要点为在前、后穹窿横向切开一小口,用缝针在前穹窿切口两侧穿过阴道黏膜下至后穹窿切口两侧穿出后打结,上下共两针,然后缝合切口。McDonald 环扎法是在宫颈和阴道交界处,缝针穿过黏膜面和肌层后又穿出黏膜,环绕宫颈缝合 4～5 针,避开两侧血管,然后打结。其优点为方法较简单、容易拆线,但效果略逊于

Shirodkar 法。

（五）封闭胎膜破口

胎膜早破发生后，通过生物胶或纤维蛋白凝块修补胎膜破口，使其愈合或重新封闭，则可能恢复羊膜腔的内环境，从而延长孕周，防止早产的发生。

（六）应用糖皮质激素预防早产儿呼吸窘迫综合征的发生

早产儿的主要死亡原因之一是新生儿呼吸窘迫综合征（NRDS）。1995 年，美国国家健康研究院认可对 24～34 周所有处于早产危险的孕妇，都应给予糖皮质激素促胎肺成熟：倍他米松 12 mg 肌肉注射，每天 1 次，共 2 次；或者地塞米松 6 mg 肌肉注射，每天 2 次，共 4 次。最近有研究报道，28～29 周前给药，并未降低 NRDS 的发病率，故已有学者提出了 30 孕周后的再次单剂量援救方案，但目前此方案尚未被批准应用于临床。

（七）难免早产终止妊娠方法的选择

难免早产患者若无合并胎位不正（臀位、横位）、胎儿生长受限、胎儿宫内窘迫等因素，原则上应考虑经阴道分娩。初产妇经阴道分娩时，应常规行会阴侧切术，以减少分娩过程中胎头所受的阻力；同时，新生儿科医师应在分娩现场协助对早产儿的抢救工作。

第三节　异　位　妊　娠

异位妊娠（EP）主要是输卵管妊娠，近年来文献报道其发病率有增高趋势。随着腹腔镜、B 超、β-hCG 测定技术的应用，使其早期诊断成为可能。由于患者保健意识的加强，要求保持输卵管的完整性、尽量减少组织破坏者增多。因此，EP 早期诊断和保守治疗的问题已成为妇产科临床上备受关注的课题之一，临床研究的报道较多。

一、早期诊断

EP 的早期诊断主要是依靠临床表现和辅助检查，包括激素测定、超声扫描和腹腔镜检查等临床辅助诊断措施。

（一）激素测定

1. 绒毛膜促性腺激素

于妊娠第 9 天使用放免法即可测到 β-hCG,正常妊娠早期,每 1.4～2.2 天其水平约增长 1 倍,此为倍增时间。而 EP 和异常的早期妊娠,倍增时间延长,为 3～8 天。临床上如 β-hCG 倍增时间延长,或水平呈平台状,或升高后又下降者,则可能是 EP 或宫内妊娠先兆流产,应结合其他方法确诊。

2. 孕酮测定

EP 可能存在某种代谢障碍,使黄体合成功能下降,也可能主要由滋养层分泌孕酮,由于滋养层活力下降,致孕酮水平降低。Matthews 认为,如妊娠 8 周时孕酮水平<45 mmol/L(15 μg/L)则提示 EP,其灵敏度为 95%。

孕酮水平还可预示药物治疗的预后。Ransom(1994)报道,孕酮水平≤31.2 nmoL/L 的 EP 患者药物治疗成功率较高,而孕酮水平>31.2 nmol/L 者成功率只有 50%。

（二）超声检查

EP 超声诊断的正确率一般在 77%～92%,由于阴道超声探头分辨率较高,且贴近盆腔器官,加上彩色多普勒血流成像的应用,可使 EP 早期诊断正确率提高到 95%左右。目前认为,凡血 β-hCG 阳性,超声检查宫内妊娠证据不足,不能否定 EP 的可能性,均应密切随访。

1. 正常宫内妊娠

通常在停经 5～6 周可见孕囊,即在子宫腔内出现超声透亮区,其内可见胚芽,停经 7 周可见到原始心管搏动。在停经 5～6 周时,子宫内膜已经转化成蜕膜,孕卵滋养层表面的包蜕膜、周围的壁蜕膜和底蜕膜在 B 超显像时可形成"双囊征",其特征为偏心囊。

2. 典型 EP 声像

典型 EP 声像扫描显示:① 宫内未见胚囊,由于子宫内膜亦有蜕膜变化,加之宫腔内有积血,也可形成椭圆形的液性暗区,称为假孕囊,该囊位于宫腔中心,如囊内有积血可误诊为胚芽,应注意鉴别。② 子宫外、盆腔内出现液性透亮暗区,其中见到胚芽和原始心管搏动,可确诊 EP(5%～20%)。③ 附件部位见到混合性囊性包块并伴有盆腔积液(60%～90%)为疑似 EP 征象。

3. 输卵管妊娠声像图

（1）未破裂型。扫描显示:① 双侧卵巢显示清晰,妊娠黄体侧卵巢增大。② 妊娠输卵管呈椭圆形低回声区,可均质或不均质,边界尚清晰。③ 输卵管血肿内可见胚囊,甚至可见卵黄囊、胚胎或胎心。

（2）流产型或破裂型。声像显示:① 子宫内未见胚囊。② 子宫旁一侧见混合性包块,形态不规则、边界不清、大小不等,同侧探及卵巢或混合性包块内隐约见卵巢或不能分辨卵巢。③ 有盆腹腔积血,多少不定。

(3) 间质部妊娠。声像显示:① 子宫稍增大。② 宫底一侧可见与之相连的突出物,内见胚囊,其内可见胚芽或胎儿,可有胎心、胎动,胚囊周围有薄层肌肉围绕,但其外上方肌层不完全或消失。③ 仔细探查可见胚囊位于圆韧带外上方。④ 与宫角妊娠的区别在于后者胚囊周围可见完整的肌层,胚囊位于圆韧带的内侧方。

4. 彩色多普勒超声

EP 声像同宫内妊娠,鲜明而弥散。因血流丰富,其舒张末期流速增加,血流阻力指数<0.40。当输卵管妊娠流产时,可见输卵管环周围伞端有血流喷射,为流产型的早期表现。

(三) B 超加 β-hCG 测定

在妊娠 3 周(停经 5 周)时,阴道 B 超探查即可见到妊娠囊,如 β-hCG 测定阳性即可以确诊。经腹 B 超探查,当见到胚囊时,血清 β-hCG 含量>6 500 U/L;如经阴道探查,则应大于 2 000 U/L。因此,凡 β-hCG 含量>6 500 U/L 而未见到孕囊,或见到孕囊而 β-hCG 含量持续<2 000 U/L 者,均应认为是妊娠异常情况(EP 和先兆流产)。

另外,当 β-hCG 阳性时,如宫内见到胚胎,则宫内妊娠成立;如宫内见双环或偏心环,也可能为宫内妊娠;如宫内空虚,或见到中心环,虽无附件包块或子宫直肠陷窝积液,亦有 EP 可能;如发现异位胚胎,当然可确立宫外孕诊断。

(四) 腹腔镜检查

早期输卵管妊娠可见到输卵管阶段性增大,也可见到后穹窿积血;输卵管流产者,则可见到输卵管与血块或胚囊连在一起;输卵管破裂者,可见到破裂口;间质部妊娠者,可见到子宫角部膨大。通常约82%的输卵管妊娠在破裂或流产前通过腹腔镜可明确诊断。

(五) 鉴别诊断

异位妊娠容易误诊,应注意和妇产科疾病,如早期妊娠流产、急性输卵管炎、出血性输卵管炎、卵巢囊肿蒂扭转、黄体破裂、卵巢巧克力囊肿破裂等鉴别。同时也应注意和其他科疾病鉴别,如急性阑尾炎、输尿管结石、急性胃肠炎、胃穿孔、菌痢和泌尿系感染等。

二、保守治疗

由于 EP 的治疗是根据患者生命体征是否稳定、输卵管是否破裂、腹腔内出血多少、EP 部位和大小、血或尿 β-hCG 水平、盆腔疾病史、生育史、年龄以及对生育的要求等决定的,因此,选择治疗方案时,如剖腹探查、腹腔镜手术、局部药物治疗、全身化疗或期待疗法等,应慎重考虑其适应证和条件,千万不可盲目从事。

(一) 期待疗法

所谓期待疗法是密切观察病情变化,等待输卵管妊娠产物的自然吸收。由于异位妊娠时,胚胎种植部位不良,在孕早期即可因供血和激素不足而死亡,随后自行消失,故在病情稳定时,可不予特殊处理,仅严密随访观察,以期待其自然吸收而痊愈。Lamd(1955)报道,早期输卵管妊娠有 57%在单纯观察下,β-hCG 水平逐渐下降,症状完全消失而自愈。Trio 等(1995)认为,血 β-hCG 水平<1 000 U/L 者期待疗法成功率为 88%,而大于 1 000 U/L 者成功率仅 48%。Hahilin 等(1995)认为,最初孕酮水平<20.4 nmol/L(6.4 μg/L)、血 β-hCG 水平每日下降 5%者,期待疗法成功率高达 97%。

因此,期待疗法必须具备下列条件:① 患者一般情况好,无明显症状。② B 超或腹腔镜检查附件包块直径在 3～4 cm,无胎心搏动,子宫直肠陷窝积液<100 mL。③ 完全流产型输卵管妊娠。④ 血 β-hCG 水平<1 000 U/L,并逐日下降,或尿 β-hCG 阴性或弱阳性,或 2 天内血 β-hCG 下降 15%,或血孕酮水平<20.4 nmoL/L(6.4 μg/L)。⑤ 基础体温测定处于低温相(口表温度≤36.6 ℃)。

当然,期待亦非单纯等待,而应密切观察病情变化:除观察腹痛、出血、体温等外,还应 2～3 天行 β-hCG 测定 1 次,定时行 B 超检查以观察盆腔包块的消长情况。如出现腹痛加剧、β-hCG 持续升高,应及时改用药物或手术治疗。

(二) 西药治疗

目前用于 EP 保守治疗杀胚的药物很多,主要有甲氨蝶呤(MTX)、氟尿嘧啶、天花粉、米非司酮、前列腺素、氯化钾、高渗葡萄糖液等,其中以 MTX 为首选药物。

1. 适应证

(1) 输卵管妊娠:主要为早期未破裂型、无活跃性腹腔内出血的患者:① 患者无明显腹痛。② 异位妊娠包块最大直径 3.5～5.0 cm。③ 血 β-hCG 水平<5 000 U/L,连续 2 次测定值上升,证明为活胎。④ 患者生命体征平稳。

(2) 输卵管妊娠保守性手术失败:4%～10%保守性手术后残留绒毛组织,异位妊娠持续存在,需要药物治疗。

(3) 其他类型的异位妊娠:如腹腔妊娠、子宫角妊娠、宫颈妊娠等,药物治疗后常能减少出血,保留生育功能。

2. 禁忌证

(1) 腹痛明显,提示输卵管妊娠破裂或流产。

(2) B 超显示胎心搏动提示胎儿器官和胎盘已经发育,一旦破裂,出血严重。

（3）血 β-hCG 水平＞6 000 U/L。

（4）严重肝肾疾病或凝血功能障碍。治疗前肝肾功能检验应在正常范围，外周血白细胞计数＞4×10^9/L、血小板计数＞10×10^9/L。

3. 用药方法

（1）MTX：MTX 首先由 Li 等（1956）报道应用于治疗滋养细胞疾病，以后 Tanaka 等（1982）首次报道用于治疗输卵管间质部妊娠。其应用有全身和局部两种给药方法。

① 全身给药：多数报道应用 MTX 0.4～1.5 mg/(kg·d)，静脉输注或肌内注射，再用四氢叶酸钙 0.1 mg/(kg·d)肌内注射解救，隔日 1 次交替进行。例如，在治疗第 1 天、3 天、5 天，给予 MIX 1 mg/kg，肌内注射；第 2 天、4 天、6 天给予四氢叶酸钙 0.1 mg/kg，肌内注射。Stovail（1991）报道应用 MTX 50 mg/m² 单次肌内注射治疗 EP，无须四氢叶酸解救，给药后每 2 日 1 次测定 β-hCG，如用药后第 7 天的测定值低于第 4 天，则以后每周 1 次测定 β-hCG；如 β-hCG 高于用药前或下降不明显，则应行第 2 次给药，剂量同上；从开始治疗到 β-hCG 恢复正常平均需要 (35.5±11.8)天。全身用药后约有 5%的患者出现一定的不良反应，如恶心、腹泻、口腔炎、转氨酶升高等。症状多在 72 h 内消退，转氨酶多在 2 周内恢复正常。通常给予 MTX 2～3 天后患者可出现不同程度的下腹胀痛加剧，持续 1～2 天后消失，可能是滋养细胞坏死出血刺激腹膜所致。单剂量 MTX 治疗成功率为 94.2%。

② 局部给药：通常是将 MTX 25～50 mg 直接注射到胚胎种植部位。局部给药具有药物用量小、治疗效果高、不良反应少、易于杀死胚胎并促进妊娠组织吸收等优点。适应证：输卵管妊娠未破裂，输卵管直径＜3.5 cm，盆腔结构清晰，β-hCG 水平＜5 000 U/L。给药途径有：a. 可以通过腹腔镜直视下向患侧输卵管内注入 MTX；b. 宫腔镜下输卵管插管注入 MTX；c. B 超导向经阴道穿刺注药；d. 宫颈注射 MTX。当然，通过腹腔镜取出孕囊内容，再注入 MTX（1 mg/kg）效果更好。据报道，局部注药治疗成功率为 71%～100%，术后输卵管通畅率为 72%～93%，但仍有 10%～20%在治疗过程中输卵管破裂或 β-hCG 不下降，需要施行手术治疗。最近报道，除注射 MTX 外，尚可注射前列腺素 E2（PGE2）7.5～10 mg、倍美力 25 mg 注入同侧卵巢妊娠黄体内，如无效，3 天后可重复。

③ 监测指标：a. 临床表现：如自觉症状、生命体征、有无内出血等。用药后最初几天内，约 1/3 的患者出现腹痛加重，可能与局部滋养细胞坏死、溶解，从输卵管壁剥离，胚胎流产排至盆腔等过程有关。如腹痛较重应密切观察，一旦有多量内出血应及时处理。b. 血 β-hCG 水平，应隔日测 1 次，如下降大于等于 15%，可每周测 1 次，直到正常为止。c. B 超检查：可了解包块增减情况，测量子宫直肠陷窝积液深度。d. 药物不良反应：主要为消化道反应、骨髓抑制、药物皮疹和肝肾功能损伤等，停药后多能恢复。

（2）天花粉：天花粉具有使绒毛广泛变性坏死、绒毛间隙纤维蛋白沉着和血流阻塞的作用,因此可以用于治疗滋养细胞疾病。但是天花粉是一种植物蛋白,对人体来讲是一种异体蛋白,具有抗原性,也是一种过敏原,用药前要做过敏试验。通常皮试后观察 20 min,如为阴性,则给予天花粉试验剂量 0.05 mg,肌内注射,2 h后无不良反应再肌内注射治疗剂量 2.4 mg,以后肌内注射天花粉注射剂,2 次/天,共 2 天;注射前 30 min,肌内注射地塞米松 5 mg。用药后 β-hCG 水平呈直线下降。为了减轻全身的不良反应,亦可考虑宫颈注射,其效果和全身用药相同。

(3) 米非司酮:米非司酮可与孕激素竞争受体,其靶器官是蜕膜,特别是毛细血管的内皮细胞,可引起出血、前列腺素释放以及滋养细胞和胚胎组织的分离和坏死,同时还有黄体的溶解作用。给药方法为 25 mg,2 次/天,连用 3 天,必要时还可重复。

(4) 前列腺素 PGE2:5 mg 加生理盐水 10 mL,2/3 注射在孕囊周围的输卵管上,1/3 注射于黄体的卵巢皮质上。由于 PGE2 可使输卵管肌收缩活动增强和黄体萎缩加速,故可造成 EP 的胚胎死亡和流产,治疗成功率为 92.5%。

(5) 高渗葡萄糖液:同前列腺素方法,将 20 mL 高渗葡萄糖液注射到输卵管局部,治疗成功率为 93.8%。也可在 B 超导向下注射氯化钾,但效果不如 MTX。

(三) 中药治疗

中医认为冲任不和、气血失调、孕卵运行受阻是本病的主要原因。瘀血阻滞冲任,气血受阻,不通则痛,淤积日久,气血结聚而成“少腹血瘀”之实证,故治疗上以活血化瘀为中心,结合辨证加减。

临床上用不同中药方剂治疗异位妊娠的报道很多,其中较常用者为活络效灵丹加减(丹参、赤芍、乳香、没药、桃仁、元胡、三棱、莪术等)、桃红四物汤加减(桃仁、红花、当归、赤芍、川芎、地龙、龟板、内金、桂枝、丹皮、云苓、甘草)等,根据不同临床表现和分期进行辨证论治。如有报道称,采用中药分期治疗急性和亚急性出血型者首先采用止血化瘀、清热杀胚法,方选蒲黄、五灵脂、白芨、蜈蚣、罂粟壳、红藤。待病情平稳后或是陈旧性宫外孕,可直接活血化瘀、清热消症,方选蒲黄、五灵脂、赤芍、当归尾、红藤、桃仁、三棱、莪术,其治愈率可达 79.88%。

(四) 中西医结合疗法

在药物保守治疗的过程中,杀胚是治疗的关键。西药杀胚作用较为确切,但胚胎组织和血块吸收缓慢,影响输卵管形态和功能恢复,且不良反应较重,如口角炎、白细胞计数下降、肝功能异常等。中药活血化瘀止痛,可减轻症状,缩短胚胎死亡时间,促进胚胎和血块吸收,缩短住院时间,提高输卵管再通率,但单纯使用中药治疗杀胚效果较差。因此,中西医结合治疗异位妊娠可减少西药用量,减轻不良反应,增强疗效。

1. 杀胚

目前报道的中西医结合杀胚的治疗案例很多,综合起来可分为 3 类。

（1）中药和 MTX：MTX 50 mg/m² 单次肌内注射，配合中药丹参 15 g，赤芍 15 g，桃仁 9 g，三棱 6 g，莪术 6 g，每日 1 剂，水煎服，有效率达 93.3%。有报道称，采用 MTX 杀胚的同时，应用中药宫外孕 2 号方（丹参、桃仁、赤芍、三棱、莪术、红花、金银花等）加天花粉 15 g，蜈蚣 2 条煎服，成功率达 90.74%。有文献报道，采用经阴道输卵管妊娠囊表面注射甲氨蝶呤 12.5 mg 加 50%葡萄糖液 2.5 mL 与 76%泛影葡胺 0.5 mL 混合液，配合中药异位汤口服，丹参注射液静脉输注，保守治疗取得了较好的结果。有报道称，以 MTX 50 mg/m² 单次肌内注射杀胚，同时采用中药内外合治效果较好。其内服方为宫外孕 2 号方加天花粉、川牛膝、紫草、蜈蚣、水蛭，水煎服，外敷方为双柏水蜜（侧柏叶、黄柏、大黄、薄荷、泽兰）于下腹痛处外敷。也有采用大黄 30 g，芒硝 120 g 碾碎装布袋置患侧下腹部外敷，以提高有效率的报道。

（2）中药和 5-Fu：5-Fu 能阻止尿嘧啶脱氧核苷酸转变为胸腺嘧啶脱氧核苷酸，影响 DNA 合成，从而抑制滋养细胞的生成。有报道称，采用 5-Fu 1 000 mg 静脉输注，1 次/天，连用 5 天，配合中药加减宫外孕汤（当归尾、土鳖虫、天花粉、川芎各 10 g，赤芍、桃仁、川牛膝、红花各 15 g，丹参、生黄芪各 20 g，蜈蚣 2 条，水蛭 5 g）内服，获得保守治疗全部治愈的佳绩。也有用 5-Fu 500 mg 静脉输注 5～7 天，中药采用宫外孕 2 号方，加川楝子、大黄、没药、延胡索、黄芪、天花粉、蜈蚣，获得较好结果的报道。有学者报道，采用活络效灵丹（丹参 20 g，赤芍 12 g，桃仁 17 g，乳香 10 g，没药 10 g）保守治疗宫外孕，孕卵存活者加三棱、莪术、牛膝各 10 g，蜈蚣 1 条，配合 5-Fu 杀胚，成功率达 91.7%。

（3）中药和米非司酮：有报道称，采用 MTX 与米非司酮和中药序贯给药杀胚，MTX 50 mg/m²，单次肌内注射，第 2 天空腹服米非司酮 25 mg，早晚各 1 次，连用 3 天，同时服中药（当归、丹参、桃仁、赤芍、没药各 15 g，乳香、延胡索、三棱、莪术、川楝子各 10 g，天花粉 12 g，失笑散 6 g），其治疗成功率达 96.9%。

2．不同临床类型的治疗方法

根据异位妊娠的临床表现，可以分为 3 种临床类型。

（1）急性内出血休克型：除输液抗休克处理外，可用"独参汤"回阳救逆，方剂为：人参 30～60 g，浓煎分服；或用参附汤，再加附子 9～15 g 煎服。如情况好转稳定后，再行活血化瘀治疗，具体方剂为：丹参 9 g，赤芍 6 g，延胡 9 g，姜半夏 9 g，陈皮 5 g，代赭石 12 g，参三七 3 g。如患者情况恶化应立即行手术治疗。

（2）亚急性型：以活血化瘀为主，方剂为：丹参 15 g，赤芍 15 g，桃仁 15 g，辨证加减。

（3）血肿包块型：应活血化瘀，散积消癥。方剂为：丹参 15 g，赤芍 15 g，三棱 6 g，莪术 6 g，桂枝 9 g，辨证加减。

（五）保守性手术

输卵管妊娠既往常行输卵管切除术。目前认为，此种手术方式仅适用于生命体征不稳定,输卵管破坏、粘连严重,无生育要求的患者。如有生育要求,又具有下列条件者应尽量采用保守性手术方式。

1. 输卵管部分切除术

适用于输卵管峡部或壶腹部妊娠,而对侧输卵管阻塞或已切除,生命体征又不稳定,或局部充血、水肿明显不宜行输卵管吻合者,可暂时切除妊娠部位输卵管,保留正常输卵管,待3个月后再行输卵管吻合或植入术。

2. 保守性输卵管显微手术

适用于患者生命体征稳定,内出血不多,输卵管尚未破裂,周围粘连、充血、水肿亦不明显者。可酌情考虑下列手术方式:

(1) 输卵管纵向切开缝合术:适用于输卵管壶腹部妊娠。在妊娠处输卵管游离面,纵向切开输卵管壁1~2 cm,用刮匙刮净腔内胚胎组织和绒毛,以生理盐水冲洗,无活动性出血后用5-0~7-0尼龙线间断缝合切口肌层,浆膜层以3-0尼龙线间断缝合;亦可不缝合切口,而行造口术。

(2) 输卵管部分切除和端端吻合术:适用于输卵管峡部妊娠,局部充血、水肿不严重,切端可以吻合者。通常以7-0~9-0尼龙线间断缝合肌层,以3-0尼龙线间断缝合浆膜层。

(3) 子宫角切除和输卵管植入术:适用于输卵管间质部妊娠,局部充血、水肿不严重者。在切除输卵管妊娠局部组织后,再将剩余输卵管植入到子宫角部,术时需放置输卵管导管,术后6~8周拔除。有人认为,切除同时植入成功率较低,主张术后行二期手术植入效果较好。

(4) 输卵管妊娠组织压出和搔刮术:适用于位于输卵管壶腹部和伞端妊娠,挤压从输卵管近子宫端开始,移向伞端,将妊娠组织挤出。如果有绒毛残留可行刮匙搔刮。

3. 腹腔镜下输卵管手术

腹腔镜既可用于宫外孕的诊断又可用于治疗,其手术方式包括:输卵管切除术、纵形切开术、输卵管钳刮术、盆腔冲洗术和粘连分解术。腹腔镜手术的优点是手术损伤小、术后恢复快、局部粘连轻,缺点是判断输卵管状态和通畅程度不如剖腹手术清楚和准确。因此,腹腔镜手术有一定限制。下列情况不宜行腹腔镜手术:① 生命体征不稳定。② 腹腔内出血较多。③ 腹膜炎。④ 严重心脏疾病。⑤ 体重过重或过轻。⑥ 手术史或盆腔有大包块存在。

(六) 手术成功的因素

保守性手术成功的标志是术后能否正常妊娠。据文献报道,术后妊娠率在38%~72%。一般情况下,输卵管切开后妊娠率高于输卵管切除术。保守性手术复发输卵管妊娠的概率为10%~20%。为了保证手术的成功,应注意以下几点:

　　(1) 术中充分止血:① 对峡部或间质部妊娠可缝扎或以皮条阻断子宫动脉上行支血流。② 对壶腹部妊娠可用 3-0 无创伤缝线预缝妊娠段近输卵管系膜侧血管。③ 对出血创面用生理盐水冲洗,或以细针电凝。④ 管壁浆肌层肠线缝扎。

　　(2) 手术过程中不断用生理盐水冲洗创面,以保持湿润,减少术后粘连。

　　(3) 尽量采用显微手术的原则和方法,操作稳、准、细、轻。

　　(4) 术毕腹腔放置右旋糖酐或透明质酸酶或甲硝唑等预防粘连。

　　(5) 术后抗生素防治感染,服活血化瘀的中药并早期通水以尽快恢复输卵管的功能。

第四节　过　期　妊　娠

　　凡既往月经周期规律,妊娠达到或超过 42 周者,或自受孕之日算起,胎龄达到或超过 40 周,称为过期妊娠。根据胎盘功能的变化,过期妊娠又分为生理性过期妊娠(胎盘功能正常者)和病理性过期妊娠(胎盘功能减退者)。过期妊娠的发生率占分娩总数的 5%～12%,约有 10% 的过期妊娠出现胎盘功能减退。过期妊娠的围生儿(又称为过期儿)发病率和死亡率均显著增高,为足月分娩的 3～6 倍,而且随着妊娠期延长而增加。据统计,围生儿死亡率在妊娠 39～41 周分娩者最低,妊娠 42 周分娩者增高为 1/3～1/2,妊娠 43 周分娩者增高 2～3 倍。过期妊娠围生儿死亡资料统计分析显示,35% 为死胎,45% 为死产,20% 为新生儿死亡。过期妊娠时,因慢性缺氧、粪染的羊水黄染胎儿的皮肤和脐带,尸体解剖多数不能找到直接的死亡原因,少数死婴的肺泡壁和小支气管内有胎粪污染和胎粪栓塞,证实胎儿在宫内因发生缺氧,而引起胎粪吸入。近年来,随着孕期保健宣教的加强和产前检查的系统化,能准确地确定孕周,以及产前胎儿监测技术的提高、促宫颈成熟剂的应用、计划分娩的实施等,使围生儿发病率有所下降。

一、病因

　　过期妊娠的病因尚不清楚,分娩发动机制是多种因素综合作用的结果,如任何一个环节发生障碍,都可能导致妊娠过期。多数学者认为,过期妊娠与胎儿肾上腺皮质功能有关。下列情况容易发生过期妊娠:

1. 无脑畸胎

　　不合并羊水过多时,由于胎儿无下丘脑,使垂体-肾上腺轴的发育不良,由胎儿肾上腺皮质产生的肾上腺皮质激素和雌三醇的前身物质 16α-羟基硫酸脱氢表雄酮缺乏以及小而不规则的胎儿,不足以刺激子宫下段引起宫缩,孕周可达 45 周。

2. 胎盘缺乏硫酸酯酶

胎盘缺乏硫酸酯酶是一种罕见的 X 性连锁遗传病,均见于怀男胎病例,胎儿胎盘单位不能合成雌激素是分娩动因不足的原因。

3. 遗传因素

同一妇女往往出现多次过期妊娠,或见于某一家族,提示可能与遗传有关。

4. 内源性前列腺素和雌二醇分泌不足而孕酮水平增高

雌激素使子宫肌细胞收缩蛋白增加,增强子宫肌细胞对缩宫素的敏感性;孕激素抑制肌质网钙离子释放至胞质内影响肌细胞的收缩。孕激素的高水平状态可抑制前列腺素的合成和缩宫素的产生,造成分娩发动障碍,导致过期妊娠。

5. 胎儿胎盘免疫机制改变

胎盘的免疫屏障功能阻止母体的免疫活性物质进入胎体而不受免疫排斥。妊娠晚期胎盘滋养层存在大量 IgG,且逐月增加。母体免疫系统对胎盘抗原识别增强,对分娩发动起重要作用。过期妊娠的胎盘滋养层细胞纤维化增加,产生免疫耐受,导致孕期延长。

6. 其他

高龄初产妇、维生素 E 摄入量过多或早孕时曾行保胎治疗者易发生过期妊娠。

二、病理与分类

根据胎盘功能是否减退将其分为生理性过期妊娠和病理性过期妊娠。

1. 生理性过期妊娠(胎盘功能正常)

生理性过期妊娠是指胎盘功能正常,胎盘外观和镜检均与足月胎盘无差异,可能仅重量稍有差异。胎儿在宫内多数继续生长,易形成巨大儿,颅骨明显钙化,不易变形,增加了头盆不称和产伤的可能性,导致阴道分娩困难,使新生儿产伤、骨折、颅内出血发病率相应增加。

2. 病理性过期妊娠(胎盘功能异常)

病理性过期妊娠是指胎盘功能减退,绒毛内血管床减少,间质内纤维化增加以及合体细胞结节形成增多,导致胎盘血流减少,甚至出现梗死、钙化、绒毛间隙血栓形成、绒毛周围纤维素沉积或胎盘后血肿增加等所谓胎盘老化现象。胎盘功能的减退导致胎儿在宫内慢性缺氧,肾血流量不足引起排尿减少,并发羊水减少。胎儿不能继续生长,甚至体重反而下降,临床将胎儿成熟障碍分为三期:Ⅰ期为过度成熟,表现为胎脂消失,皮下脂肪减少,皮肤干燥、松弛、多皱褶和脱皮,指(趾)甲长,四肢细瘦而长,如小老人一样容貌,称为"过熟儿"或"成熟障碍儿"。Ⅱ期除有Ⅰ期的改变外尚伴有胎盘功能不全。胎儿因缺氧而有胎粪排出,污染羊水及胎儿,使其皮肤呈黄绿色,此时胎粪吸入综合征及围生儿死亡率发生率最高,可造成胎死宫内。Ⅲ期为粪染时间较长,胎儿广泛着色,指(趾)甲和皮肤呈鲜黄色,脐带和胎膜呈黄色,此期的胎儿已经度过了最危险的时期,预后反而较Ⅱ期好。

三、对母婴的影响

(1)胎盘功能正常者:妊娠延迟,不能预期分娩,给孕妇和其家人造成一定的心理压力。有资料显示,过期妊娠的宫颈成熟度低,引产的成功率也低。胎儿在宫内继续生长,巨大儿多见,因胎儿巨大和头颅变硬不易变形,难产、新生儿产伤发病率和剖宫产率均显著增加。

(2)胎盘功能减退者:由于胎儿在宫内慢性缺氧,肾血流量不足致排尿减少,并发羊水减少。资料显示,妊娠42周以后的羊水量减少加速,每周约减少33%,羊水量的减少,增加脐带和胎体的受压机会,胎儿窘迫和新生儿窒息的发病率增加,若继续加重而未能得到纠正,可造成胎死宫内。胎儿可因吸入胎粪而发生胎粪吸入综合征、新生儿窒息、产伤及新生儿低血糖的危险。

四、诊断

预产期从末次月经的第1天算起退后280天。当妊娠超过预产期2周时,须考虑有下列可能性:① 妊娠并未过期,胎儿无危险;② 妊娠过期,但胎盘功能正常,胎儿在宫内继续生长;③ 过期妊娠,胎盘功能不全,胎儿在宫内危险。所以首先要明确妊娠是否过期和判断胎盘功能是否健全。

1.预产期核实

预产期已核实者,诊断无困难,经核实孕周,过期妊娠的发生率降至2%左右,故重点在于预产期的确定。

(1)月经周期规律,28天左右者,达到或超过42周者即可诊断。

(2)月经周期不规律者,应尽可能根据下列方法推算预产期:① 详细询问平时月经变异情况,有无服用避孕药或注射避孕针等可能使排卵期推迟的情况。② 受孕月的基础体温(排卵期)或受孕日期推算,夫妻分居者,根据同房日期推算,此为较准确的计算方法。③ 根据早孕反应(孕6周左右出现)时间估计。④ 妊娠早期曾行妇科检查者,当时子宫大小有较大的参考价值。⑤ 根据胎动出现时间(孕18～20周)估计。⑥ 听筒经腹壁听到胎心时,孕周在20周以上。⑦ B型超声检查:早孕期测定妊娠囊直径、胎芽和胎心出现时间等;中孕期以后测定胎儿坐高、双顶径、股骨长度等。值得重视的是,B超检查在早孕确定胎龄时很重要,尤其是对既往月经周期不规律者,可确定孕周,国内外许多医院都已开展了早孕门诊。⑧ 子宫符合孕足月大小,宫颈已成熟,羊水量逐渐减少,孕妇体重不再增加或稍减轻,应视为过期妊娠。

2.判断胎盘功能

(1)胎动计数:由于每个胎儿的活动量各异,不同孕妇自我感觉的胎动数差异很大。一般认为 12 h 内胎动累积数不得少于 10 次,若 12 h 内少于 10 次或逐日下降超过 50%,而又不能恢复,应视为胎盘功能不良,胎儿有缺氧存在,该方法为孕妇自我对胎儿监护的方法,简单易行,但假阳性率高。

(2) 孕妇尿雌三醇(E3)含量及尿雌激素/肌酐(E/C)比值测定:妊娠期间雌三醇主要由孕妇体内的胆固醇经胎儿肾上腺、肝脏以及胎盘共同合成。正常值为 15 mg/24 h 尿量,10~15 mg/24 h 为警戒值,<10 mg/24 h 为危险值。过期妊娠孕妇留 24 h 尿液行 E3 测定,如连续多次雌三醇值<10 mg/24 h,表示胎盘功能低下;也可用孕妇任意尿测定 E/C 比值,估计胎儿胎盘单位功能,若 E/C 比值>15 为正常值,10~15 为警戒值,<10 为危险值。若 12 h E/C 比值<10,或下降超过 50% 者应考虑胎盘功能不全。测定 E/C 值虽不精确,但能满足临床的需要,可作为筛选和连续检测方法。

(3) 测定孕妇血清中游离雌三醇值(E3)和胎盘泌乳素(hPL)值:采用放射免疫法测定过期妊娠孕妇血清中雌三醇和胎盘泌乳素值,若 E3 低于 40 nmol/L,hPL 低于 4 μg/mL 或骤降 50%,表示胎儿胎盘功能减退。该方法为国际上普遍采用的检测方法,是判断胎盘功能最准确的检测手段,由于价格比较昂贵,在国内尚未能广泛开展。

(4) 妊娠血清耐热性碱性磷酸酶(HSAP)的测定:HSAP 由胎盘合体滋养细胞产生,其量随妊娠进展而逐渐增加,至妊娠 40 周达到高峰,超过预产期后则缓慢下降,提示胎盘功能减退。

(5) 阿托品试验:用于测定胎盘渗透功能,静脉滴注阿托品 0.1 mg/(mL·min),10 min 滴入 1 mg。用药后如胎心无变化或 10 min 后胎心率仅增加 5~10 次/min,则表示胎盘渗透功能减退。

(6) 胎心率(FHR)电子监护仪监测:根据超声多普勒原理和胎儿电流变化制成的各种胎儿监护仪已在临床上广泛应用。胎儿监护仪下的胎心率有两种基本变化,即基线胎心率(BFHR)和周期性胎心率(PFHR)。BFHR 是指在无宫缩或宫缩间歇期记录的胎心率,可用每分钟的胎心率(bpm)和胎心率变异两方面评估。正常的胎心率为 120~160 次/min,若>160 次/min 或<120 次/min,历时 10 min 称为心动过速或心动过缓;胎心率变异即基线摆动,包括胎心率变异振幅(10~25 bmp/min)和胎心率变异频率(≥6 次/min)。PFHR 是指与子宫收缩有关的胎心率变化,包括加速和减速,减速又分为早期减速、变异减速和晚期减速三种。可以利用胎心率的变化来预测胎儿在宫内的储备能力和判断胎盘功能。① 无应激试验(NST):该试验是以胎动时伴有一过性胎心率加快为基础,通过观察胎动次数和胎动时胎心率的变化,判断胎盘功能和胎儿宫内安危。测定 20 min,一般认为正常情况下至少有 3 次胎动伴有胎心率的加速>10 bmp;异常情况为胎动数与加速数少于正常情况或胎动时无胎心率加速。该试验简单易行,无损伤性,可在门诊进行,每周 2 次,NST 有反应提示胎盘功能储备良好,胎儿无缺氧;NST 无反应型,疑有胎儿宫内缺氧,须行宫缩应激试验(CST)。② 缩宫素激惹试验(OCT):又称宫缩应激试验(CST),其原理为用缩宫素诱导宫缩并用胎儿监护仪记录胎心率的变化。若多次宫缩后反复出现晚期减速(LD)或严重变异减速(VD),BFHR 变异减少,胎动后无 FHR 加速为阳性,提示胎盘功能减退,胎儿在宫内有缺氧危险。

(7) B 型超声监测和生理物理评分(BPS):综合胎儿监护和 B 型超声下的某些生理活动,以判断胎盘功能和宫内胎儿安危情况。B 超每周 1～2 次,观察胎动(FM)、胎儿肌张力(FT)、呼吸样运动(FBM)和羊水量(AFI 或 AFV),结合 NST 行 BPS 评分。在胎儿生物物理评分的 5 项指标中,唯有羊水项是不受胎儿中枢调控的,若 B 超提示羊水过少,说明胎盘功能已失代偿,脐带易受压。Meaning 等认为,若羊水暗区最大直径(AFV)<3 cm 时应引起注意;<1 cm 时胎儿危险,预后不良。有学者认为单一羊水暗区最大直径>3 cm 就认为羊水量正常是不准确的,Phelan 等提出四个象限测量羊水池直径,并以羊水指数(AFI)作为一个半定量指标,若 AFI$\leqslant 5$ cm 表示羊水量过少;5 cm$<$AFI<8 cm 为临界水平;AFI$\geqslant 8$ cm 为正常羊水量。

(8) 彩色超声多普勒:通过测定胎儿脐血流而判断胎盘功能和胎儿安危。通过测定脐动脉收缩期和舒张期血流峰值比(S/D)和搏动指数(PI)(平均血流速度)的变化,判断胎盘功能。S/D 值随孕周增加而降低,正常足月时 S/D 值<3,$\geqslant 3$ 为异常;足月妊娠时正常 PI<0.8,$\geqslant 0.8$ 为异常。若与 B 型超声联合应用,其预测敏感性和准确率更高。

(9) 羊膜镜检查:借助羊膜镜观察羊水颜色,了解胎儿是否因缺氧而有胎粪排出。为有创性检查方法,临床应用不多。

五、治疗

正常妊娠 36 周后,羊水量进行性减少,过期妊娠时,羊水量每周下降 30%。羊水量在 24 h 内明显下降,易发生胎儿宫内窘迫、胎儿酸中毒,使剖宫产率和新生儿窒息率均明显增加。有学者报道,用 B 超每日观测 AFV 的变化,若羊水量每周减少 30%～50%,或 AFV 每日下降 1 cm,提示胎盘功能锐减,应积极处理。过期妊娠影响胎儿安危,应尽量避免出现过期妊娠,争取在妊娠足月时处理,许多学者认为应在 41 周前结束分娩,几乎所有的学者都同意在 42.5 周内分娩,此时胎儿在宫内的危险性远超过引产的危险性。

1. 终止妊娠指征

已确诊过期妊娠,若有下列情况应立即终止妊娠:

(1) 宫颈已成熟。

(2) 胎儿体重$>4\,000$ g 或 FGR。

(3) 12 h 内胎动累积计数<10 次或 NST 无反应型,CST 阳性或可疑时。

（4）24 h 尿 E3 值下降 50%或低于 10 mg。

（5）羊水过少或羊水中有胎粪。

（6）并发妊娠高血压综合征。

2. 终止妊娠的方式

（1）阴道分娩：① 宫颈已成熟者，应行人工破膜，胎膜破裂时羊水多而清，可在严密监护下阴道分娩。② 经阴道检查，宫颈 Bishop 评分≤4 分，属宫颈未成熟者，先行促宫颈成熟治疗，常用的方法有以下 5 种。a. 乳头刺激法：可徒手刺激或温热毛巾按摩乳头、乳房，每侧 15 min；或机械刺激如缩宫素按摩器、磁疗器等，每侧0.5～3 min，两侧交替 1 h，每日 3 次，共 3 天。此法安全可靠，无不良反应。b. 小剂量低浓度缩宫素静脉滴注：缩宫素 1～2.5 U 加入 5%葡萄糖液 500mL 中；每分钟 10～15 滴；8 h 滴完，连续 3 天。目前国内许多医院都采用该法用于引产，成功率高，但由于所需时间较长，部分孕妇不愿接受。c. 硫酸脱氢表酮（DHAS）：妊娠期胎儿肾上腺皮质分泌 DHAS，胎盘芳香化酶转变为以雌三醇为主的雌激素，通过后者的促宫颈成熟作用参与分娩发动。目前国内已有生产，硫酸普拉酮钠（商品名：蒂落安）100～200 mg，静脉注射，连续 3 天，能明显提高宫颈的成熟度。d. 宫颈成熟是孕晚期胶原酶活性增加，使宫颈主要成分结缔组织中的胶原加速裂解的过程。米索前列醇 50～75 μg 或前列腺素栓剂（PGE2，商品名普贝生）10 mg 放置阴道后穹窿 2～6 h，能明显提高宫颈评分。e. 米非司酮 50 mg 2 次/天，连用 2 天，也有明显的促进宫颈成熟的作用。

（2）产程处理：① 第一产程的处理：间断纯氧面罩吸氧，提高脐静脉的血氧饱和度，可以减轻或纠正胎儿缺氧；取左侧卧位，改善母体全身情况，避免过度疲劳、脱水、酸中毒，静脉滴注葡萄糖液，给予镇静药等；严密观察产程，及时处理异常情况，如有产程停滞、胎位异常、胎儿宫内窘迫等情况，应给予剖宫产术结束分娩。② 第二产程的处理：宫口开全，胎儿双顶径已过坐骨棘平面以下，胎头达骨盆底，为缩短产程，改善胎儿缺氧状态，应给予阴道助产。③ 新生儿的处理：过期妊娠时，常伴有胎儿窘迫，羊水粪染，分娩时要做好新生儿的抢救工作。一是尽量预防新生儿胎粪吸入，避免胎粪吸入综合征的发生。羊水中混有胎粪者，胎头娩出而胎肩尚未娩出时，应立即清理口腔内的羊水和分泌物，胎儿娩出后立即行气管插管，吸净气管内的胎粪和羊水，避免过早加压给氧，以免将含有胎粪的羊水驱进支气管和肺泡；二是巨大胎儿阴道助产时，防止损伤；三是及时发现并处理新生儿窒息、脱水、低血容量及代谢性酸中毒等并发症。

（3）剖宫产指征：引产失败；产程长、胎儿先露部下降不满意；产程中出现胎儿宫内窘迫；头盆不称，巨大儿；高龄初产妇；胎膜破裂后羊水少，黏稠，粪染或产程中粪染程度加重者。

第五节 前 置 胎 盘

妊娠 28 周后,胎盘附着于子宫下段,甚至胎盘下缘达到或覆盖宫颈内口,其位置低于胎先露部,称为前置胎盘。前置胎盘是妊娠晚期出血最常见的原因。

一、病因

目前尚不明确,可能与以下因素有关:

1. 子宫内膜病变或损伤

产褥感染、多产、多次刮宫或剖宫产术等,易引起子宫内膜炎或子宫内膜损伤,再次妊娠时,因底蜕膜血流供应不足而扩大胎盘面积以摄取足够的营养,胎盘延伸至子宫下段。

2. 胎盘异常

双胎巨大胎盘、副胎盘、膜状胎盘大而薄,可扩展到子宫下段。

3. 受精卵发育迟缓

受精卵滋养层发育迟缓、抵达子宫腔时尚未发育到可以着床的阶段,而继续下移植入于子宫下段。

二、病理与分类

根据胎盘与宫颈内口的关系分为三种类型:

1. 完全性前置胎盘

完全性前置胎盘又称中央性前置胎盘。胎盘完全覆盖宫颈内口。

2. 部分性前置胎盘

部分性前置胎盘是指胎盘覆盖一部分宫颈内口。

3. 边缘性前置胎盘

边缘性前置胎盘是指胎盘附着于子宫下段,边缘到达宫颈内口,未覆盖宫颈内口。

胎盘下缘与宫颈内口的关系,随着妊娠时间增长、宫颈管的消失和宫口扩张而由宫颈向宫体方向移动,前置胎盘类型可因诊断时期不同而改变。目前临床上均依据处理前最后一次检查来决定其分类。

三、临床表现

1. 症状

妊娠晚期或临产时发生无诱因、无痛性反复阴道流血是前置胎盘的典型症状。偶可发生于妊娠中期。随着子宫下段的不断伸展,牵拉宫颈内口,宫颈管缩短;临产后的规律宫缩使宫颈管消失成为软产道的一部分,宫颈外口扩张,附着于子宫下段及宫颈内口的胎盘前置部分不能相应伸展而与子宫壁间发生错位,血窦破裂出血。阴道出血发生的时间、次数与出血量均与前置胎盘的类型有关。完全性前置胎盘初次出血早,大约28周,量较多,发作频繁,甚至有时一次大量出血即可导致休克。边缘性出血较晚,多发生在妊娠晚期或临产后,出血量少。部分性初次出血时间、出血量及反复出血次数介于两者之间。

2. 体征

患者一般情况与出血量有关,由于反复多次或一次大量出血,产妇可发生贫血,甚至休克。腹部检查子宫大小与停经月份一致,腹软无压痛,无宫缩或强直性宫缩,胎先露多高浮,易并发胎位异常,除非有大量出血且产妇休克时,一般无胎儿窘迫现象。若临产,产妇子宫肌张力正常,宫缩为阵发性,间歇期子宫完全松弛,宫缩时出血量增加。有时在耻骨联合上缘可听到胎盘杂音。

四、诊断

1. 病史、临床症状及体征

针对患者的病史、临床症状及体征,可对前置胎盘的类型做出初步判断。

2. 辅助检查

B超检查对前置胎盘的准确率可达90%～95%。B型超声检查可清楚显示子宫壁、胎盘、胎先露部及宫颈的位置,并根据胎盘下缘与宫颈内口的关系确定前置胎盘的类型。B型超声诊断前置胎盘时必须注意妊娠周数。随妊娠周数的增加,子宫下段的形成及伸展,增加了宫颈内口与胎盘边缘之间的距离,故原在子宫下段的胎盘可能移至宫体下部,所以许多学者认为,若妊娠中期B型超声检查发现胎盘前置者,不宜诊断为前置胎盘,而应称胎盘前置状态。对B超示为阴性仍反复出血或一次出血量多的孕妇,应高度警惕子宫后壁的部分或完全性前置胎盘。

3. 阴道检查

限于无B超设备、诊断不明确,于终止妊娠前为明确诊断决定分娩方式时进行。检查前必须做好输血输液及手术准备,操作须轻柔,防止人工剥离胎盘使剥离面扩大而加重出血。要注意胎盘边缘与宫口的关系以确定前置胎盘的类型。如胎膜膨出,无禁忌证时,即可行人工破膜术,有利于胎头下降压迫胎盘而止血。

4. 产后检查胎盘和胎膜

对产前出血患者,产后应仔细检查胎盘边缘有无血管断裂,可提示有无副胎盘;若前置部位的胎盘有陈旧性血块附着或胎膜破口距胎盘边缘距离<7 cm,则为前置胎盘。

五、鉴别诊断

本病主要和胎盘早剥相鉴别,两者均是孕晚期阴道出血的主要原因,可通过病史、B超以及分娩后胎盘检查等进行鉴别。其他原因的产前出血如胎盘边缘血窦破裂、帆状胎盘的前置血管破裂以及宫颈息肉、宫颈重度糜烂等不常见。

六、治疗

处理原则是在确保母亲安全的前提下,保护胎儿生存,降低胎儿病死率。一旦诊断明确,立即住院,给予抑制宫缩、止血、纠正贫血和预防感染。根据阴道流血量、有无休克、孕龄、产次、胎位、胎儿是否存活、是否临产及前置胎盘类型等综合做出决定。

(一)期待疗法

本法适用于阴道出血不多,胎儿存活者。目的是在保证孕妇安全的前提下,尽可能延长孕周,以提高围生儿存活率。适用于妊娠<34 周、胎儿体重<2 000 g、胎儿存活、阴道流血量不多、一般情况良好的孕妇。在期待期间,产妇宜左侧卧位,绝对卧床休息,定时间断吸氧,加强对胎儿的监护,严密观察孕妇有无出血;适当给予地西泮等镇静药;禁止阴道检查及肛门检查;纠正孕妇的贫血状况。

在期待治疗过程中应用宫缩抑制药可赢得时间。估计孕妇近日需终止妊娠者,若胎龄<34 周,应促进胎肺成熟。

妊娠 35 周以后,子宫生理性收缩频率增加,前置胎盘的出血率随之上升,因此期待治疗至 36 周,羊水测定胎肺成熟度说明胎肺已成熟者,可适时终止妊娠。

(二)终止妊娠

1. 终止妊娠指征

孕妇反复发生多量出血甚至休克者,无论胎儿成熟与否,为了母亲安全应终止妊娠;胎龄达 36 周以上;胎儿成熟度检查提示胎儿肺成熟者;胎龄未达 36 周,出现胎儿窘迫征象或胎儿电子监护发现胎心异常者。

2. 剖宫产术

剖宫产术已成为前置胎盘的主要分娩方式。其指征包括:完全性前置胎盘,持续大量阴道流血;部分性和边缘性前置胎盘出血量较多,先露高浮,短时间内不能结束分娩;胎心异常。剖宫产可迅速结束分娩,短时间内娩出胎儿,争取抢救和复苏新生儿的机会,提高围生儿存活率。较易控制产时、产后出血,前置胎盘剥离后,下段血管扩张且丰富,止血能力差。剖宫产可在直视下止血,如剥离面出血,可及时采用温盐水纱布垫直接按摩子宫、宫腔纱条填塞及经子宫腔内缝合止血等一系列措施。

子宫切口的选择原则上应避开胎盘,可参考产前 B 型超声胎盘定位。若胎盘附着于子宫后壁,选子宫下段横切口;附着于侧壁,可选择偏向对侧的子宫下段横切口;附着于前壁,则根据胎盘边缘所在,选择子宫体部纵切口、子宫下段纵切口娩出胎儿,以避免切开胎盘导致产妇大出血和新生儿失血。若无奈需切断胎盘,手术应稳、准、快地切断胎盘,迅速娩出胎儿。胎儿娩出后立即子宫肌壁注射宫缩药如麦角新碱(0.2~0.4 mg)、缩宫素(10~20 U),迅速徒手剥离胎盘,并配以按摩子宫,以减少子宫出血。出血多者应注意胎盘植入的可能,酌情采用宫腔填塞纱布、双侧子宫动脉结扎和子宫切除术等。

3. 阴道分娩

仅适于边缘性前置胎盘枕先露、阴道流血不多、估计在短时间内能结束分娩者可试产。可先行人工破膜,促进宫缩,使胎头下降压迫胎盘以制止出血。若产程进展缓慢又有出血,应立即改为剖宫产术。对阴道分娩者,在胎儿娩出后,应给宫缩药,防止产后出血。产褥期注意纠正贫血,预防感染。

第六节　胎盘早剥

胎盘早剥是指妊娠 20 周后或在分娩期,正常位置的胎盘在胎儿娩出前部分或全部与子宫壁剥离,称为胎盘早剥。胎盘早剥为妊娠晚期的一种严重并发症,往往起病急,进展快,如处理不及时,可威胁母儿生命。发病率因检查方法不同而有明显差异:国外报道为 1%~2%,其中 20%~30% 为隐匿型,无临床症状和体征,常造成漏诊导致严重后果;65%~80% 为表现型。0.2% 的孕妇发生重型胎盘早剥。再次妊娠胎盘早剥的复发率为 8.0%~16.7%。

一、病因

胎盘早剥的发生可能与以下几种因素有关,但其发病机制尚未能完全阐明。

1. 血管病变

从临床观察胎盘早期剥离的患者中并发重度妊高征、慢性高血压及慢性肾脏疾病,尤其已发生全身血管病变者居多。当底蜕膜螺旋小动脉痉挛或硬化,引起远端毛细血管缺血坏死以致破裂出血,血液流到底蜕膜层形成血肿,便引起胎盘与子宫壁剥离。妊娠合并抗心磷脂综合征时胎盘早剥的发生率明显增高。

2. 宫腔压力骤降

羊水过多破膜后,大量羊水突然流出,或双胎妊娠第一胎儿娩出过快,均可因宫腔压力骤降、宫腔体积突然缩小而引起胎盘早剥。

3. 外伤

腹部直接接受撞击,或粗暴的外倒转术纠正胎位时,亦可造成胎盘早剥。

4. 脐带因素

脐带过短、绕颈、绕肢体,胎儿下降时牵拉而致胎盘早剥。

5. 吸烟、吸毒

使胎盘血管发生退行性病变,血管痉挛缺血。

二、病理与分类

胎盘早剥分为显性、隐性及混合性剥离三种。

胎盘早剥的主要病理变化是底蜕膜层出血,形成血肿,使胎盘自附着处剥离。如剥离面小,血液很快凝固,临床可无症状。如果胎盘剥离面大,继续出血,则形成胎盘后血肿,使胎盘剥离部分不断扩大,出血逐渐增多,当血液冲开胎盘边缘,沿胎膜与子宫壁之间向子宫颈口外流出,即为显性出血。如胎盘边缘仍附着于子宫壁上,或胎盘与子宫壁未分离或胎儿头部已固定于骨盆入口,都能使胎盘后血液不能外流,血液聚于胎盘与子宫壁之间,即隐性出血。此时由于血液不能外流,胎盘后积血增多,子宫底也随之升高,当内出血过多时,血液仍可冲开胎盘边缘,向宫颈口外流,形成混合性出血。有时出血穿破羊膜溢入羊水中,使羊水变成血性。

胎盘早剥发生内出血时,血液积聚于胎盘子宫壁之间,压力逐渐增大而使之侵入子宫肌层,引起肌纤维分离,还可断裂、变性。血液浸润深达子宫浆膜层时,子宫表面出现紫色瘀斑,尤其在胎盘附着处特别明显,称为子宫胎盘卒中,又称库弗莱尔子宫。更严重时,血液可从子宫壁层渗入阔韧带以及输卵管系膜等处,甚至可能经输卵管流入腹腔。

三、临床表现

国外多采用 Sher(1985)分类法,将胎盘早剥分为 Sher Ⅰ、Sher Ⅱ、Sher Ⅲ度,而我国则以轻、重两型分类,轻型相当于 Sher Ⅰ度,重型相当于 Sher Ⅱ、Sher Ⅲ度。

1. 轻型

以外出血为主,胎盘剥离面<1/3,分娩期多见。

症状:阴道流血(量较多,色暗红),腹痛轻或不明显。

体征:腹部检查,子宫软,宫缩有间歇,子宫大小与妊娠周数相符,胎位清楚,胎心多正常;若出血多,胎心音可改变,压痛不明显或轻。有时症状与体征不明显,仅在检查胎盘母体面时发现凝血块及压迹才诊断为胎盘早剥。

2. 重型

以内出血或混合性出血为主,胎盘剥离面>1/3;多见于重度妊娠期高血压疾病。

症状:突发持续性腹痛或腰酸腰痛,严重时可休克,可无阴道流血或仅有少量阴道流血,贫血程度与外出血量不符。

体征:子宫硬如板状,有压痛,若附着于子宫后壁,则压痛不明显。子宫比妊娠周数大,宫底可升高,压痛更明显。胎位触不清,胎心偏快或慢,可消失。若胎盘剥离面>1/2,胎儿因缺氧死亡。

四、辅助检查

1. B 型超声检查

正常胎盘 B 型超声图像应紧贴子宫体部后壁、前壁、侧壁,若胎盘与子宫壁之间有血肿,则在胎盘后方出现液性低回声区、暗区不止一个,并且胎盘增厚。若胎盘后血肿较大,能见到胎盘胎儿面凸向羊膜腔,使子宫内的胎儿偏向对侧;若血液渗入羊水中,见羊水回声增强增多是羊水混浊所致。

2. 化验

主要了解贫血程度及凝血功能。重型胎盘早剥患者应检查肾功能与二氧化碳结合力。若并发 DIC,应进行筛选试验(血小板计数、凝血酶原时间、纤维蛋白原测定)、纤溶确诊试验(凝血酶时间、优球蛋白溶解时间、血浆鱼精蛋白副凝试验)。

五、诊断与鉴别诊断

1. 诊断

依据病史、症状、体征和超声检查,本病不难确诊。

2. 鉴别诊断

轻型胎盘早剥的症状与前置胎盘相鉴别。重型胎盘早剥的症状、体征典型,诊断多无困难,应判断其严重程度并借助实验室的检查,主要与先兆子宫破裂相鉴别。附着在子宫后壁的胎盘早剥不易诊断,特点为原因不明的子宫张力增高。伴有妊娠期高血压疾病时应想到胎盘早剥。

六、并发症

（1）弥散性血管内凝血（DIC）：重度早剥，特别是胎死宫内的患者可能会发生 DIC。

（2）产后出血：胎盘早剥可致子宫肌层发生病理改变，影响子宫收缩而易出血。一旦发生 DIC，产后出血不可避免。

（3）急性肾衰竭：伴妊娠期高血压疾病的胎盘早剥，或失血过多、休克以及发生 DIC，均严重影响肾血流量，造成双肾小管或肾皮质缺血坏死，出现急性肾衰竭。

（4）胎儿宫内死亡：胎盘早剥面积＞1/2 时，胎儿大部分缺氧死亡。

七、治疗

1．纠正休克

补充血容量，输液、输新鲜血，若发生 DIC，应测中心静脉压指导治疗。

2．及时终止妊娠

一旦确诊重型胎盘早剥必须及时终止妊娠。

（1）经阴道分娩：以显性出血为主、宫口已开大，经产妇一般情况好，估计短时间内能结束分娩者可经阴道分娩。分娩过程观察血压、脉搏、宫底高度、宫缩与出血情况。胎心，胎儿监护早期发现异常情况需及时处理，必要时行剖宫产。

（2）剖宫产：重型胎盘早剥，特别是初产妇，不能在短时间内结束分娩者；轻型但有胎儿窘迫，需抢救胎儿者；重型胎盘早剥，胎儿虽已死，但产妇病情恶化，又不能立即分娩者；破膜后产程无进展者；均应行剖宫产术。

剖宫产取出胎儿胎盘后，及时给予缩宫素并按摩子宫，控制出血。发现子宫胎盘卒中取出胎儿后，给予缩宫素剂，按摩子宫，热盐水纱垫湿热敷子宫。若不奏效可行子宫动脉上行支结扎，或用可吸收线"8"字缝合卒中部位的浆肌层，多能止血而保留子宫。若不能控制的出血或发生 DIC 应行子宫切除术。

3．并发症的处理

（1）产后出血：分娩后及时应用缩宫药物，如缩宫素、麦角、米索、卡孕栓，按摩子宫，若仍不能控制出血，则行子宫切除术。若大量出血无凝血块，考虑 DIC 凝血机制障碍，立即抽血化验，同时按凝血功能障碍处理。

（2）凝血功能障碍：在迅速终止妊娠，阻断促凝物质进入母血循环的基础上采用以下方法：① 抗凝治疗：多主张早期应用，可阻断 DIC 的发展。② 补充凝血因子：输新鲜血与冷冻血浆、纤维蛋白原、血小板等。③ 纤溶抑制剂：多认为在肝素化与补充凝血因子的基础上可用纤溶抑制剂。

(3) 肾衰竭:① 若每小时尿量<30 mL,及时补充血容量;少于 17 mL 或无尿可用呋塞米 40~80 mg 静推,必要时重复。② 短期内尿量增加,尿素氮(BUN)、肌酐(CRE)、血 K^+ 明显升高,二氧化碳结合力(CO_2CP)下降,提示肾衰竭。③ 尿毒症应及时进行血液透析治疗。

第七章　中医妇科病症诊疗

第一节　月　经　病

一、月经先期

月经周期提前 7 天以上,或一月两潮,并连续两个月经周期以上者,称为"月经先期",又称"经行先期""经期超前""经早"等。偶尔一次提前不作病论。本病最早见于《金匮要略·妇人杂病脉证并治》。

(一)病因病机

本病的病机,主要是血热和气虚。血热则热扰冲任,血海不宁,迫血妄行,月经提前;气虚则统摄无权,冲任不固,月经先期而至。

1. 阳盛实热

素体阳盛,或外感热邪,或过食辛辣助阳之品,致使热伤冲任,迫血下行,而致经期提前。

2. 肝郁血热

素性抑郁,情志内伤,肝气郁结,郁久化热,热伤冲任,迫血妄行,而致经期提前。

3. 虚热

素体阴虚或久病失血、产多乳众使经血亏损,营阴暗耗,虚热内生,热扰冲任,血海不宁,经期提前。

4. 气虚

素体脾虚或饮食不节、劳逸失常、思虑过度,伤及脾气,致使中气不足,统摄无权,冲任不固,经期提前。

(二)诊断要点

1. 临床表现

月经来潮提前 7 天以上,甚至半月一行,经期基本正常,且连续出现两个周期以上,经量正常或伴有月经过多。

2. 妇科检查

若属黄体功能不足的排卵性月经失调,则盆腔无明显器质性病变;若属盆腔炎引起的月经先期,则检查时可见盆腔炎体征。

3. 辅助检查

基础体温测定,或刮取子宫内膜做组织学检查可协助诊断。

(三)鉴别诊断

1. 经间期出血

经间期出血是在两次正常月经之间的子宫出血,常发生在月经周期的第12～16天(即排卵期),出血量少,出血时间短,有规律地反复发生,基础体温测定可见出血发生于低温相向高温相的转变期。月经先期是月经周期提前,且往往经量较多。

2. 月经先后无定期

月经先后无定期以月经时而提前,时而延后7天以上,并连续3个月经周期以上才能诊断。月经先期只有月经提前而无月经延后。

3. 崩漏

月经先期同时伴有月经过多者,应注意与崩漏相鉴别。崩漏是月经周期、经期、经量均发生严重紊乱的无周期性的子宫出血,量多为崩,量少为漏。月经先期伴月经过多,虽周期改变,但提前不超过2周,经量虽多但经期正常,且能自行停止。

(四)辨证论治

本病主要是根据月经的量、色、质的变化,再结合全身证候来辨其属热、属虚、属实。

治疗以调经止血为原则,针对病因病机或补、或疏、或清、或摄,以达到恢复正常月经周期的目的。

1. 阳盛实热

证候:经期提前,经血量多,色紫红,质黏稠。心烦口渴,尿黄便秘,身热面赤。舌红苔黄,脉滑数。

分析:热伤冲任,迫血妄行,则经期提前,经血量多;血为热灼,则经色紫红、质黏稠;热邪扰心,则心烦不宁;热邪伤津,则口渴、尿黄、便秘;身热面赤,舌红苔黄,脉滑数,均为实热内盛之征。

治法:清热泻火,凉血调经。

方药:清经散。方中以黄柏、丹皮、青蒿清热泻火凉血;熟地、地骨皮滋肾水而清虚热;白芍养血敛阴;茯苓行水泄热。全方清热泻火,凉血养阴,使热去而阴不伤,血安则经自调。若月经过多者,去茯苓,加地榆、槐花、茜草根以凉血止血;若经行腹痛,血中有瘀块者,则酌加炒蒲黄、三七粉以化瘀止血。

2. 肝郁血热

证候:经期提前,经量或多或少,经色紫红,质稠有块。经前乳房、胸胁、少腹胀痛,精神抑郁,烦躁易怒,口苦咽干。舌红苔黄,脉弦数。

分析:肝郁化热,热扰冲任,迫血妄行,故经期提前;肝气郁结,疏泄失司,故量或多或少;血为热灼,故经色紫红,质稠有块;肝气郁结,肝经阻滞不畅,故乳房、胸胁、少腹胀痛;肝经郁热,热扰心神,故烦躁易怒;口苦咽干,舌红苔黄,脉弦数,为肝郁化热之象。

治法:疏肝健脾,凉血调经。

方药:丹栀逍遥散。方中柴胡、栀子、丹皮疏肝解郁,清热凉血;白芍、当归养血柔肝;白术、茯苓、煨姜、炙甘草健脾和胃;薄荷助柴胡疏达肝气。全方疏肝健脾,解郁清热,凉血调经。若经量过多,则去当归,加炒地榆、茜草以凉血止血;若血块多,加泽兰、益母草以活血化瘀;若乳房、胸胁、少腹胀痛甚,加川楝子、郁金、王不留行以理气止痛。

3. 虚热

证候:经期提前,经血量少,色红,质稠。两颧潮红,五心烦热,口燥咽干。舌红少苔,脉细数。

分析:阴虚内热,热扰冲任,冲任不固,故经期提前;阴血亏虚,血为热灼,故经量少、色红而质稠;虚热上浮,则两颧潮红;虚火内扰,则五心烦热;口燥咽干,舌红少苔,脉细数,为阴虚内热之象。

治法:滋阴清热,养血调经。

方药:两地汤。方中地骨皮、玄参、麦冬清热养阴;生地滋阴清热凉血;白芍养血敛阴;阿胶滋阴补血。全方重在滋阴养血,水足则火自平,水火互济则经行如期。若经量甚少,加首乌、枸杞以益精血;烦热甚者,加鳖甲、生龟板以育阴潜阳。

4. 气虚

证候:经期提前,经血量多,色淡,质稀。神疲体倦,少气懒言,脘闷纳呆,食少便溏。舌淡,苔薄,脉缓弱。

分析:脾虚中气不足,统摄无权,冲任不固,故月经提前、量多;脾虚经血化源不足,故经血色淡、质稀;气虚不振,故神疲体倦,少气懒言;脾虚运化失职,故脘闷纳呆,食少便溏;舌淡,苔薄,脉缓弱,皆为脾虚引起的气虚血亏之征。

治法:健脾益气,固冲调经。

方药:补中益气汤。方中人参、黄芪补气;白术、甘草健脾;当归补血、陈皮理气;升麻、柴胡升举清阳。全方补中益气,摄血调经。若月经过多者,去当归,酌加艾叶炭、炮姜炭、棕榈炭以固涩止血;便溏者,酌加山药、砂仁、薏苡仁以扶脾止泄。

若心脾两虚,心悸怔忡,失眠多梦,则可选用归脾汤以养心健脾,固冲调经。

（五）其他疗法

1. 针灸疗法

（1）取穴曲池、中极、血海、水泉，以泻法为主。适用于实热证，肝热证则可配行间、地机穴。

（2）取气海、关元穴，用补法，先针后灸。适用于气虚证。

2. 饮食疗法

乌鸡1只，当归、黄芪、茯苓各9g，把药放入鸡腹内，用线缝合，砂锅炖煮，去渣后调味，喝汤食肉。月经前每天1剂，连服3～5剂。适用于气虚证。

（六）预防与调护

（1）注意调畅情绪，避免精神刺激，保持心情愉快。

（2）注意饮食调节，不可过食辛辣助阳之品。

（3）注意经期卫生，避免过劳或剧烈运动。

（4）节制房事，计划生育。

二、月经后期

月经周期延后7天以上，甚至3～5个月一行者，称为"月经后期"，也称"经期错后""经迟"。若经行仅延迟3～5天，或偶见一次，不作病论。妇女进入更年期或少女初潮后，短期内经行时有延后，且无不适者，可不诊治。本病首见于《金匮要略·妇人杂病脉证并治》。西医学中的月经稀发可按本病论治。

（一）病因病机

本病的发病机理有虚实不同，虚者多由精血不足所致；实者多由经脉气机受阻，使血海不能按时满溢，遂致月经后期。常见证型有血虚、血寒、气滞、痰湿。

1. 血虚

素体血虚气弱或产多乳众，数伤于血，或大病久病，致使营血衰少，冲任不足，血海不能按时满溢，而经期延后。

2. 血寒

（1）虚寒：素体阳虚，或久病伤阳，脏腑失于温养，气血化生运行迟缓，冲任不足，血海不能按时满溢，遂致经行错后。

（2）实寒：经产之时，感受寒邪，或过服寒凉，冒雨涉水，血为寒凝，经脉受阻，血行迟滞，而致月经后期。

3. 气滞

素体抑郁，或愤怒忧思，气机郁滞，血行不畅，阻滞冲任，血海不能按时满溢，而致经期延后。

4. 痰湿

素体肥胖,痰湿内盛,或劳逸失常,饮食不节,忧思过度,损伤脾气。脾失健运,痰湿内生,下注冲任,壅滞胞脉,气血运行受阻,血海不能按时满溢,而致经期延后。

(二)诊断要点

1. 临床表现

月经周期延后 7 天以上,甚至延后 3～5 个月,经期基本正常,且连续出现两个月经周期以上。

2. 妇科检查

一般内外生殖器无器质性病变。

3. 辅助检查

卵巢功能测定及 B 超检查有助于了解子宫、卵巢的发育和病变。

(三)鉴别诊断

1. 月经先后无定期

月经先后无定期也是月经周期异常的病变。月经先后无定期表现为月经时而提前、时而错后 1～2 周。本病只表现为月经周期延后,甚至延后 3～5 个月,往往伴有月经过少。

2. 早孕

早孕者,既往月经正常,突然停经,有早孕反应;妇科检查见子宫体增大、变软,宫颈着色;妊娠试验阳性反应;B 超盆腔扫描可见子宫腔内有孕囊。月经后期则无以上表现。

(四)辨证论治

本病辨证主要以月经的量、色、质的变化,结合全身证候分析虚实。

治疗以调整周期为主。虚证治以温经养血;实证治以活血行滞;虚实夹杂证,应分别主次而兼治之。

1. 血虚

证候:月经周期延后,量少,色淡,质稀。或小腹绵绵作痛,头昏眼花,心悸失眠,面色苍白或萎黄。舌淡,苔薄,脉细无力。

分析:营血虚少,冲任不足,血海不能按时满溢,故月经周期延后,量少,色淡质稀;血虚胞脉失养,故小腹绵绵作痛;血虚不能上荣清窍,故头昏眼花;不能上荣于面,则面色苍白或萎黄;血虚心神失养,故心悸失眠。舌淡、苔薄,脉细无力,也为血虚之征。

治法:补血养营,益气调经。

方药:大补元煎。方中人参大补元气,气生则血长;山药、甘草健脾,佐人参以滋生化之源;当归、熟地、枸杞、山萸肉、杜仲益精血,滋肝肾。全方大补元气,益精养血,气生血足,则经自调。若血虚阴亏,见潮热、盗汗、心烦等,酌加女贞子、旱莲草、地骨皮以养阴清虚热;若食少便溏者,酌加扁豆、砂仁以健脾和胃。

2. 血寒

(1) 虚寒。

证候:月经周期延后,量少,色淡,质稀。小腹隐痛,喜暖喜按,腰膝酸软,性欲淡漠,小便清长,面色㿠白。舌淡,苔白,脉沉迟无力。

分析:阳气不足,脏腑虚寒,气血生化不足,气虚血少,冲任不充,血海不能按时满溢,故月经推迟,量少,色淡,质稀;阳虚胞宫、胞脉失于温煦濡养,故经行小腹隐痛,喜暖喜按;肾阳亏虚,外府失养,故腰膝酸软,性欲淡漠;膀胱失于温煦,气化不利,故小便清长;阳虚不布,故面色㿠白;舌淡,苔薄,脉沉迟无力,为虚寒之征。

治法:温经扶阳,养血调经。

方药:大营煎。方中当归、熟地养血补血;枸杞、杜仲补肾填精;肉桂温经扶阳,通行血脉;牛膝活血通经,引药下行;炙甘草调和诸药。全方温经扶阳,养血调经。若经行小腹冷痛者,酌加巴戟天、小茴香、香附以温经止痛;虚甚者,加人参益气;若腰膝冷痛者,酌加补骨脂、巴戟天、仙灵脾以温肾助阳。

(2) 实寒。

证候:月经周期延后,量少,色黯有块。经行小腹冷痛,得热痛减,畏寒肢冷,或面色青白。舌质黯,苔白,脉沉紧。

分析:寒邪客于冲任,血为寒凝,阻滞不通,血海不能按时满溢,故月经推迟而至,量少,色黯有块;寒邪客于胞中,气血运行不畅,冲任阻滞不通,故小腹冷痛,得热后气血稍通,则小腹痛减;寒邪束表,阳气不得外达,故畏寒肢冷,面色青白;舌质黯,苔白,脉沉紧,为实寒之征。

治法:温经散寒,活血调经。

方药:温经汤。方中肉桂温经散寒;当归、川芎养血活血调经;人参甘温补气,助归、芎、桂宣通阳气而散寒;莪术、丹皮、牛膝活血祛瘀,引血下行;白芍、甘草缓急止痛。全方温经散寒,活血祛瘀,益气通阳,调经止痛。若腹痛拒按,加小茴香、香附、延胡索以散寒行滞止痛;腰痛加桑寄生、川断、狗脊补肾壮腰;血块多者,酌加蒲黄、灵脂化瘀止痛;月经过少者,酌加丹参、益母草、鸡血藤养血活血调经;若经血量多,经期去莪术、牛膝,加炮姜炭、艾叶炭、茜草以暖宫调经。

3. 气滞

证候:月经周期延后,量少或正常,色黯有块。小腹胀痛,精神抑郁,胸胁、乳房胀痛。苔薄白,脉弦。

分析:肝气郁结,血为气滞,冲任气血运行不畅,血海不能按时满溢,故月经周期延后,量少;气滞血瘀,故经血色黯,有血块;肝气郁结,经脉壅滞,故精神抑郁,小腹、胸胁、乳房胀痛;脉弦为气滞之征。

治疗:理气行滞,活血调经。

方药:乌药汤。方中乌药理气行滞;香附疏肝理气;木香行气止痛;当归养血活血调经;甘草调和诸药。全方行气活血调经。

若小腹胀痛甚者,酌加莪术、延胡索以理气止痛;胸胁、乳房胀痛明显者,酌加柴胡、川楝子、王不留行、郁金以疏肝解郁,通络止痛;经行量少者,酌加鸡血藤、川芎、丹参以养血活血调经;经行量多、色红者,行经期酌加茜草炭、地榆、焦栀子清热止血。

4. 痰湿

证候:月经周期延后,量少,色淡,质稀。形肥体胖,心悸气短,胸闷呕恶,带下量多。舌质淡胖,边有齿痕,苔白腻,脉滑。

分析:痰湿内盛,滞于冲任,气血运行不畅,血海不能按时满溢,故月经周期延后;痰湿困脾,气血生化不足,故量少,色淡,质稀;痰湿阻滞中焦,气机升降失常,故头晕,心悸气短,胸闷恶心;痰湿下注,损伤带脉,带脉失约,故带下量多;舌质淡胖,苔白腻,脉滑,为痰湿之征。

治法:燥湿化痰,活血调经。

方药:芎归二陈汤。方中半夏、陈皮、甘草燥湿化痰,理气和中;茯苓、生姜利水渗湿化痰;当归、川芎养血活血。全方燥湿化痰,行血通经。若脾虚食少,神疲乏力者,酌加人参、山药、白术以补脾益气;脘闷呕恶者,酌加砂仁、枳壳以理气醒脾;带下量多者,酌加苍术、车前子、薏苡仁以健脾燥湿止带;痰湿化热者,加黄连以燥湿清热。

（五）其他疗法

1. 针灸疗法

(1) 针法:取气海、三阴交、血海、归来穴,多在行经前3～5天开始针刺,连针3～5天,下次月经来潮前再针。

(2) 灸法:取气海、三阴交、血海穴隔姜艾炷灸,各穴灸10壮以上。

2. 饮食疗法

(1) 羊肉500 g,黄芪、党参、当归各25 g,生姜5 g,药物用布包好,同放砂锅内加水适量,文火煮2 h。月经后,每日1次,连服3～5天。适于气血两虚证。

(2) 山楂50 g,红糖30 g,山楂煎水去渣,冲红糖温服,每日2次。适于血寒瘀滞证。

（六）预防与调护

(1) 注意经前及经期适寒温,避免冒雨涉水,过食寒凉。

(2) 调节情志,保持心情舒畅,避免精神刺激。

（3）做好节育措施，以免因人流、产乳过多，耗伤精血。

三、月经先后无定期

月经周期或提前或延后 7 天以上，连续 3 个月经周期以上者，称为"月经先后无定期"，又称"经水先后无定期""月经愆期""经乱"。本病最早记载见于《太平惠民和剂局方·治妇人诸疾》。本病以月经周期紊乱为特征，若仅提前或错后 3～5天，不作病论。本病若伴经量增多或经期延长，常可发展成崩漏。青春期初潮后 1年内及更年期出现月经先后无定期者，如无其他明显不适，可不予治疗。

本病相当于西医学月经失调中的月经不规则。

（一）病因病机

本病发病的主要机理是肝肾功能失调，冲任功能紊乱，血海蓄溢失常。常见证型有肾虚和肝郁。

1. 肾虚

素体肾气不足，或房劳多产、久病大病伤肾，肾气亏损，封藏失职，冲任不调，血海蓄溢失常，导致经行先后无定期。

2. 肝郁

素性抑郁，或忿怒伤肝，肝气逆乱，疏泄失职，冲任不调，血海蓄溢失常，导致月经先后无定期。

（二）诊断要点

1. 临床表现

月经或提前或错后 7 天以上，但经期正常，经量或多或少或正常，并连续出现 3个周期以上。

2. 妇科检查

一般无明显改变。

3. 辅助检查

B 超、卵巢功能测定有助于诊断。

（三）鉴别诊断

与崩漏相鉴别，两者都有周期紊乱，本病一般经期正常，经量变化不大，但崩漏则是周期、经期、经量均发生异常，阴道流血或量多如注，或淋漓不断。

（四）辨证论治

本病辨证应结合月经的量、色、质及全身证候综合分析，辨别属肾虚，或肝郁。

治疗以调理冲任气血为原则,或疏肝解郁;或补肾益气,使气血调顺,冲任安和,则经期自如。

1. 肾虚

证候:经行或先或后,量少,色淡,质稀。头晕耳鸣,腰膝酸软,小便频数。舌淡,苔薄,脉沉细。

分析:肾虚封藏失职,开阖不利,冲任失调,血海蓄溢失常,故经行先后无定期;肾虚精亏,阴精不足,则血少,色淡,质稀;肾虚髓海不充,故头晕耳鸣;肾虚腰府失养,则腰膝酸软;肾虚膀胱失约,则小便频数;舌淡苔薄,脉沉细,为肾虚之征。

治法:补肾益气,养血调经。

方药:固阴煎。方中熟地、菟丝子、山茱萸补肾气、益精血;人参、山药、炙甘草益气而固冲任;远志、五味子交通心肾,加强肾气固摄收敛之力。全方补肾益精,固冲调经。若腰骶酸痛,加杜仲、巴戟天以强腰壮肾;带下量多,加鹿角霜、金樱子以收涩止带;夜尿频者,加益智仁、桑螵蛸以固涩缩尿;心虚不眠者,加炒枣仁养血安神。若肝郁肾虚,症见月经先后无定期,经量或多或少,色黯红或有块,经行乳房胀痛,舌淡苔白,脉弦细。治宜疏肝补肾,养血调经。方用定经汤。

2. 肝郁

证候:经行或先或后,经量或多或少,经色黯红,有血块,或经行而不畅。胸胁、乳房、少腹胀痛,精神抑郁,时欲叹息,嗳气食少。苔薄白或薄黄,脉弦。

分析:肝郁气结,气机逆乱,冲任不调,血海蓄溢失常,故月经或先或后,经血或多或少;肝郁气滞血瘀,故经行不畅,色黯有块;肝失条达,气机郁滞,故精神抑郁,时欲叹息;肝气犯胃,胃失和降,故嗳气食少;舌苔薄白或薄黄,脉弦,为肝郁之征。

治法:疏肝解郁,理气调经。

方药:逍遥散。方中柴胡疏肝解郁;当归、白芍养血调经;茯苓、白术、甘草健脾益气;煨姜温胃行气,助归、白芍调和气血;薄荷助柴胡疏肝解郁。全方疏肝解郁,健脾益气,和血调经。若经行少腹胀痛,经血有块者,酌加丹参、益母草、香附、延胡索理气化瘀止痛;若肝郁克脾,脘闷纳呆者,酌加厚朴、陈皮、枳壳理气和胃;若气郁化热,心烦口苦,经量增多者,去当归、煨姜之辛温行血,酌加丹皮、栀子、茜草以清热凉血止血;兼肾虚者,酌加菟丝子、熟地、续断以补肾调经。

(五) 其他疗法

1. 针法

选取气海、三阴交、肾俞、交信、足三里、脾俞穴。一般多在行经前3~5天开始针刺,连针3~5天,至下次月经来潮前再针。

2. 山药粥

山药60 g,粳米50 g,煮粥,每日1次,7天为1疗程。适于脾肾两虚型。

（六）预防与调护

（1）保持心情舒畅，以利气血畅达。

（2）对本病应及时治疗，重视平时调护，防止转化为崩漏或闭经。

四、痛经

妇女在经前、经期或经后，出现的小腹疼痛为主证，或痛引腰骶，或痛引胁肋，甚者恶心呕吐，冷汗淋漓，面色苍白，严重者晕厥，并随月经周期发作的，称为痛经。

痛经在古代医书中，也称"经行腹痛"。大部分妇女在经行前后，会有小腹部轻微酸坠胀痛不适，或腰骶部坠胀感，或伴轻微恶心呕吐、乏力嗜睡，或伴行经前后乳房胀痛、烦躁易怒等现象，但不影响日常工作和学习的为生理现象，不作痛经论。

（一）病因病机

本病的发生与冲任、胞宫的周期性变化密切相关。主要机制在于经行前后气血变化急剧之时，受各种致病因素的影响，引起冲任胞脉瘀阻，经血流通不畅，不通则痛，或冲任胞脉失于濡养，不荣则痛。常见病因病机如下：

1. 气滞血瘀

长期抑郁，情志不舒，肝郁气滞，气机阻于冲任，血行受阻，经行不畅，不通则出现痛经。

2. 寒湿凝滞

经期冒雨涉水或过食寒凉，或久居湿地，感受寒湿，导致寒湿之邪伤于下焦，客于胞宫，经血被凝，运行不畅，不通而出现痛经。

3. 肝肾亏虚

先天禀赋不足，肝肾亏虚；或后天房劳多产，损伤肝肾；或久病大病日久及肾，因此精亏血少，冲任不足，胞脉失养，经行之后精血更虚，冲任胞脉失养，不荣而痛经。

4. 气血虚弱

素体虚弱或久病大病耗伤气血致气血不足，或脾胃虚弱，化源不足，血海空虚，胞脉失养而致痛经。

5. 湿热蕴结

湿热内蕴或经期产后感受湿热之邪，与血相搏结稽留于冲任胞宫，以致气血凝滞不畅，不通而出现痛经。

总之，本病的发生不外虚、实二端，虚证多责之于肾，实证多责之于肝，病位在胞宫，变化为气血，表现为痛证。

（二）诊断要点

1. 主要症状

伴随月经周期出现的以小腹疼痛为主症。

2. 伴有症状

伴恶心呕吐、冷汗淋漓、面色苍白，或出现腹泻症状，严重者可出现晕厥。

3. 辅助检查

妇科检查、尿妊娠试验、超声等检查有助于诊断。

（三）鉴别诊断

1. 异位妊娠

异位妊娠多有停经史和早孕反应，妊娠实验阳性，妇科检查时宫颈有摇举痛且着色，子宫变软增大，超声检查发现在宫腔外有孕囊或包块存在，后穹窿穿刺可穿出不凝血，内出血严重者可出现休克，面色苍白，意识模糊。本病之疼痛、出血与痛经有相似之处，但疼痛的部位及各种妊娠征象与痛经迥然不同。

2. 胎动不安

胎动不安有停经史和早孕反应，阴道不规则出血，小腹疼痛或坠胀不适或伴见腰骶部酸痛，妊娠实验阳性，妇科检查时宫颈着色，子宫软，超声检查：宫腔内有孕囊存在或可见有血管搏动。其出血和腹痛与痛经相似，但痛经却不伴妊娠征象。

（四）辨证论治

本病在临床上应根据疼痛的性质、部位、出现的时间，月经的期、量、色、质变化及伴见症状等来辨别虚实寒热。

本病根据"通则不痛"的理论，治疗以"调理气血"为主，重在调血通经，气血调和则痛自除。

1. 气滞血瘀证

证候：经前或经期，小腹部剧烈疼痛，拒按，经量少或经行不畅，色紫暗有块，块下痛减，伴胸胁乳房胀痛，烦躁，舌质紫暗，舌边或舌尖有瘀斑或瘀点，苔薄，脉弦或弦涩。

治法：理气活血，祛瘀止痛。

方药：血府逐瘀汤。方中以桃红四物汤活血行瘀；四逆散疏肝理气；加桔梗开胸膈之气与导瘀血下行之牛膝一升一降配合成方。胸胁乳房胀痛者，加香附、郁金、青皮以加强疏肝止痛之力。若痛经剧烈伴恶心呕吐者酌加吴茱萸、半夏。肝郁日久化火者加丹皮、川楝子。瘀而兼寒者加乌药、小茴香、艾叶。血瘀甚者可用三七粉，3 g，每天 3 次，冲服。

中成药：七制香附丸 6 g，每天 3 次，经前一周服。

针灸：针刺三阴交、足三里、太冲、血海、中极、期门，平补平泻，每天 1 次。

2. 寒湿凝滞证

证候：经前、经期小腹冷痛，喜暖拒按，得热痛减，经量少，色黯有块，畏寒肢冷，大便溏薄，舌暗，苔白或白腻，脉沉紧。

治法：温经散寒，祛瘀止痛。

方药：少腹逐瘀汤。方中肉桂、小茴香、干姜温经散寒；当归、川芎、赤芍养血活血祛瘀；元胡、五灵脂、蒲黄、没药化瘀止痛。全方共奏寒邪散、经脉通而痛自止之效。若面色苍白，形寒肢冷甚者，加艾叶、制附片。腰痛者加杜仲、狗脊、续断。

针灸：本症疼痛剧烈可取三阴交、足三里、关元，强刺激，先针后灸。

亦有经期经后，小腹绵绵冷痛，喜暖喜按，得热痛减，经量少，色淡质稀，畏寒肢冷，面色淡白，大便溏薄，舌淡，苔白，脉沉细而无力者，为虚寒所致痛经。治宜温经养血止痛，方选大营煎。

3. 肝肾亏虚证

证候：经期或经后，小腹部隐隐作痛或空痛、坠痛，喜按，经量少或经期错后，色淡质稀，伴腰膝酸软无力，头晕耳鸣或健忘失眠，舌淡，苔薄，脉沉细。

治法：补益肝肾，养血止痛。

方药：调肝汤。方中山茱萸、巴戟天补肾填精；山药、阿胶滋阴补肾；当归、白芍养血敛肝，缓急止痛。全方共奏补肾养肝、缓急止痛之效。

若经量少者，为脾胃虚寒，加鹿角胶、枸杞子、熟地黄。若腰膝酸软疼痛甚者，加桑寄生、杜仲、狗脊。

针灸：刺足三里、三阴交、内关、肾俞、关元、命门穴，用温针。

4. 气血虚弱证

证候：经期或经后，小腹部绵绵作痛，喜按，经量少，色淡质稀，伴面色苍白或萎黄，神疲无力，倦怠懒言，头晕心悸，舌淡，苔薄白，脉细弱。

治法：补气养血，止痛。

方药：圣愈汤加白芍、元胡、香附。方中人参、黄芪补益中气；当归、川芎活血调经；熟地养血，香附调血中之气。更加白芍、元胡加强止痛之功。若血虚甚者加鸡血藤、阿胶、枸杞子。腹部绵绵作痛而胀者乃虚中有滞，酌加乌药、小茴香。

针灸：刺气海、足三里、归来、肾俞、太溪、血海、三阴交穴，用补法。

5. 湿热蕴蒸证

证候：经前经期小腹灼痛拒按，痛连腰骶，或平时即有小腹部疼痛，经前经期加重，经色暗红有块，平素白带量多，色黄质稠，或伴低热，口苦咽干，小便短赤，舌红，苔黄腻，脉滑数或弦数。

治法：清热除湿，化瘀止痛。

方药：清热调血汤加红藤、败酱草、薏苡仁。方中黄连、生薏苡仁清热除湿；红藤、败酱草清热解毒；当归、川芎、桃仁、红花、丹皮活血祛瘀通经；莪术、香附、元胡行气活血止痛；生地黄、白芍凉血清热，缓急止痛。全方共奏清热除湿，缓急止痛之效。

若月经量多，经期延长者加槐花、地榆。平素白带量多，色黄质稠者酌加黄柏、土茯苓清热除湿止带。

针灸：针刺行间、隐白、公孙、太冲、三阴交、关元穴，泻法，每天1次。

诊治痛经，在辨证论治的同时，选择适当的止痛药非常重要。如行气止痛药常用的有香附、元胡、木香、青皮、沉香、枳壳；活血止痛药如川芎、三七、蒲黄、五灵脂、乳香、没药等；散寒止痛药如艾叶、吴茱萸、肉桂、炮姜、乌药、小茴香；清热止痛药如川楝子、丹皮、赤药等。

（五）预防与调护

(1) 注意经期卫生，经期禁房事。

(2) 经期忌生冷之品，注意保暖，忌冒雨涉水。

(3) 经期勿过度劳累，忌剧烈体力劳动，调畅情志，消除紧张情绪。

(4) 经前一周开始服中药，3个月经周期为1个疗程，要足疗程以防复发，虚证更应注意平时的治疗。

五、崩漏

妇女在非行经期间阴道大量下血，暴崩如注，或淋漓出血持续不止者称为"崩漏"。前者称为"崩中"，后者称为"崩下"。久崩不止可致成漏，漏下不止亦可成崩，二者在临床上相互转化，故古有"崩为漏之甚，漏为崩之渐"之说。

西医学的无排卵型功能失调性子宫出血与本病描述颇多类似，可参考本篇论治。

（一）病因病机

本病发生的机制主要在于冲任损伤，不能制约经血所致。其病机主要有脾虚、血瘀、血热和肾虚等。

1. 脾虚

素体脾虚，或思虑过度，或饮食劳倦均可伤脾，脾气亏虚则统摄无权，冲任失约，不能制约经血而致崩漏。

2. 血瘀

经期产后余血未尽，或感受外邪，或情志内伤，以致瘀血停滞，旧血不去则新血不得归经，形成崩漏。

3. 血热

素体阳盛，肝火内炽，或嗜食辛辣助阳之品，或外感热邪，或久病大病耗伤阴血,阴虚生内热,热伤冲任,迫血妄行,冲任失约,经血非时而下以致崩漏。

4. 肾虚

先天肾气不足,早婚房劳多产,或老年肾气渐衰,终致肾虚。若耗伤精血则肾阴虚损,阴虚生内热,热扰冲任,精血失守,而成崩漏;若命门火衰,肾阴虚损,封藏功能失常,冲任失摄,而致崩漏。

(二) 诊断要点

1. 主要症状

月经周期、行经时间、经量均发生严重紊乱。

2. 伴有症状

贫血、不孕、盆腔感染的表现。

3. 辅助检查

妇科检查、卵巢功能测定、超声波、定时子宫内膜活组织检查、基础体温、宫颈刮片对明确诊断有帮助。

(三) 鉴别诊断

1. 月经先期或月经过多伴有经期延长

月经先期是周期缩短,月经过多者出血量多似崩,经期延长者似漏,这种期、量的改变与崩漏有相似之处,但上述出血均有一定周期性,经量的增多与经期的延长应在2周内自然停止,周期缩短应在7天以上2周以内,而与崩漏的出血无定期、持续出血不能在一定时间内自然停止不同。

2. 月经先后不定期

本病以月经时或提前,或错后7天以上但不超过2周,而行经时间正常为特征,而崩漏则周期、行经时间均发生严重紊乱。

3. 经间期出血

经间期出血以有正常期量的月经,但两次月经中间出血量较月经明显减少为特征,与崩漏不难鉴别。

4. 胎漏

胎漏与漏下均表现为不规则阴道出血,而胎漏则有早孕反应或停经史,妊娠试验阳性,超声波提示宫内可见妊娠囊、心管搏动等妊娠征象。漏下却无上述阳性结果。

5. 异位妊娠

异位妊娠以停经、出血和腹痛为特征,妊娠试验阳性,超声波提示一侧附件区可见妊娠囊等征象。而崩漏却无上述阳性结果。

(四) 辨证论治

崩漏以无周期性的阴道出血为辨证要点,临证时以出血量多少、血色的紫淡、血质的稀稠,还应结合全身症状及腹痛情况、舌脉等明辨虚实寒热。

根据"急者治其标,缓者治其本"的原则,"初用止血以塞其流,中用清热凉血以澄其源,末用补血以还其旧",简称塞流、澄源、复旧三法:① 塞流:即是止血,是止崩的重要手段。即指在阴道大量出血时,止血防脱以挽救生命、减少并发症的发生。止血的方法,采用逐瘀止血、益气止血、凉血止血、养血止血、温经止血等方法,不可专事收敛固涩。② 澄源:即是澄本清源,治病求因的意思,是治疗崩漏的重要环节。即在止血救急,出血量减少或出血将至时,找出引起出血的原因,采用补肾、健脾、养血、清热等使崩漏得到根本上的治疗。③ 复旧:即调理善后,是治疗崩漏,防止复发的重要阶段。宜调理脾胃,化生气血,补益肝肾,调固冲任,才能使崩漏得到有效治疗。临床上,三者既有区别又有联系,必须结合具体患者、具体病情、病程阶段灵活运用。

1. 脾虚证

证候:量多如注或淋漓不断,色淡,质稀,面色萎黄或虚浮,神疲体倦,纳少便溏,少气懒言,头晕心悸,舌淡胖苔薄白,脉缓弱或濡。

治法:健脾益气,固冲止血。

方药:固冲汤。方中黄芪、白术健脾益气以摄血;龙骨、牡蛎、海螵蛸固摄冲任;白芍、山茱萸益肾养血并可收敛止血;五倍子、棕榈炭收涩止血;茜草根活血止血。全方使脾气健,冲任固,出血止。若血虚甚者,加阿胶养血止血。腹部绵绵作痛或空坠者酌加山药。出血量多,加人参、升麻,也可用仙鹤草、血见愁、旱莲草,水煎服,每天3次。

中成药:补中益气丸,8粒,每日3次,口服。

针灸:取脾俞、肾俞、气海、三阴交、太溪、百会、命门、断红穴(在第2、3掌骨间,指端下1寸)等穴,毫针刺,用补法。可加灸。

2. 血瘀证

证候:量或多或少,淋漓不断,色紫暗有块,小腹疼痛拒按,块下痛减,舌质紫暗,有瘀斑或瘀点,脉弦涩或涩。

治法:活血化瘀,固冲止血。

方药:逐瘀止崩汤。方中五灵脂、没药活血祛瘀止痛;三七、丹皮炭、炒丹参活血化瘀止血;当归、川芎养血活血;阿胶、艾叶养血止血;乌贼骨、龙骨、牡蛎收涩止血。全方化瘀而止血,止血而不留瘀。

针灸:取关元、隐白、三阴交、地机、太冲、血海等穴,毫针刺,用泻法,隐白穴用灸法。

3. 血热证

证候:出血量多如崩或淋漓不断,色深红,质稠,烦热口渴,大便干结,小便短赤,舌红,苔黄,脉滑数。

治法:清热凉血,固冲止血。

方药:清热固经汤加沙参。方中黄芩、生地黄、地骨皮清热凉血;焦栀子、地榆凉血止血;血热日久伤及阴血,阿胶养血又可止血;龟板、牡蛎育阴潜阳,固摄冲任;藕节、棕榈炭涩血止血;以甘草调和诸药。

4. 肾阴虚证

证候:经量或多或少,淋漓不断,色红,质稠,头晕耳鸣,口燥咽干,五心烦热,两颧潮红。腰膝酸软,舌绛少苔,脉细数。

治法:滋肾养阴,固冲止血。

方药:左归丸去川牛膝加旱莲草、地榆。方中山茱萸、熟地黄、枸杞子滋肾阴而填精血;山药、菟丝子、鹿角胶滋肾阳而补肾气;龟板、旱莲草、地榆滋阴凉血而止血。全方共奏滋肾养阴,固冲止血之效。

针灸:取肾俞、脾俞、气海、三阴交、太溪、内关等穴,毫针刺,用补法,并可加灸。

5. 肾阳虚证

证候:经量或多或淋漓不断,色淡,质稀,腰痛膝冷,畏寒怕冷,小便清长,大便稀溏,面色晦暗,舌淡苔白,脉沉迟或沉弱。

治法:补肾助阳,固冲止血。

方药:左归丸去肉桂、当归。方中山茱萸、熟地黄、枸杞子、山药滋肾阴而填精血;鹿角胶、菟丝子、杜仲壮肾阳而固冲任;制附子助阳止血。全方共奏补肾助阳,固冲止血之效。阳虚明显者上方加巴戟天、紫河车、紫石英。若出血较多,色暗红夹血块,小腹痛甚者加乳香、没药、五灵脂以化瘀止痛。

（五）预防与调护

（1）锻炼身体,增强体质,注意合理的饮食。

（2）避免经期劳累,注意善后调理,治疗要足疗程,以预防再复发。

（3）调畅情志,避免精神刺激。

六、闭经

女子年逾 16 周岁,月经尚未来潮;或已行经又中断 6 个月以上者,称为"闭经"。前者称"原发性闭经",后者称"继发性闭经"。古称"女子不月""月事不来""经闭"等。本病首见于《素问·阴阳别论》。妇女妊娠期、哺乳期或更年期的月经停闭不行,属生理现象;有的少女初潮 1～2 年内偶有月经停闭现象,也可不予治疗。闭经是临床常见又较难治的妇科疾病之一。

西医学所指的原发性闭经主要见于子宫、卵巢的先天异常或无子宫等。继发性闭经主要见于多囊卵巢综合征、阿谢曼综合征、席汉综合征、闭经-溢乳综合征、卵巢早衰、生殖道结核以及精神心理因素引起的中枢神经及丘脑下部功能失常。因先天性生殖器官缺陷,或后天器质性损伤致无月经者,药物治疗难以奏效,不属本节讨论的内容。

（一）病因病机

闭经的发病机理有虚、实两个方面，虚者多由肝肾亏损，气血亏虚，阴虚血燥，而致精血不足，血海空虚，无血可下，故而经闭不行。实者多由气滞血瘀，痰湿阻滞而致血行不畅，冲任受阻，胞脉不通，而经闭不行。

1. 肝肾亏损

先天禀赋不足，或后天房劳多产、大病久病伤及肝肾，肝不藏血，肾不施化，冲任亏损，血海不盈，无血可下，则经闭不行。

2. 气血亏虚

素体气血亏虚，或饮食劳倦，忧思过度，损伤脾胃，气血生化无源；或大病久病，虫积所伤，耗血伤精，血海空虚，无血可下，则经闭不行。

3. 阴虚血燥

失血伤阴，或久病耗损，或过食辛温燥热之品，灼煎阴血，致血海干涸，无血可下，而成血枯经闭。若病久不愈，阴血耗损，血海枯竭，虚火内炽，则为阴虚血热之虚劳经闭。

4. 气滞血瘀

经行产后，胞脉空虚，外感风冷寒湿，或内伤寒凉生冷，血为寒凝，行而不畅，冲任受阻，胞宫脉络瘀滞不通，则经闭不行；或内伤七情，肝气郁结，气滞则血行瘀阻，发为闭经。

5. 痰湿阻滞

形肥体胖，脂膜闭塞冲任胞脉；或脾虚失运，水湿停留，凝聚成痰，阻于冲任，闭塞子宫，胞脉不通，而经闭不行。

（二）诊断要点

1. 临床表现

青春期女子，年逾 16 周岁，月经尚未初潮，可伴第二性征发育差；或已行经，月经停闭超过 6 个月。

2. 妇科检查

注意检查外阴、子宫、卵巢有无缺失、损伤、萎缩、畸形、肿块，阴毛有无脱落，处女膜有无闭锁等；继发性闭经日久者，常见子宫缩小、阴道黏膜充血等雌激素水平低落现象。

3. 辅助检查

基础体温测定，B 超、CT、MRI、宫腔造影及性激素水平测定等均有助于诊断。结核病、重度贫血及营养不良等所致的继发性闭经，借助血常规、胸腹部 X 线及宫腔镜等检查有助于确诊。

（三）鉴别诊断

1. 避年

避年者月经一年一行，可正常生育。闭经者，月经停闭不行，往往不孕，并伴全身不适。

2. 暗经

暗经者，终身不行经而能受孕。原发性闭经往往有子宫缺失、始基子宫，或性器官畸形。经盆腔 B 超及妇科检查可助鉴别。

3. 早孕

对于月经稀发者早孕，应注意与闭经相鉴别。早孕者月经不行，伴有厌食、择食、恶心等早孕反应。闭经者多先有月经不规则，继而月经停闭。借助妊娠试验、B超及妇科检查有助于鉴别。

（四）辨证论治

闭经的辨证应以全身症状为依据，首先明确是经病还是他病所致。是经病者，再结合病史及舌脉分清虚实。一般年逾 16 周岁尚未行经，或月经初潮偏迟，或由月经后期渐至停闭，并伴有大病久病史、失血史、手术史，证候以虚像为主的，多属虚证。如既往月经尚属正常而突然停经，并伴有其他实证表现的，多为实证。

治疗原则是虚者补而通之；实者泻而通之；虚实夹杂者当攻中有养，补中有通，以达到恢复或建立规律性月经周期为目的。本病虚证多、实证少，切忌妄行攻破之法。

1. 肝肾亏损

证候：年逾 16 岁尚未行经，或月经周期延后，经量过少，渐至经闭。兼见形体瘦弱，面色憔悴，肌肤不荣，头晕耳鸣，腰膝酸软，阴中干涩，阴毛、腋毛稀疏脱落。舌淡红，苔少，脉沉弦细。

分析：肝肾虚损，精血亏乏，冲任不盈，血海空虚，无血可下，故月经延迟不行，或停闭不潮；精血亏虚，冲任不充，则致月经量少渐至经闭；精血不荣肌肤，则形体瘦弱，面色憔悴，肌肤不荣；精血不能奉养脑髓，则头晕耳鸣，腰膝酸软；阴血不润前阴，则阴中干涩，阴毛稀疏脱落。舌脉为肝肾亏损之征。

治法：补益肝肾，养血通经。

方药：归肾丸。方中熟地、山茱萸补肾益精；枸杞、杜仲、菟丝子填精益血，强腰健肾；当归补血活血；山药、茯苓健脾益气。全方补肾阴，养肝血，健脾调经。若精血不足，面色苍白，肌肤不荣，酌加何首乌、阿胶、鸡血藤以益精养血；疲乏无力，酌加人参、白术以补益中气；腰膝酸软，小腹凉、夜尿多，酌加益智仁、仙茅、仙灵脾以温肾助阳。

2. 气血亏虚

证候：月经周期逐渐延迟，经血量少，色淡，质稀，终至经闭不行。兼见面色萎黄,神疲肢倦,头晕眼花,心悸气短。舌淡,苔薄,脉细无力。

分析:反复失血,或虫积耗血,或脾胃虚损,化源不足,气血亏虚,冲任不充,血海空虚,无血可下,故月经稀少,渐至停闭不行。血虚不能上荣于面,则面色萎黄;气虚不振,故神疲肢倦;脑髓失养,故头晕眼花;血不养心,故心悸气短;舌淡、苔薄、脉细无力,为气血亏虚之征。

治法:补中益气,养血调经。

方药:人参养荣汤。方中人参、黄芪、白术、茯苓、陈皮、炙甘草补中益气;当归、白芍、熟地养血调经;五味子、远志宁心安神;桂心温阳和营。全方补气养血,使阳生阴长,气充血旺。若性欲低下,子宫萎缩,毛发脱落者,酌加鹿角胶、紫河车等血肉有情之品以大补气血;肠鸣形寒,腹泻便溏者,去当归,酌加炮姜、小茴香、艾叶以温经养血;腹胀满,加砂仁、香附以理气行滞。

若营阴暗耗,心火偏亢,心悸失眠,宜养心阴、和血脉,方选柏子仁丸。

3. 阴虚血燥

证候:月经延后,量少、色红、质稠,渐至停闭不行。五心烦热,颧红唇干,骨蒸劳热,盗汗不止,干咳少痰或痰中带血。舌红,少苔,脉细数。

分析:阴血亏损,虚热内生,津伤血燥,血海干涸,故月经延后,量少、色红质稠,渐至经闭;虚火内炽,扰及心神,则五心烦热;虚热上灼,则颧红唇干;虚热内扰,蒸津外泄,则骨蒸劳热,盗汗不止;热伤肺络,则干咳或痰中带血;舌红、少苔、脉细数,为阴虚血燥之征。

治法:滋阴润燥,养血通经。

方药:一阴煎加丹参、黄精、女贞子、制香附。方中生地、熟地滋养肾阴,清解血热;麦冬、知母、地骨皮养阴清热;白芍和血敛阴;炙甘草调和诸药,加女贞子、黄精滋补精血;丹参、制香附理气活血。全方既能滋肾阴,又能清虚火,肾水足,虚火清,冲任通畅,经血自调。若虚热不解,潮热时有,加鳖甲、青蒿以清虚热;盗汗不止者,酌加浮小麦、煅龙牡以固涩止汗;心烦失眠者,酌加柏子仁、合欢皮、黄连、珍珠母以清心安神;咯血者,酌加桑叶、百合、白及以凉血止血;结核病未愈者,应坚持给予抗结核治疗。

4. 气滞血瘀

证候:月经数月不行。少腹胀痛拒按,胸胁乳房胀痛,精神抑郁,烦躁易怒。舌质紫黯,有瘀点,脉沉弦或弦涩。

分析:气机郁滞,血瘀内停,冲任受阻,胞脉不通,则月经数月不行;气血阻滞,不通则痛,故少腹胀痛拒按;气滞不宣,则精神抑郁,胸胁、乳房胀痛,心烦易怒;舌紫黯、有瘀点,脉弦涩,均为气滞血瘀之征。

治法:理气活血,祛瘀通经。

方药:血府逐瘀汤。方中桃红四物汤活血化瘀,养血调经;柴胡、赤芍、枳壳、甘草疏肝理气,气行则血行;桔梗开胸膈之结气;牛膝引瘀血下行。全方活血祛瘀,行气止痛。少腹痛甚拒按者,酌加延胡索、姜黄、三棱以化瘀止痛;身重疲乏无力者,加人参、黄芪以健脾益气;腰腹冷痛者,去生地加小茴香、肉桂以温经止痛;小腹疼痛灼热兼便结,加败酱草、丹皮、知母、大黄以清热通便。

5. 痰湿阻滞

证候:月经稀发,量少,色淡,渐至闭经。形体肥胖,胸胁满闷,呕恶痰多,神疲倦怠,纳少便溏,带下量多。舌体胖大,苔白腻,脉沉滑。

分析:痰湿下注,阻于冲任,胞脉闭阻,则月经稀发,量少,色淡,甚而停闭不行;痰湿阻于胸脘,气机不利,则胸胁满闷,呕恶痰多;湿邪困脾,运化失职,则神疲倦怠,纳少,便溏;湿浊下注,则带下量多;舌体胖大,苔白腻,脉沉滑,为痰湿内盛之象。

治法:豁痰除湿,活血通经。

方药:丹溪治湿痰方。方中苍术、半夏燥湿化痰;白术、茯苓健脾利湿;滑石渗湿利水;川芎、当归、香附理气行血。全方化痰除湿,理气健脾,活血通经。胸脘满闷者,酌加瓜蒌、枳壳以宽胸顺气;疲乏无力者,酌加人参、黄芪以益气健脾;面浮肢肿者,酌加益母草、泽兰、泽泻以活血利水消肿。

(五)其他疗法

1. 针灸疗法

主穴选足三里、三阴交、神阙,配穴选气海、血海、关元。用补法,留针 10～15 min,每日 1 次。适于虚证。

2. 中成药

(1) 大黄䗪虫丸:每次 1 丸,一日 2 次,黄酒或温水送服,适用于血瘀型。

(2) 乌鸡白凤丸:每次 1 丸,一日 2 次,温开水送服,适用于气血两虚型。

3. 饮食疗法

(1) 山楂 60 g,鸡内金、红花各 9 g,红糖 30 g,水煎服。每日 1 剂,分 2 次服,每月连服 7 剂。适于气滞血瘀型。

(2) 当归、黄芪各 30 g,生姜 65 g,羊肉 250 g,用砂锅炖烂。每日 1 次,每月连服 5～6 次。适于气血虚弱型。

(六)预防与调护

(1) 坚持平衡饮食,忌偏食、择食等不良饮食习惯;身体肥胖者应节制饮食,增加体力活动,减轻体重;营养不良者要积极改善饮食,增进食欲,增强体质。

(2) 采取有效的节育措施,避免多次人工流产、引产、刮宫等损伤。

(3) 采用新法接生,避免产后大出血及感染。哺乳期不宜过长。

(4) 注意及时治疗某些可能导致闭经的疾病,如炎症、结核、糖尿病、肾上腺及甲状腺疾病。

(5) 调畅情志,解除心理负担,稳定思想情绪,积极配合治疗。

第二节　带　下　病

带下量明显增多或减少,色、质、气味异常,或伴有全身或局部症状者,称带下病,古代又称为"白沃""赤沃""白沥""赤沥""下白物"等。本病首见于《素问·骨空论》:"任脉为病,女子带下瘕聚"。带下有广义和狭义之分,广义带下泛指经、带、胎、产等多种妇科疾病,因其多发生在带脉以下而名,故古人称妇产科医生为带下医。狭义带下又有生理和病理之别,生理性带下是指女性发育成熟后,阴道内分泌的少量无色无臭的黏液,有润泽阴道的作用。本章所讨论的是狭义的病理性带下。西医学的阴道炎、宫颈炎等所致的白带增多,属于本病范畴。

一、病因病机

本病的主要病因是湿邪为患,伤及任、带二脉,使任脉不固,带脉失约而致。湿邪又有内湿、外湿之分。内湿主要涉及脾、肾、肝三脏,脾虚失运,水湿内生;肾阳虚衰,气化失常,水湿内停;肝郁侮脾,湿热下注等均可产生内湿。外湿多因久居湿地,或冒雨涉水或不洁性交等感受湿邪引起。临床常见证型有脾虚湿困、肾阳虚、阴虚夹湿、湿热下注和热毒蕴结。

1. 脾虚湿困

素体脾虚,或劳倦过度,或饮食所伤,或思虑太过,皆可损伤脾气,致其运化失职,水液不运,聚而生湿。湿性趋下,流注下焦,伤及任带,使任脉不固,带脉失约,故致带下过多。

2. 肾阳虚

先天禀赋不足,或年老体虚,或房劳过度,或早婚多产,或久病伤肾,致肾阳亏虚,命门火衰,寒湿内生,使带脉失约,任脉不固,而为带下;或因肾气亏损,封藏失职,精液滑脱,而致带下过多。

3. 阴虚夹湿

素体阴虚,或年老、产后、久病等,都可损伤阴液,阴虚失守,下焦感受湿热之邪,损及任带,约固无力,致带下量多。

4. 湿热下注

经行产后,胞脉空虚,摄生不洁,或淋雨涉水,居处潮湿等,皆可感受湿邪,蕴久化热;或因脾虚生湿,湿蕴化热;或肝气郁结,久而化热,肝郁乘脾,肝热脾湿,湿热互结,流注下焦,损伤任带二脉,而为带下过多。

5．热毒蕴结

经期产后，胞脉空虚，摄生不慎，或房室不禁，或阴部手术消毒不严，或手术损伤，感染热毒，或湿热蕴久成毒，热毒损伤任带二脉，而为带下过多。

二、诊断要点

1．临床表现

带下量明显增多，并伴带下色、质、气味的异常，或伴有阴部瘙痒、灼热、疼痛，或兼有尿频、尿痛、小腹痛、腰骶痛等局部和全身症状。

2．妇科检查

可见各类阴道炎、宫颈炎、盆腔炎等炎症体征，也可发现肿瘤。

3．辅助检查

阴道分泌物涂片检查，或可查到有滴虫、白色念珠菌及其他病原体。必要时行宫颈拭子病原体培养。B超检查对盆腔炎症及盆腔肿瘤有诊断价值。

三、鉴别诊断

（1）带下呈赤色时，应与经间期出血、漏下相鉴别。

① 经间期出血。

经间期出血为月经周期正常，两次月经之间出现周期性出血，一般持续3～7天，可自行停止。而赤带出现无周期性。

② 漏下。

漏下是指经血非时而下，淋漓不断，月经周期紊乱。而赤带之月经周期正常。

（2）带下呈赤白带或黄带时，需与阴疮、子宫黏膜下肌瘤相鉴别。

① 阴疮。

阴疮是指妇人阴户生疮，阴疮溃破时也可出现赤白样分泌物，但局部红、肿、热、痛或积结成块，而带下病无此症状。

② 子宫黏膜下肌瘤。

当肌瘤突入阴道时，也可出现脓性白带或赤白带，但妇科检查可见悬吊于阴道内的黏膜下肌瘤，不难鉴别。

（3）带下呈白色时，应与白淫、白浊相鉴别。

① 白淫。

白淫为女子骤然从阴道流出大量白色黏液，如《素问·痿论》云："思想无穷，所愿不得，意淫于外，入房太甚，宗筋弛纵，发为筋痿，及为白淫。"与带下病之阴中绵绵而下白物，无有休止之症状不同。

② 白浊。

白浊是指尿窍流出秽浊如米泔物的一种疾病,多随小便排出,可伴小便淋漓涩痛。而白带出自阴道,两者自不相同。

带下过多,可见于许多疾病。若出现大量浆液性黄水,或脓性,或米汤样恶臭带下时,应警惕宫颈癌、宫体癌、或输卵管癌。可借助妇科检查,阴道细胞学检查,或宫颈、子宫内膜病理检查、B超、宫腔镜、腹腔镜等检查鉴别诊断。

四、辨证论治

本病主要以带下的量、色、质、气味的特点为依据,并结合全身症状、舌脉来辨清虚、实、寒、热。一般而论,量多、色淡、质稀者,多属虚、属寒;量多、色黄、质稠、有臭秽者,多属实、属热;带下量多,色黄或赤白带下,五色带,质稠如脓,有臭味或腐臭难闻者,多为热毒。

治疗以除湿为主。一般治脾宜运、宜升、宜燥;治肾宜补、宜涩;湿热和热毒宜清、宜利。还可配合其他疗法以提高疗效。

1. 脾虚湿困

证候:带下量多,色白或淡黄,质稀,或如涕如唾,无气味。面白无华,四肢不温,腹胀纳少,便溏,肢倦,或肢体水肿。舌淡胖,苔白或腻,脉缓弱。

分析:脾虚运化失职,水湿下注,伤及任带,使任脉不固,带脉失约,故致带下量多,色白或淡黄,质稀;脾虚中阳不振,则见面白无华,四肢不温;脾虚失运,化源不足,机体失养,则肢倦,腹胀纳少,便溏,或肢体水肿。舌淡胖,苔白或腻,脉缓弱,皆脾虚湿困之征。

治法:健脾益气,升阳除湿。

方药:完带汤。方中重用白术、山药以健脾益气止带;人参、甘草补气扶中;苍术健脾燥湿;白芍、柴胡、陈皮舒肝解郁,理气升阳;车前子利水除湿;黑荆芥入血分,祛风胜湿。全方脾、胃、肝三经同治,寓补于散之内,寄消于升之中,补虚而不滞邪,以达健脾升阳,除湿止带之效。若肾虚腰痛者,加杜仲、菟丝子、鹿角霜、覆盆子等温补肾阳;寒凝腹痛者,加香附、艾叶以温经散寒止痛;若气虚明显者,加黄芪补气;血虚者,加当归补血;若带下日久,正虚不固者,加金樱子、芡实、乌贼骨、白果、莲肉、龙骨之类以固涩止带;纳呆者,加砂仁、厚朴以理气醒脾;便溏、肢肿者,加泽泻、桂枝、仙茅以温阳化气利水。若湿邪蕴久化热,带下量多,色黄,质稠,有臭味者,宜健脾祛湿,清热止带,方用易黄汤。

2. 肾阳虚

证候:带下量多,清冷如水,绵绵不断。腰膝酸软冷痛,形寒肢冷,小腹冷感,面色晦暗,小便清长,或夜尿增多,大便溏薄。舌淡,苔白润,脉沉弱,两尺尤甚。

分析:肾阳亏虚,命门火衰,气化失职,寒湿内生,任带不固,故见带下量多,质稀;腰为肾之府,肾虚腰膝失于温养,则腰膝酸软冷痛;阳虚则寒从内生,则形寒肢冷；小腹为胞宫所居之处，胞络系于肾，肾阳虚，胞宫失于温煦，故小腹有冷感；阳气不能外达，则面色晦暗；肾阳虚不能上温脾阳，下暖膀胱，则见大便溏薄，小便清长，或夜尿增多；舌淡，苔白润，脉沉弱，两尺尤甚，为肾阳不足之象。

治法：温肾助阳，固任止带。

方药：内补丸。方中鹿茸、菟丝子、肉苁蓉温肾阳、益精髓，固任止带；黄芪益气固摄；潼蒺藜、桑螵蛸涩精止带；肉桂、制附子温肾壮阳；白蒺藜疏肝祛风；紫菀茸温肺益肾。全方共奏温补肾阳，涩精止带之效。若便溏者，去肉苁蓉，加补骨脂、肉豆蔻涩肠止泻；小便清长或夜尿增多者，加益智仁、台乌药、覆盆子以温肾缩尿；若带下如崩者，加鹿角霜、煅牡蛎、巴戟天、金樱子以补肾涩精止带。

3. 阴虚夹湿

证候：带下量或多或少，色黄或赤白相兼，质黏稠，有臭气。阴部干涩，有灼热感或瘙痒，腰膝酸软，头晕耳鸣，五心烦热，咽干口燥，失眠多梦，或面部烘热。舌质红，苔少或黄腻，脉细数。

分析：肾阴不足，虚火内生，复感湿邪，损伤任带二脉，故致带下量较多，带下色黄或赤白相兼，质黏稠，有臭气；阴精亏虚，阴部失荣，则阴部干涩，有灼热感或瘙痒；腰为肾之府，脑为髓海，肾阴虚，腰膝清窍失养，则腰膝酸软，头晕耳鸣；肾阴不足，虚热内生，故见五心烦热，咽干口燥；虚热扰乱心神，则失眠多梦；阴虚不能制阳，虚阳上扰，则见面部烘热；舌红，苔少或黄腻，脉细数，皆阴虚夹湿之征。

治法：滋阴益肾，清热除湿。

方药：知柏地黄汤加芡实、金樱子。知柏地黄汤原方可滋阴降火，再加芡实益肾固精，健脾祛湿；金樱子固涩止带。诸药合用，共奏滋肾清热，除湿止带之功。若兼失眠多梦者，加柏子仁、酸枣仁、远志、麦冬以养心安神；若咽干口燥甚者，加麦冬、沙参、玄参以养阴生津；若五心烦热甚者，加地骨皮、银柴胡以清退虚热；兼头晕目眩者，加旱莲草、女贞子、白菊花、龙骨以滋阴清热，平肝熄风；带下较多者，加乌贼骨、桑螵蛸固涩止带。

4. 湿热下注

证候：带下量多，色黄或呈脓性，质黏稠，有臭气，或带下色白质黏，如豆渣状。外阴瘙痒，小腹作痛，脘闷纳呆，口苦口腻，小便短赤。舌质红，苔黄腻，脉滑数。

分析：湿热壅积于下，或湿毒之邪直犯阴器胞宫，损伤任带二脉，故见带下量多，色黄或呈脓性，质黏稠，有臭气，或带下色白，质黏，如豆腐渣状，阴痒；湿热阻遏气机，则小腹作痛；湿热阻于中焦，则见脘闷纳呆，口苦口腻；湿热郁于膀胱，则小便短赤；舌红，苔黄腻，脉滑数，均为湿热内盛之征。

治法：清热利湿止带。

方药：止带方。方中茯苓、猪苓、泽泻利水渗湿止带；赤芍、丹皮凉血活血；车前子、茵陈清热利水，使湿热之邪从小便而泄；黄柏、栀子泻热解毒，燥湿止带；牛膝引诸药下行，直达病所，以除下焦湿热。若带下有臭气者，加土茯苓、苦参以清热燥湿;腹痛者,加川楝子、延胡索以理气活血止痛;兼阴部瘙痒者,加苦参、蛇床子以清热杀虫止痒。若肝经湿热下注,带下量多,色黄或黄绿,质黏稠,呈泡沫状,有臭气,阴部瘙痒,烦躁易怒,头晕目眩,口苦咽干,便结尿赤,舌边红,苔黄腻,脉弦滑数,治宜清肝除湿止带,方用龙胆泻肝汤。

5. 热毒蕴结

证候:带下量多,黄绿如脓,或赤白相兼,或五色杂下,质黏稠,气臭秽。小腹疼痛,拒按,腰骶酸痛,口苦咽干,大便干结,小便短赤。舌质红,苔黄或黄腻,脉滑数。

分析:热毒损伤任带二脉,故带下量多,赤白相兼,或五色杂下;热毒蕴蒸,则带下质黏如脓,且有臭气;热毒蕴结,瘀阻胞脉,则小腹、腰骶疼痛;热毒伤津,则口苦咽干,大便干结,小便短赤;舌红,苔黄或黄腻,脉滑数,均为热毒内蕴之象。

治法:清热解毒。

方药:五味消毒饮加土茯苓、薏苡仁、败酱草。方中蒲公英、金银花、野菊花、紫花地丁、天葵子清热解毒;加土茯苓、薏苡仁、败酱草既能清热解毒,又可利水除湿。全方合用,共奏清热解毒,除湿止带之功。若腰骶酸痛,带下恶臭难闻者,加穿心莲、半枝莲、鱼腥草、椿根皮以清热解毒除秽;若小便淋痛,兼有白浊者,加土牛膝、虎杖、车前仁、甘草梢以清热解毒,利尿通淋。

五、其他疗法

1. 外治法

(1) 洁尔阴、肤阴洁等洗剂外洗,适用于黄色带下。

(2) 洁尔阴泡腾片、保妇康栓等,每晚睡前清洗外阴后,塞入阴道1片,10天为一个疗程,经期禁用,适用于黄色带下。

(3) 止带栓塞散:苦参20 g,黄柏30 g,威灵仙30 g,百部15 g,冰片5 g,蛇床子30 g,雄黄5 g,共为细末调匀,分成30等份。每份用纱布包裹如球状,用长线扎口备用。用前消毒,每晚睡前,将药球纳入阴道内,线头留置于外,第2天拉出药球。经期禁用。适用于黄色带下。

(4) 川椒10 g,土槿皮15 g,煎水坐浴,适用于白色带下。

(5) 蛇床子30 g,地肤子30 g,黄柏15 g,煎水坐浴,适用于黄色带下。

2. 热熨法

电灼、激光等作用于宫颈病变局部,使病变组织凝固、坏死、脱落、修复、愈合而达到治疗的目的,适用于因宫颈炎而致带下过多者。

3. 针灸疗法

(1) 体针:主穴取关元、气海、归来。配穴根据肝郁、肾虚、脾虚之不同,分别取肝俞、肾俞、脾俞等穴。快速进针,用补法,得气之后不留针,每日1次,10次为一个疗程。

（2）艾条灸：取穴隐白、大都。将艾条点燃，靠近穴位施灸，灸至局部红晕温热为度。每穴施灸 10 min 左右，隔日 1 次，10 次为一个疗程。适用于治疗脾肾阳虚的带下病。

4. 中成药

（1）乌鸡白凤丸：每次 1 丸，每日 2 次，口服。10 天为一个疗程。适用于脾肾虚弱者。

（2）愈带丸：每次 3~4 片，每日 3 次，口服。10 天为一个疗程。适用于湿热下注者。

（3）知柏地黄丸：每次 5 g，每日 2 次，口服。10 天为一个疗程。适用于阴虚夹湿者。

（4）白带丸：每次 3 g，每日 3 次，口服。10 天为一个疗程。适用于肾虚带下者。

六、预防与调护

（1）保持外阴清洁，注意经期、产后卫生，禁盆浴。

（2）勿淋雨涉水或久居阴湿之地，以免感受寒湿之邪。

（3）注意合理饮食，避免饥饱无度，或过食肥甘、辛辣之品，以免损伤脾胃，滋生湿热。

（4）注意性卫生，对具有交叉感染的带下病，在治疗期间应禁止房事，且性伴侣应同时接受治疗。

（5）治疗期间禁止游泳或使用公共洁具，以免再受感染或感染他人。

（6）医务人员应严格执行消毒隔离常规，以避免医源性交叉感染。

（7）定期进行妇科普查，做到有病早发现、早治疗。

第三节　妊　娠　病

一、妊娠恶阻

妊娠后出现严重的恶心呕吐，头晕厌食，甚至食入即吐者，称为"妊娠恶阻"，又称"妊娠呕吐""阻病"，是妊娠早期常见的病证之一。本病首见于《金匮要略·妊娠病脉证并治篇》。若早孕时仅出现恶心，择食，头晕倦怠等，为早孕反应。一般妊娠3 个月后可自行缓解，无需治疗。本病西医学称为"妊娠剧吐"。

（一）病因病机

本病的主要病机是冲气上逆，胃失和降。发病的根本是素体胃虚。发病的诱因是孕后血聚胞宫以养胎，冲脉气盛，冲气上逆犯胃所致。常见的证型有脾胃虚弱、肝胃不和。

1. 脾胃虚弱

孕后血聚冲任以养胎，冲脉之气偏盛，又冲脉隶于阳明，若脾胃素虚，冲气乘虚挟胃气上逆，胃失和降，致病恶阻。

2. 肝胃不和

平素性躁易怒，肝火偏旺，孕后血聚养胎，肝血不足，肝火愈旺。且冲脉气盛，冲脉附于肝，隶于阳明，冲气并肝火上逆犯胃，胃失和降而发恶阻。

（二）诊断要点

1. 临床表现

轻者，妊娠早期呕吐，食后多见，伴厌食倦怠，头晕嗜睡，体温脉搏正常。中、重度者，呕吐频繁，不能进食，呕吐物含胆汁、咖啡样物，精神萎靡，体重减轻，皮肤、黏膜干燥，双眼凹陷，体温升高，脉搏加快，甚至出现黄疸，血压降低，嗜睡或昏迷等。

2. 孕期检查

为妊娠子宫。

3. 辅助检查

妊娠试验阳性；中、重度者，尿酮体阳性；还需选择进行血常规、电解质、肝和肾功能等检查。

（三）鉴别诊断

1. 胃炎

慢性胃炎除恶心呕吐外，并有胃脘部经常隐痛，上腹部饱胀，食后更甚等症状，病史较长，发病与妊娠无关，胃镜检查可鉴别。急性胃炎多有饮食不节史。

2. 妊娠期合并病毒性肝炎

有与肝炎患者密切接触史，或接受输血、注射血制品的病史，与恶心呕吐、食欲减退的同时，伴有厌油腻、腹胀、腹泻及肝区疼痛等症状，肝功能检查等可资鉴别。

3. 妊娠合并急性阑尾炎

急性阑尾炎开始于脐周或中上腹部剧烈疼痛，伴有恶心呕吐，随后疼痛转移到右下腹部，有压痛及反跳痛，伴有肌紧张，出现体温升高和白细胞增多。

4. 葡萄胎

除剧烈呕吐外，有不规则阴道出血，子宫增大与停经月份不符。血 β-hCG 水平 $>100\ kU/L$，且持续不降。B 超显示宫腔内充满不均质密集状或短条状回声，呈

"落雪状",无妊娠囊、胎儿结构及胎心搏动。

（四）辨证论治

本病的辨证主要依据呕吐物的性状(色、质、气味),结合全身证候、舌脉进行综合分析。如口淡,呕吐清水、清涎、无酸腐气味者,多为虚证、寒证;口苦,呕吐酸水或苦水,或黄稠痰涎,气味酸臭者,多为热证、实证。

本病的治疗,以调气和中、降逆止呕为主。用药当兼固胎元,并注意饮食、情志的调节。对中、重度患者,可采用中西医结合治疗,给予输液,纠正酸中毒及电解质紊乱。如病情仍不见好转,应考虑治疗性终止妊娠。

1. 脾胃虚弱

证候:妊娠早期,反复恶心呕吐,吐出清水痰涎。纳少,腹胀,神疲乏力。舌淡苔白,脉缓滑无力。

分析:脾胃素虚,孕后冲气偏盛而上逆犯胃,胃失和降,则反复恶心呕吐;脾胃虚弱,运化失职,因而吐出清水痰涎,纳少腹胀;舌淡苔白,脉缓滑无力,均为脾胃虚弱之征。

治法:健脾和胃,降逆止呕。

方药:香砂六君子汤。方中党参、白术、茯苓、甘草、大枣健脾养胃;半夏、砂仁、生姜温胃降逆止呕;木香、陈皮理气和中。全方补脾胃,降逆气,使呕吐得止。若胃中虚寒,脘腹冷痛,加丁香、白豆蔻以温胃止痛;若吐甚伤阴,口干,便秘者,去木香、砂仁,加石斛、玉竹、黄芩以养阴清热。若脾虚挟痰湿,证见胸脘满闷,呕吐痰涎,口淡而腻,方用小半夏加茯苓汤加白术、砂仁、陈皮以理气和胃,化痰止呕。

2. 肝胃不和

证候:妊娠呕吐酸水、苦水,甚至咖啡样物。胸胁满闷,嗳气叹息,头晕目眩,烦渴口苦。舌红苔黄燥,脉弦滑数。

分析:孕后冲气并肝火上逆犯胃,又肝胆相表里,则呕吐酸水、苦水,甚至咖啡样物;肝气郁结,则胸胁满闷,嗳气叹息;肝火上逆,因而头晕目眩,烦渴口苦。舌红苔黄燥,脉弦滑数,为肝热内盛之征。

治法:清肝和胃,降逆止呕。

方药:苏叶黄连汤酌加半夏、陈皮、竹茹、乌梅。方中苏叶理气和胃;黄连苦寒清热以降胃气,加半夏、竹茹、陈皮佐苏叶降逆止呕;乌梅生津抑肝。全方共奏清肝和胃,降逆止呕之效。如呕甚伤津,五心烦热,口干舌红者,加沙参、石斛、麦门冬以养阴清热;便秘者,加胡麻仁、生首乌润肠通便。

以上两型,若呕吐不止,出现气阴两亏的重症,宜用生脉散合增液汤加玉竹、芦根、天花粉以益气养阴,和胃止呕,并配合西医输液治疗。

（五）其他疗法

1. 单方验方

（1）生枇杷叶（去净毛）15 g，伏龙肝 30 g，水煎，代茶饮用。用于脾虚痰湿型。

（2）竹茹 9 g，陈皮 6 g。水煎服，每日 1 剂。用于肝胃不和型。

2. 针灸疗法

（1）体针：取中脘、内关、三阴交、足三里、丰隆等穴，用毫针行平刺法，每日 1 次。

（2）穴位吸引法：用穴位吸引器或中号火罐，吸住患者中脘穴后，再进食或服药，食后 15～30 min 放去负压，能抵制呕吐，帮助进食。

（六）预防与调护

（1）饮食宜清淡而富有营养，少吃多餐；汤药宜浓煎，少量频服；禁辛辣、油腻及生冷之品；勿空腹或过饱。

（2）解除思想顾虑，保持心情愉快。

（3）妊娠剧吐，尿酮体阳性者，宜卧床休息，暂禁食，给予输液，记液体出入量，呕吐好转后改少量流质。

二、妊娠腹痛

妊娠期间，出现小腹疼痛，反复发作，称为"妊娠腹痛"，又称"胞阻"。首见于《金匮要略·妇人妊娠脉证并治》。妊娠腹痛属于西医学先兆流产的症状之一。

（一）病因病机

本病的主要病机是胞脉阻滞，气血运行不畅，不通则痛；或胞脉失养，不荣而痛。临床上常见证型有血虚、虚寒、气滞。

1. 血虚

脾虚化源不足，或素体血虚，或失血过多，复因孕后血聚下以养胎，阴血更虚，胞脉失养而腹痛。

2. 虚寒

素体阳虚，阴寒内生，气血运行不畅，胞脉受阻，不通则痛；或胞脉失于温煦濡养，不荣而痛。

3. 气滞

素性忧郁，或孕后情志所伤，肝郁气滞，血行不畅，胞脉受阻，不通而痛。

（二）诊断要点

1. 临床表现

妊娠期间出现小腹部疼痛为主证,一般痛势较缓,疼痛反复发作。

2. 孕期检查

妊娠子宫,大小与停经月份相符,腹部柔软不拒按。

3. 辅助检查

必要时做血常规、B超等检查,以排除其他疾病所致的腹痛。

（三）鉴别诊断

1. 异位妊娠

（1）异位妊娠未破损型:一侧下腹隐痛或伴有阴道不规则出血;附件有软性包块、压痛;妊娠试验阳性;B超、血 β-hCG 测定可资鉴别诊断。

（2）异位妊娠已破损型:停经数日,突然一侧下腹撕裂样剧痛,可波及至全腹,常伴恶心呕吐,甚至晕厥或休克;下腹压痛、反跳痛明显,以患侧为甚;出血多时,叩诊有移动性浊音;β-hCG、盆腔 B 超、阴道后穹窿穿刺可协助诊断。

2. 胎动不安

胎动不安腹痛时伴有腰酸、腹坠,多有阴道少量流血。

3. 妊娠合并卵巢囊肿蒂扭转

孕期突发下腹部剧烈疼痛,以一侧为甚,腹痛程度较妊娠腹痛严重;可伴恶心呕吐,甚至晕厥。妇科检查及 B 超检查可资鉴别。

4. 妊娠合并急性阑尾炎

详见妊娠恶阻。

（四）辨证论治

本病应根据腹痛的性质,结合兼证及舌脉辨明寒热虚实。

治疗以养血理气,止痛安胎为主。用药宜平和,以防伤胎。

1. 血虚

证候:妊娠期间小腹绵绵作痛,按之痛减。头晕目眩,心悸怔忡,失眠多梦,面色萎黄。舌淡,苔薄白,脉细滑。

分析:素体血虚,孕后血聚养胎,阴血更虚,胞脉失养,而小腹绵绵作痛;血虚不能养心,则头晕心悸,失眠多梦;肌肤失养,则面色萎黄;舌淡苔薄白,脉细滑,为血虚有孕之象。

治法:补血养血,止痛安胎。

方药:当归芍药散去泽泻,加制首乌、桑寄生。方中当归、川芎养血和血;白芍养血敛阴;茯苓、白术健脾,以益气血生化之源;泽泻因渗利伤津,故不用,加制首乌、桑寄生养血滋肾固胎。全方共奏补血养血,止痛安胎之效。若心悸多梦,可加五味子、酸枣仁养血安神;血虚甚者,加枸杞子、阿胶、熟地滋补精血,濡养胞脉。

2. 虚寒

证候:孕后小腹冷痛,喜温喜按,得热痛减。形寒肢冷,面色㿠白,纳少便溏,倦怠乏力。舌淡,苔薄白,脉沉弱。

分析:素体肾阳虚,阴寒内盛,胞脉失于温煦濡养,影响气血运行,故小腹冷痛,喜温喜按,得热痛减;阳气不能外达,故形寒肢冷,面色㿠白;肾阳虚不能温煦脾阳,则纳少,便溏,倦怠乏力;舌淡,苔薄白,脉沉弱,为虚寒之象。

治法:暖宫止痛,养血安胎。

方药:胶艾汤。方中艾叶暖宫止痛;阿胶、地黄、当归、川芎养血滋阴,和血行滞;白芍、甘草缓急止痛。全方具养血温经,缓急止痛之功。若腰膝酸痛者,加补骨脂、巴戟天、续断、杜仲以温肾助阳,壮腰固冲;若食少便溏者,加白术、砂仁以健脾除湿。

3. 气滞

证候:妊娠期间,小腹胀痛。胸胁胀满,心烦易怒,嗳气叹息。舌红,苔薄黄,脉弦滑。

分析:素性忧郁,孕后肝血不足,肝气易郁而气滞,则小腹、胸胁胀痛;肝郁化火,则心烦易怒,嗳气叹息;舌红,苔薄黄,脉弦滑,为肝热有孕之象。

治法:疏肝解郁,理气止痛。

方药:逍遥散加苏梗、陈皮。方中柴胡疏肝解郁;当归、白芍养血柔肝;茯苓、白术、煨姜健脾助运;薄荷辛散以助解郁;甘草配白芍缓急止痛,又可调和诸药,加苏梗、陈皮理气和中。全方共奏疏肝解郁,理气止痛之效。若郁而化热,出现口苦、咽干者,加栀子、黄芩以清肝泻火。

（五）其他疗法

1. 单方验方

(1) 红枣糯米粥:红枣 10 枚,糯米 100 g,煮粥常服,适用于血虚妊娠腹痛。

(2) 人参艾叶煲鸡蛋:人参 10 g,艾叶 12 g,鸡蛋 2 只。置入瓦罐,用文火慢煎,蛋熟后去壳继续煲 30 min,饮汤食蛋,每日 1 剂,连服 10 天。有补气养血,暖宫安胎之效。

2. 中成药

艾附暖宫丸,每次 5 g,每日 2 次。适用于虚寒妊娠腹痛。

（六）预防及调护

(1) 孕后保持心情舒畅,避免精神刺激。

(2) 病后注意休息,避免劳累,保证充足睡眠,早孕要禁止房事。

（3）慎避风寒，勿过食生冷，饮食宜清淡、易消化，保持大便通畅。

（4）注意观察病情发展，若腹痛加剧，腰酸腹坠，并见阴道流血，需慎防流产。

三、异位妊娠

凡孕卵在子宫腔以外着床发育，称"异位妊娠"，俗称"宫外孕"。但两者的含义稍有不同，宫外孕仅指子宫以外的妊娠，如输卵管妊娠、卵巢妊娠、腹腔妊娠、阔韧带妊娠。异位妊娠还包括在子宫的宫颈妊娠及子宫残角妊娠。其中以输卵管妊娠最为常见，约占异位妊娠的 95%，故本节以输卵管妊娠为例论述。当输卵管妊娠破裂或流产后，可造成急性腹腔内出血，处理不当可危及生命，是妇产科常见的急腹症之一。

中医古籍中未见有异位妊娠的病名记载，根据其临床表现，本病散见于中医的"妊娠腹痛""胎动不安""症瘕"等病证之中。属少腹瘀血证。

（一）病因病机

中医认为本病的病因是少腹宿有瘀滞，冲任、胞脉、胞络通而不畅，或先天肾气不足，冲任虚损，致孕卵不能及时移行于胞宫，而在输卵管内发育，以致胀破脉络，阴血内溢于少腹，发生血瘀、血虚、厥脱等一系列证候。

临床根据输卵管妊娠是否破损，分为未破损期和已破损期。未破损期和已破损期的包块型，均属癥证；已破损期的休克型、不稳定型属少腹蓄血证，并可出现气血暴脱，阴阳绝离的危候。

西医学认为本病的主要病因是慢性输卵管炎，此外，输卵管发育不良或畸形、输卵管手术、放置宫内节育器、孕卵外游、子宫内膜异位症、输卵管周围的肿瘤压迫等，均可使受精卵的正常运行受阻或输送延迟，不能按时到达宫腔，而在输卵管内着床，形成输卵管妊娠。

（二）诊断要点

1. 临床表现

未破损期可无明显症状，或有一侧少腹隐痛，停经后阴道少量出血。破损后患者突感下腹一侧有撕裂样剧痛，持续或阵发性加剧，亦可全腹疼痛，当血液积聚直肠子宫陷凹处时，可有肛门坠胀感；甚则面色苍白，头晕恶心，肢冷汗出，以致晕厥、休克。休克程度与腹腔内的出血速度及出血量成正比，但与阴道出血无关。

2. 妇科检查

未破损前，子宫增大，但常小于停经月份，质软；可触及一侧附件有软性包块，压痛。破损后，后穹窿饱满，有触痛；宫颈举痛或摇摆痛明显，可有子宫漂浮感；或子宫旁一侧可扪及肿块，边界不清，触痛明显；下腹部有压痛、反跳痛；可叩及移动性浊音。

3. 辅助检查

血 β-hCG 阳性,少数可阴性。未破损前,B 超检查宫腔内空虚,而宫旁出现孕囊。破损后,B 超显示腹腔内存在无回声暗区、或直肠子宫陷凹处积液暗区像;阴道后穹窿穿刺抽出不凝固血液。也可行腹腔镜,或剖腹探查协助诊断。

(三)鉴别诊断

1. 黄体破裂

两者均可见下腹一侧突发性疼痛,有压痛及反跳痛,可有移动性浊音,甚至休克等症状和体征。但黄体破裂多发生于排卵后期,尤以经前的最后一周多见。子宫大小正常;一侧附件压痛,但无肿块;血 β-hCG 阴性,与异位妊娠可鉴别。

2. 流产

两者均有腹痛和阴道流血,但流产之腹痛系下腹中央阵发性坠痛,腹部无压痛、反跳痛;B 超检查宫内可见妊娠囊。也不难与异位妊娠鉴别。

妊娠合并急性阑尾炎、妊娠合并卵巢囊肿蒂扭转的鉴别见本节妊娠腹痛中的内容。

(四)辨证论治

异位妊娠主要是少腹血瘀之实证,临床分未破损期和已破损期。

治疗始终以活血化瘀为主。非手术治疗的关键是杀胚,因此,判断胚胎是否存活至关重要。本病治疗应根据病情的发展,动态辨证处理,并在有输血、输液及手术准备的条件下进行药物保守治疗。

1. 未破损期

证候:患者停经后可有早孕反应,或有一侧下腹隐痛;妇科检查可触及一侧附件有软性包块、压痛。妊娠试验阳性;B 超检查宫腔内空虚,而宫旁出现孕囊。舌质正常,苔薄白,脉弦滑。

分析:患者妊娠,故有早孕反应,妊娠试验阳性;孕卵于输卵管内着床发育,尚未破裂,胞络阻滞,故患侧附件有包块、压痛;脉弦滑为妊娠瘀阻之征。

治法:活血化瘀,消癥杀胚。

方药:宫外孕 Ⅱ 号方(山西医学院附属第一医院)加杀胚药。丹参 15 g,赤芍 15 g,桃仁 9 g,三棱、莪术各 3~6 g。方中丹参、赤芍、桃仁活血化瘀;三棱、莪术消癥散结。未破损期,保守治疗的关键是杀死胚胎,故在服用本方的同时,可加用天花粉蛋白注射液杀胚治疗,但必须严格遵守使用程序,防止过敏反应。也可使用西药杀胚治疗。

2. 已破损期

(1)休克型:指输卵管妊娠破裂,引起急性大出血,出现休克征象者。

证候：停经数日，突发一侧下腹部撕裂样剧痛，疼痛可由下腹部转向全腹，可伴有肛门坠胀感。面色苍白，肢冷汗出，恶心呕吐，血压下降或不稳定，轻者出现晕厥，重者休克。脉微欲绝或细数无力。

分析：输卵管妊娠破裂后，引起急性大出血，故突发下腹剧痛；血液可流至全腹、积聚于直肠子宫陷凹处，故疼痛可转向全腹，肛门有坠胀感；络伤内崩，阴血暴亡，气随血脱，则面色苍白，肢冷恶心，轻者晕厥，重者休克；脉微欲绝或细数无力，为气血暴脱之象。

治法：回阳救脱，活血祛瘀。

方药：参附汤或生脉散合宫外孕Ⅰ号方（山西医学院附属第一医院）。方中参附汤可回阳救逆；生脉散可益气敛汗，养阴生津；赤芍、丹参、桃仁活血化瘀，以消积血。本型应中西医结合抢救。患者入院后，立即吸氧、输液，必要时输血，补足血容量纠正休克后，加服宫外孕Ⅰ号方，并及早防治兼证；患者需绝对卧床，严格控制饮食，禁止灌肠和不必要的盆腔检查。若经处理病情不能控制，应立即手术治疗。

（2）不稳定型：指输卵管妊娠流产或破损后时间不长，病情不够稳定，可能再度发生内出血者。

证候：腹痛拒按，腹部有压痛及反跳痛，但逐渐减轻，可触及界限不清的包块，时有少许阴道出血，血压平稳。舌质淡有瘀点，苔薄白，脉细缓。

分析：脉络破损，血溢少腹而成瘀，不通则痛，故腹痛拒按，可触及包块；瘀血内阻，新血不得归经，则阴道少量流血；气血骤虚，脉道不充，故脉细缓。

治法：活血祛瘀，佐以益气。

方药：宫外孕Ⅰ号方加党参、黄芪。此型患者兼有虚像，用药宜和缓，故加党参、黄芪补中益气。若后期有血块形成，可加三棱、莪术消癥散结，但用量应由少到多，逐渐增加。此期病情不稳，可再次出现内出血，故需做好抢救休克的准备。

（3）包块型：指输卵管妊娠流产或破损后时间较长，腹腔内血液已形成血肿包块者。

证候：腹腔血肿包块形成，腹痛逐步减轻或消失，可有下腹坠胀或便意感，阴道出血逐渐停止。舌质黯，脉细涩。

分析：络伤血溢少腹成瘀，瘀积成癥，故腹腔血肿包块；癥块阻碍气机，则下腹坠胀；脉细涩为瘀血内阻之征。

治法：破瘀消癥。

方药：宫外孕Ⅱ号方。为加快包块吸收，可辅以消癥散（经验方）外敷下腹部。

（五）西医治疗

1. 化学药物治疗

氨甲蝶呤 0.4 mg/（kg·d）肌内注射，每日 1 次，共 5 次。或在 B 超引导下穿刺或腹腔镜下直接将氨甲蝶呤注入输卵管的妊娠囊内，适用于早期输卵管妊娠尚未破裂或流产、包块直径≤4 cm、无明显内出血、血 β-hCG 水平＜2 000 U/L 的患者。

化学药物治疗期间,应在 B 超和 β-hCG 严密监测下进行。若用药后 14 天,血 β-hCG 下降,应每周测定一次,连续 3 次为阴性,腹痛缓解或消失,阴道流血减少或停止,则为显效。若病情无改善,甚至发生急性腹痛或输卵管破裂症状,则应立即进行手术治疗。

2. 手术治疗

手术方式有两种:一是切除患侧输卵管;一是保留患侧输卵管。手术治疗适用于内出血多,休克严重,虽经抢救而不易控制者;停经时间较长,疑为输卵管间质部或子宫残角妊娠者;妊娠试验持续阳性,杀胚治疗无效者;愿意同时施行绝育者。另外可用腹腔镜手术,此为近年来手术治疗异位妊娠的主要方法。

（六）其他疗法

1. 单方验方

天花粉 20 g,红花 10 g,红糖 50 g,先将天花粉、红花煎好,去渣后加入红糖煮沸,分 2 次服用,每日 1 剂。适用于未破损型。

2. 外治法

用消症散(千年健 60 g,续断 120 g,追地风、花椒各 60 g,五加皮、白芷、桑寄生各 120 g,艾叶 500 g,透骨草 250 g,羌活、独活各 60 g,赤芍、归尾各 120 g,血竭、乳香、没药各 60 g。上药共末,每 250 g 为一份)纱布包裹,蒸 30 min,趁热外敷,每日 2 次,10 天为一个疗程。适用于包块型异位妊娠。

（七）预防与调护

(1) 做好计划生育,减少人流等手术。

(2) 注意个人卫生,积极彻底治疗盆腔炎。

(3) 急性内出血时,绝对卧床休息,宜取头低位,给予吸氧、输液、保暖,并做好输血及手术准备。

(4) 不稳定型患者,应卧床休息,减少体位改变和腹压增加的因素;严格控制饮食,保持大便通畅;避免不必要的妇科检查。

(5) 包块型患者,应适当下床活动,以促进包块吸收,减少粘连。

四、胎漏、胎动不安

妊娠期间,出现阴道少量出血,时下时止,而无腰酸腹痛,小腹坠胀者,称为胎漏,亦称"胞漏"。首见于"脉经"。若妊娠期间腰酸、腹痛下坠,或伴阴道少量流血者,称为胎动不安。首见于《诸病源候论》。胎漏、胎动不安是常见的妊娠病之一,若不及时控制,会发展成堕胎、小产。西医学的先兆流产、先兆早产属本病的范畴。

（一）病因病机

本病的病因有胎元和母体两个方面。其病机皆为冲任气血不调,胎元不固。

1. 胎元方面

胎元包括胎气、胎儿、胎盘三个方面。胎气为胎儿在母体内所受精气。若夫妇精气不足,两精虽能结合,但胎元不固,或胎元有缺陷,胎不能成实,而发生胎漏、胎动不安。

2. 母体方面

因素体肾虚,气血虚弱,或感受邪热,或孕期跌仆劳累等,干扰胎气,以致胎元不固,而成胎漏、胎动不安。

（1）肾虚:先天禀赋不足,或屡次堕胎,或孕后房劳,损伤肾气,肾虚系胞无力,冲任不固,而致胎漏、胎动不安。

（2）气血虚弱:素体血虚,或孕后脾胃受损,气血化源不足,气虚不能载胎,血虚不能养胎,致胎元不固,而成胎漏、胎动不安。

（3）血热:素体阳盛或阴虚内热,或肝经郁热,或外感邪热,热扰冲任,迫血妄行,致胎元不固,而成胎漏、胎动不安。

（4）外伤:孕后跌仆闪挫,或劳累过度,伤气动血,内扰胎气,而成胎动不安。

（二）诊断要点

1. 临床表现

妊娠期间,出现阴道少量出血,时下时止,而无明显的腰酸、腹痛者,为胎漏;腰酸、下腹坠胀隐痛,或伴有阴道不规则少量出血者,为胎动不安。

2. 孕期检查

宫口闭,胎膜未破,子宫大小与停经月份相符。

3. 辅助检查

尿妊娠试验阳性;B超检查提示胚胎或胎儿存活。

（三）鉴别诊断

1. 妊娠腹痛

妊娠腹痛仅有小腹疼痛反复发作,不伴腰酸、下腹坠胀,无阴道流血。

2. 异位妊娠

均有停经史,早孕反应,阴道少量出血,妊娠试验呈阳性。但异位妊娠未破损时,出现一侧少腹隐痛;B超检查宫腔内空虚,而宫旁出现孕囊。破损后,一侧少腹剧痛,波及全腹,有压痛、反跳痛;妇科检查子宫颈举痛和摇摆痛等,可资鉴别。

3. 堕胎、小产

有阴道出血,但量多,超过平时经量,腹痛、腹坠呈阵发性加剧。妇科检查可见宫颈口开,或有胎物嵌顿、排出。

4. 葡萄胎

有不规则阴道出血,但多无腹痛,且伴有水泡样物排出,β-hCG 定量高于正常妊娠;子宫大于正常妊娠月份,可触及黄素囊肿;B 超检查可协助鉴别。

（四）辨证论治

本病的辨证,应根据阴道出血、腰酸腹痛的情况,结合病史、兼证、舌脉及相关的辅助检查辨其虚、热、瘀及转归。

本病的治疗以安胎为主,固肾、扶脾、养血、清热诸法随证施治。治疗中需密切观察病情的转归,若治疗后症状缓解,保胎有效,妊娠多能继续;若治疗中,病情加剧,出血量大于平时经量,腰腹疼痛阵发性加剧,则已发展成堕胎、小产,或胎儿已死腹中,或胎儿有先天性缺陷不宜再安者,应及时下胎益母。

1. 肾虚

证候:妊娠期间,阴道少量流血,色淡黯,质稀,腰膝酸软,腹痛下坠。或伴头晕耳鸣,小便频数,夜尿多,甚至失禁,或有屡次堕胎史。舌淡,苔薄白,脉沉滑尺弱。

分析:肾主系胞,肾虚则冲任不固,胎失所系,因而孕期阴道下血,腰酸腹坠,或有堕胎史;肾主髓海,与膀胱相表里,肾虚则头晕耳鸣,尿频失禁;脉沉滑尺弱,为肾虚之候。

治法:固肾安胎,佐以益气。

方药:寿胎丸加党参、白术。方中菟丝子补肾益精;桑寄生、续断固肾壮腰系胎;阿胶养血止血安胎,加党参、白术健脾益气以载胎。全方具补肾益气,固冲安胎之功。阴道出血较多或时间较长者,加旱莲草、仙鹤草、地榆、乌贼骨止血安胎;腹痛明显者,加香附、陈皮理气行滞止痛;夜尿多者,加益智仁、覆盆子温肾固摄。

2. 气血虚弱

证候:妊娠期间,阴道少量出血,色淡,质稀,或腰酸,小腹空坠。面色㿠白或萎黄,神疲肢倦,心悸气短。舌淡胖,苔薄白,脉细滑。

分析:气血虚弱,冲任不充,不能载胎养胎,故阴道出血或腰酸腹坠;气血亏虚、心神失养,肌肤失荣,则面色萎黄,肢倦心悸,神疲气短;舌淡苔白,脉细,均为气血虚弱之象。

治法:补气养血,固肾安胎。

方药:胎元饮去当归,加黄芪、阿胶。方中人参、白术、炙甘草健脾益气,以载胎元;白芍、熟地益精养血,止血安胎;杜仲固肾安胎;陈皮理气和中,使熟地补而不滞;方中当归虽能养血,但又性温活血,故去而不用,加黄芪补气提升;阿胶补血止血。全方有气血双补,固肾安胎之效。若出血量多者,重用黄芪、党参,加血余炭、艾叶炭、仙鹤草固气摄血,止血安胎。

3. 血热

证候:妊娠期间,阴道下血,色鲜红,质稠,或腰酸,腹痛下坠。面赤心烦,口干咽燥,手足心热,便秘,尿黄。舌质红,苔薄黄,脉滑弦数。

分析:热伏冲任,扰动胎元,则妊娠期间下血,色红,质稠,或腰酸腹痛;热伤阴津,故面赤,心烦,口干,便秘;舌红苔黄,脉滑弦数,为阴虚血热之征。

治法:清热凉血,固冲安胎。

方药:保阴煎加苎麻根。方中生地、熟地滋阴养血;黄芩、黄柏清热泻火;白芍益血敛阴;续断固肾安胎;山药补脾益肾;甘草配白芍缓急止痛,加苎麻根凉血止血,且能安胎。全方共奏滋阴清热,养血安胎之效。下血量多,加阿胶、旱莲草清热养阴止血;出血时间长,加贯仲炭、仙鹤草、地榆炭清热解毒止血;胎动甚者,加菟丝子、桑寄生固肾安胎。

4. 外伤

证候:孕期跌仆或过度劳累,继而腰酸腹坠胀,或阴道下血,色红或黯。舌质正常,脉滑无力。

分析:跌仆或劳累,扰乱气血,冲任损伤,胎元不固,则腰酸腹痛下坠,阴道下血;脉滑无力为气血损伤之征。

治法:益气和血,固肾安胎。

方药:加味圣愈汤加菟丝子、桑寄生。方中四物汤补血和血以养胎;人参、黄芪补气载胎;续断、杜仲固肾安胎;砂仁理气安胎,加菟丝子、桑寄生补肾壮腰。全方共奏益气和血,固肾安胎之功。若出血量多,去当归、川芎,加阿胶、艾叶炭养血止血。

(五)西医治疗

黄体酮20 mg,肌内注射,每日1次。症状缓解后改隔日1次,连续1~2周停药。维生素E 50 mg,口服,每日2~3次;叶酸5 mg,口服,每日3次。

(六)其他疗法

1. 单方验方

(1)苎麻根红枣饮:苎麻根15 g,红枣10枚,核桃仁10 g。先水煎苎麻根,去渣后,加入红枣、核桃仁共煮,饮汤吃枣和核桃仁,每日1剂。用于肾虚、气血虚弱型。

(2)阿胶15 g,陈艾9 g(醋炒),水煎服,适用于血虚偏寒之胎动不安。

2. 饮食疗法

鸡子羹:鸡子1枚,阿胶12 g,清酒、盐。将阿胶、清酒放入锅中,用文火煮,使阿胶熔化,打入鸡子1枚,加盐,和匀即成。上药分3次口服。适用于血虚型。

(七)预防与调护

(1)阴道出血时,应绝对卧床休息,血止3~5天后,方可下床适当活动。

(2)若有堕胎史,孕前应积极检查及治疗。不偏食,忌辛辣,戒烟酒。

（3）避免一切引起子宫收缩的刺激因素，如便秘、腹泻、咳嗽、房劳、不必要的阴道检查等。

（4）保持外阴部清洁，以防感染。

五、堕胎、小产、滑胎

妊娠 12 周内，胚胎自然殒堕者，称为"堕胎"，首见于《脉经》。妊娠 12～28 周内，胎儿已成形而自然殒堕者，称为"小产"，首见于《金匮要略》。前者属西医学的早期流产，后者属晚期流产的范畴。根据堕胎、小产的病理发展，堕胎又分为胎坠难留、坠胎不全和完全坠胎；小产可分为先兆小产、小产不全和完全小产。堕胎或小产连续发生三次以上者，称为"滑胎"。首见于《经效产宝》。西医学称之为"习惯性流产"。

（一）病因病机

堕胎、小产常从胎漏、胎动不安发展而来，故其病因病机与胎漏、胎动不安大致相同。究其病因，或禀赋不足，房事不节，受胎不实；或气血虚弱，胎失濡养；或热病、肝火，热扰冲任，扰动血海；或跌仆劳累，损伤胎气。本病的病机主要为冲任不固，胎不成实。

滑胎的主要病机是肾虚，系胞无力，胎元不固。常见的证型有脾肾两虚和气血虚弱。

1. 脾肾两虚

患者先天禀赋不足；或多产房劳，致肾气虚，胎失所系。或素体脾虚；或饮食不节，忧思过度等，致脾虚化源不足，胎失所载、所养，终致滑胎。

2. 气血虚弱

素体虚弱，气血不足，或出血久病，气血耗损；或脾胃虚弱，化源不足，致气虚不能载胎，血虚不能养胎，使胎不成实而滑胎。

（二）诊断要点

1. 临床表现

妊娠 12 周内，出现阴道流血，超过平素经量，腹痛阵发性加剧，胚胎自然殒堕者，可诊为堕胎。妊娠 12～28 周内，先出现小腹阵痛且逐渐加剧，继而阴道出血，或有羊水溢出，胎儿自然殒堕者，可诊为小产。堕胎、小产连续发生 3 次或 3 次以上者，可诊为滑胎。

2. 孕期检查

（1）堕胎：妇检可见宫口已开，血自宫腔流出，或宫口有胚胎组织嵌顿，子宫大小与停经月份相符或略小，为胎坠难留之象；若已有胚胎组织排出，子宫体小于停经周数,子宫出血仍持续不止,宫口松弛,为胎坠不全;若胚胎排出后,宫口已闭合,出血少或停止,子宫大小正常,为胎坠完全。

（2）小产:胎动停止,胎心消失,妇检宫口已开大,胎膜暴露于宫口,或有羊水流出,或胎物堵塞于宫口,为小产先兆;若子宫体小于妊娠月份,宫口仍开,排出残缺不全,为小产不全;子宫缩小明显,宫口闭合,胎物排出完全,为小产完全。

3. 辅助检查

对于堕胎、小产,B超检查可资诊断。对于滑胎可做染色体检查、甲状腺功能和生殖内分泌等检查,有助于诊断。

（三）辨证论治

堕胎、小产的主证是出血与腹痛,辨证中应严密观察病程进展而果断采取相应的措施。治疗宜活血逐瘀,去胎益母。若胎已殒而未排出,除活血逐瘀外,应尽早配合西医治疗,可选用吸宫术、钳刮术或引产术,使死胎完全排出。若堕胎、小产不全,阴道大出血而晕厥者,需配合西医抢救,在给予输血、抗休克的同时,清除宫内胎物。完全坠胎、完全小产,如无感染,一般无需特殊处理。

滑胎以防治为主,分检查病因、避孕期治疗、孕期保胎三步进行。即在怀孕前,对女性生殖器官的功能性、器质性及其他相关疾病进行逐一检查排除;堕胎或小产后,应避孕一年以上,此期对确诊后的病因给予相应治疗;妊娠后应及时予以保胎治疗,直至超过以往发生堕胎、小产时间的2周以上,以预培其本。

1. 堕胎、小产

证候:妊娠早期出现阴道出血量多,色红有块,小腹坠胀或阵阵作痛,或有胎块排出,此为堕胎之象。妊娠3~7个月,出现小腹疼痛,阵阵紧逼,会阴窘迫下坠,或有羊水溢出,继而阴道出血,量多,甚至大出血,此为小产之兆。常伴心悸气短,面色苍白,头晕烦闷,汗出肢冷。舌质淡红,脉弦滑或涩,或细数。

分析:因故伤胎,坠胎难留,殒胎阻滞胞中,血不循经,则流血量多;胎滞胞中欲出,则腹痛阵作,会阴窘迫;胎膜破损,则羊水溢出;胎下不全,瘀滞胞中,新血难安,则出血不止,甚或大出血。心悸气短,面色苍白,汗出肢冷及舌脉,均为失血过多,津亏气少之象。

治法:活血逐瘀,养血止血。

方药:生化汤加川牛膝、红花、车前子。方中桃仁活血化瘀;当归、川芎养血和血止痛;炮姜温经止血;甘草缓急和中,加红花增强活血祛瘀之力;牛膝、车前子引血下行,有助于胎物排出。全方共奏活血逐瘀,养血止血之功。若神疲、气短,加党参、黄芪以补中益气;若腹痛甚者,加三棱、莪术破血行血,以增强逐瘀之力。

2. 滑胎

（1）脾肾虚弱。

证候:患者屡孕屡堕,甚或应期而堕。身体纤弱,腰膝酸软,头晕耳鸣,夜尿频多，或神疲乏力，纳呆，便溏。舌质淡，苔薄白，脉沉弱。

分析：肾虚不能系胎，脾虚不能养胎，而致滑胎；肾主骨、生髓、脑为髓海，肾虚则头晕耳鸣，腰膝酸软；肾虚膀胱失约，则夜尿多；肾阳不能温煦脾阳，脾失运化，则纳呆，便溏，神疲乏力。舌质淡，脉沉弱，均为脾肾虚弱所致。

治法：补肾健脾，益精养血。

方药：补肾固冲丸。方中菟丝子、川断、巴戟、杜仲、鹿角霜补肾固冲；当归、熟地、枸杞、阿胶滋血养肝；党参、白术、大枣健脾益气；砂仁理气和胃。全方补益肾气，固冲安胎。

（2）气血虚弱。

证候：屡孕屡堕，或如期而堕。面色萎黄，倦怠肢软，头晕目眩，心悸气短，失眠多梦。舌淡，苔薄白，脉缓弱。

分析：气血虚弱，冲任不固，胎无所载、所养，故屡孕屡堕；气血虚弱，上不濡养清窍，则头晕目眩；外不濡润肌肤、四肢，则面色萎黄，倦怠肢软；内不滋养脏腑，则心悸气短，失眠多梦。舌淡，苔薄白，脉缓弱，均为气血两虚之象。

治法：健脾益气，养血安胎。

方药：泰山磐石散。方中人参、黄芪、白术、炙甘草健脾益气；糯米健脾养胃；四物汤补血和血；佐黄芩以清热；配砂仁调中理气；伍续断固肾强腰。全方补气血，使胎有所养、所载；固肾气，使胎有所系，因而安如泰山矣。

（四）预防与调护

（1）一旦出现堕胎、小产的先兆，就应立即到医院就诊，中西医结合治疗，防止大出血。堕胎、小产发生后，按产后处理，可取半卧位，以有利于宫腔内容物排出；保持外阴清洁，使用无菌卫生垫，以防感染；饮食宜清淡而富有营养，忌辛辣刺激之品。

（2）有滑胎病史的孕妇，怀孕早期应卧床休息；消除精神紧张，保持心情愉快；禁止性生活；合理调配饮食；及时服用保胎药物。注意保胎时间应超过既往堕胎、小产时间的 2 周以上。

六、子痫

妊娠晚期或临产时或新产后，发生眩晕倒仆，昏不知人，双目上视，牙关紧闭，四肢抽搐，全身强直，须臾自醒，醒后复发，甚或昏迷不醒者，称为"子痫"，亦称"妊娠痫证"。本病首见于《诸病源候论·妊娠痉候》。西医学的重度妊娠高血压综合征属于本病范畴。子痫是由子肿、子晕失治误治发展而来，是产科危急重症，严重威胁母婴生命，应尽快控制病情。

（一）病因病机

本病的主要病机是肝阳上亢，肝风内动；或痰火上扰，蒙蔽清窍。临床常见证型有肝风内动和痰火上扰。

1. 肝风内动

素体阴虚，孕后血聚养胎，精血亏虚，肝失所养，则肝阳上亢，生风化火，风火相煽，发为子痫。

2. 痰火上扰

脾虚湿盛，湿聚成痰；或阴虚热盛，炼液成痰，痰火交炽，上蒙清窍，发为子痫。

（二）诊断要点

1. 临床表现

本病在抽搐发作前常有水肿、头晕、头痛、眼花、胸闷、恶心等症状，为先兆子痫；若出现突然眩晕倒仆，双目上视，牙关紧闭，四肢抽搐，昏不知人，须臾自醒，醒后复发，甚或昏迷不醒者，为子痫。

2. 孕期检查

孕妇在妊娠 20 周以前血压正常，妊娠 20 周以后血压逐渐升高，血压≥140/90 mmHg 有诊断意义。

3. 辅助检查

尿液分析可见蛋白尿；眼底检查可见小动脉痉挛，视网膜水肿、出血或棉絮状渗出物；心电图检查、B 超检查等以了解母体及胎儿情况。

（三）鉴别诊断

1. 妊娠合并癫痫

孕前即有反复发作史，且多为突然发作，检查无高血压、蛋白尿和水肿等变化，脑电图可资鉴别。

2. 妊娠合并脑出血

症状以昏迷为主，伴见口眼歪斜、半身不遂、语言不利。检查无高血压、蛋白尿、水肿等变化。颅脑 CT 检查可资鉴别。

（四）辨证论治

本病辨证应严密观察昏迷、抽搐的发作程度与频率，结合兼证和舌脉，确定证型。发作前头胀痛目晕，发作以抽搐为主，抽搐后颜面潮红者，多为肝风内动；发作前头重如蒙，胸闷泛恶，抽搐气粗痰鸣者，多为痰火上扰。

治法以清肝熄风，安神定痉为主。本病病情危重，重在防治。一旦发作，应住院观察治疗，行中西医结合抢救。

1. 肝风内动

证候:妊娠晚期,或临产时,或新产后,突然昏仆,不省人事,四肢抽搐,双目上视,牙关紧闭,腰背反张,须臾自醒,醒后复发,甚或昏迷不醒,颜面潮红,头痛眩晕。舌质红,苔薄黄,脉弦滑数。

分析:肝血不足,筋脉失养,肝风内动,则筋脉挛急,全身抽搐;阴亏水火失济,热扰神明,则昏不知人;肾精不足,肝阳上亢,则颜面潮红,头痛眩晕;舌质红,苔薄黄,脉弦滑数,均为心肝二经热甚之征。

治法:养阴清热,平肝熄风。

方药:羚角钩藤汤。方中羚羊角、钩藤平肝清热,熄风镇痉;桑叶、菊花清肝明目;贝母、竹茹清热化痰;生地、白芍养阴清热;茯神宁心安神;甘草和中缓急。全方养阴清热,熄风止痉。

2. 痰火上扰

证候:妊娠晚期,或正值分娩时,猝然昏仆抽搐,腰背反张,牙关紧闭,口流涎沫,气粗痰鸣,时作时止,头晕头痛,胸闷泛恶,面浮肢肿。舌红,苔黄腻,脉弦滑。

分析:痰火上扰清窍,则头晕昏仆;肝阳偏亢,肝风内动,则四肢抽搐,腰背反张,牙关紧闭;痰湿内盛,则胸闷泛恶,口流涎沫,气粗痰鸣;湿浊泛溢肌肤,则面浮肢肿;舌红,苔黄腻,脉弦滑,均为痰火内盛之征。

治法:清热开窍,豁痰熄风。

方药:牛黄清心丸加竹沥。方中牛黄清心化痰开窍;黄连、黄芩、山栀清心肝之火;朱砂安神镇惊;郁金疏肝解郁宽胸,加竹沥增强清热豁痰之力。全方使气通脉畅,痰热清除,抽搐自止。若抽搐甚者,加天麻、钩藤、僵蚕以镇肝熄风止痉。

(五)西医治疗

(1)一旦抽搐发作,药物首选硫酸镁,必要时加用镇静药以尽快控制抽搐;若血压过高应加用降压药静脉滴注;用甘露醇静脉滴注降低颅内压;使用抗生素预防感染。

(2)及早发现与处理脑出血、肺水肿、急性肾衰竭等并发症。

(3)于子痫控制后6～12 h,应终止妊娠。

(六)其他疗法

(1)羚羊角粉3 g,用竹沥水送服。适用于痰火上扰证。

(2)止抽粉:羚羊角粉5 g,地龙30 g,天竺黄、郁金、胆南星各12 g,琥珀9 g,黄连10 g,共研细,装入胶囊,每次服15粒,每日服3～4次。适用于痰火上扰证。

(七)预防与调护

1. 孕期保健

加强营养,减少脂肪、盐的摄入。保证充足休息和精神愉快。定期产前检查,发现异常及时处理,防患于未然。

2.子病的护理

(1)避免光、声、触痛刺激:患者置单人暗室,绝对安静;护理操作要轻、快、准。

(2)防止外伤:床边加挡,防止跌落。抽搐时放置开口器或压舌板,以免咬伤唇舌。

(3)保持呼吸道通畅:昏迷时取头低侧卧位,及时清除口中的痰液和呕吐物,以防窒息及吸入性肺炎。

(4)病情观察:严密监测血压、脉搏、呼吸和体温。记录抽搐、昏迷次数与时间。留置导尿管,记录出入量等。

第四节　产　后　病

一、产后血晕

产妇分娩后突然头晕眼花,不能起坐,或心胸满闷,恶心呕吐,或痰涌气急,甚则神昏口噤,不省人事,称为"产后血晕",又称"产后血运"。本病首见于《诸病源候论》,是产后危急重症之一,若救治不及时,往往危及产妇生命,或因气血虚衰而变生他病。

本病类似于西医学的产后失血性休克、羊水栓塞等病症。

(一)病因病机

导致产后血晕的病机不外虚、实两端。虚者,多由阴血暴亡,心神失养而发;实者,多因瘀血停滞,气逆攻心所致。临床常见的证型有血虚气脱和血瘀气逆。

1.血虚气脱

产妇素体气虚血弱,复因产时或产伤失血过多,以致营阴下夺,气随血脱,心神失养,而致血晕。

2.血瘀气逆

产后胞脉空虚,寒邪乘虚内侵,血为寒凝,瘀滞不行,致恶露涩少,血瘀气逆,扰乱心神,而致晕厥。

本病虽有虚实之分,但以产后失血过多,心神失养之虚证多见。

(二)诊断要点

1.临床表现

以产后数小时内,突然头晕目眩,不能起坐,或晕厥,不省人事为主要特点。同时伴见面色苍白,手撒肢冷,冷汗淋漓,或心下满闷,恶心呕吐,痰涌气急,或面色青紫,唇舌紫黯。

2. 产科检查

注意检查胎盘、胎膜是否完整;子宫收缩是否良好;有无子宫内翻及软产道损伤;观察阴道流血量的多少。

3. 辅助检查

(1) 实验室检查:血常规、凝血酶原时间、纤维蛋白原定量等化验,对凝血功能障碍引起的出血有助诊断。

(2) 其他检查:B超、心电图、心脏功能检测、肾功能检测、血压测量等可辅助诊断,并有助于及时发现休克。

(三) 鉴别诊断

1. 产后中暑

二者都可有头晕,甚则昏不知人,但产后中暑多发生于盛夏酷暑季节,新产后或产褥期产妇突然晕闷,或昏不知人,并出现体温高、汗出多等中暑症状,但恶露多无改变。

2. 产后痉证

口噤不开为二者的相似之处,但产后痉证多有产伤或感染史,其发病时间较产后血晕缓慢,其症状以四肢抽搐,项背强直,角弓反张为主,但神志尚清。

3. 产后子痫

二者都发生于新产之际,都可有神昏口噤,但产后子痫者,产前有肢体面目水肿、高血压、蛋白尿等病史,尚有典型的抽搐症状可资鉴别。

4. 产后癫痫

二者都可有神昏口噤,但产后癫痫者,必有癫痫病史可查,适于产后发作,症见抽搐,口吐白沫,口中有怪叫声,脑电图可诊断。

(四) 辨证论治

本病应根据晕厥的特点、恶露的多少、有无胸腹胀痛等临床表现来辨别虚实,分清脱证与闭证。虚者为脱证,恶露量多,面色苍白,心悸愦闷,甚则昏厥,目闭口开,手撒肢冷;实者为闭证,恶露量少或不下,面色紫黯,心腹胀痛,神昏口噤,两手握拳。

本病不论虚实均属危急,都应立即抢救,必要时要中西医结合治疗。对神昏者,首当开窍促其苏醒,然后再进行辨证施治。本病临床以虚证居多,不可妄投攻破之品。

1. 血虚气脱

证候:产时或产后失血过多,突然晕眩,心悸,烦闷不适,甚则昏不知人,面色苍白,眼闭口开,手撒肢凉,冷汗淋漓,舌淡无苔,脉微欲绝或浮大而虚。

分析:由于产时或产后失血过多,血不养心,心神失守,故晕眩,心悸,烦闷不适,甚则昏不知人;阴血暴脱,不能上荣,则面色苍白,眼闭;气随血脱,脾阳衰微,故口开,手撒肢冷;营阴暴虚,阴不内守,虚阳外越,则冷汗淋漓;舌淡无苔,脉微欲绝或浮大而虚,均为血虚气脱之象。

治法:益气固脱。

方药:清魂散。方中人参、甘草补气固脱;荆芥理血升散以达清窍;川芎活血上行头目;泽兰祛瘀散滞以醒神。全方益气活血,固脱醒神。如汗出肢冷者,加制附子以回阳救逆;阴道出血不止者,加附子炭、炮姜炭以温经止血。心神清醒之后,继之以大补气血,方用加味当归补血汤去葱白、甜酒,加人参、熟地。

2. 血瘀气逆

证候:产妇分娩后,恶露不下或量少,小腹疼痛拒按,甚则心下满闷,气粗喘促,恶心呕吐,神昏口噤,不省人事,两手握拳,牙关紧闭,面色青紫。唇舌紫黯,脉涩有力。

分析:产后感寒,内袭胞中,余血浊液遇寒则凝,故恶露不下,或下也甚少;瘀血停蓄小腹,则小腹疼痛拒按;败血停留,气机不畅,逆上冲心、冲肺、冲胃,冲心则扰乱神明,清窍闭塞,以致神昏口噤,不省人事;攻肺则肺失清肃,故心下满闷,气粗喘促;冲胃则胃失和降,而见恶心呕吐;瘀血内停,筋脉失养而拘急,故两手握拳,牙关紧闭;面色青紫,唇舌紫黯,脉涩有力,均为血瘀之象。

治法:活血逐瘀。

方药:夺命散加当归、川芎。方中没药、血竭活血理气,逐瘀止痛;加当归、川芎以增强活血行瘀之力。瘀去则气机条畅,气逆可平,神清气爽,晕厥自除。若兼胸满呕哕者,加姜半夏、胆南星以降逆化痰;偏于寒凝血瘀,腹冷痛者,加炮姜、片姜黄以温经散寒止痛;兼有气滞,胁腹胀满者,加郁金、川楝子以疏肝理气。若血瘀里实,症见大便燥结,腹满胀痛,神昏谵语者,宜通腑泄热,凉血祛瘀,方用牡丹散。

(五)急症处理

1. 一般处理

立即将产妇置于头低脚高的仰卧体位,同时予以保温。

2. 针灸

针刺人中、涌泉、眉心、十宣等穴,强刺激以促速醒。

3. 固脱救厥

(1)丽参注射液:每次 10～20 mL 静脉注射或加入适量葡萄糖注射液静脉滴注。适用于大出血引起的血竭气脱证。

(2)参麦注射液:每次 20～60 mL 加入葡萄糖注射液 250～500 mL,静脉滴注。适用于大出血所致气阴两虚的脱证。

（3）参附注射液：每次 10～20 mL，加入 5%或 10%葡萄糖注射液，静脉推注，每日 2～3 次。或参附注射液 20～60 mL 加入适量葡萄糖注射液，静脉滴注。适用于大出血所致的阳气暴脱的厥脱证。

4. 中西医结合

结合西医有关"产后出血"的原因，即子宫收缩乏力、胎盘因素、软产道裂伤、凝血功能障碍等，采取中西医结合的方法进行抢救。

（六）预防与调护

（1）加强产前检查，做好孕期保健。对双胎、多胎、羊水过多、妊娠高血压综合征等有可能发生产后出血的孕妇，或有产后出血史、剖宫产史者，应严格把好产前检查关，择期住院待产。

（2）提高助产技术，正确处理分娩三个产程。防止滞产，勿过早揉捏子宫或牵拉脐带，认真检查胎盘、胎膜是否完整，有无残留。如发现软产道损伤，应及时处理。

（3）注意子宫收缩及阴道出血情况。产妇送回病房仍须严密观察血压、脉搏及全身情况。若发现产妇出血量多或有休克先兆症状，应立即采取头低足高位，给氧，迅速采取止血和补血措施。

（4）鼓励产妇尽早排尿，并提倡早期哺乳。

（5）产妇分娩过程应注意保暖，免受风寒。要使产妇安定情绪，避免过度精神紧张。

二、产后痉证

产褥期内，产妇突然发生四肢抽搐，项背强直，甚则口噤不开，角弓反张者，称为"产后痉证"，又称"产后发痉""产后痉风"，俗称"产后惊风""褥风"。为古人所称新产三病之一。本病首见于《金匮要略·妇人产后病脉证并治》。

本病血虚型类似于西医学中的"产后搐搦症"；感染邪毒型类似于西医学中的"产后破伤风"。后者病情变化迅速，是产后急重症之一，但新中国成立以后，由于我国大力推广新法接生，其发病率已大大下降。

（一）病因病机

本病的发生，多因产后失血伤津，筋脉失养；或感染邪毒，乘虚直窜经络所致。产后痉证的常见证型有阴血亏虚和感染邪毒。

1. 阴血亏虚

产后失血伤津，或素体阴血不足，因产重虚，血少津亏，筋脉失养，血虚生风，以致拘急抽搐。

2. 感染邪毒

多因接生不慎，或产创护理不洁，邪毒乘虚而入，直窜筋络，致筋脉拘急发病。

（二）诊断要点

1. 临床表现

产妇突然发生四肢抽搐，项背强直，甚则口噤不开，角弓反张，面呈苦笑；或产后四肢抽搐。

2. 产科检查

若失血过多，则可见到软产道损伤，或子宫收缩乏力，或有胎盘滞留等。若为感染邪毒者，局部有不洁创口。

3. 辅助检查

血常规检查可见血色素降低及红细胞减少、血钙浓度测定、宫腔分泌物细菌培养有助于诊断。

（三）鉴别诊断

1. 产后子痫

产后子痫多发生在产后 24 h 左右，以抽搐伴昏迷为主要症状，而无角弓反张现象，既往有妊高征病史。产后痉证，多在分娩数日后发病，且出现四肢抽搐，角弓反张等症状的同时，神志清楚，可有产时、产后失血过多或不洁接产史。

2. 产后癫痫

产妇既往有癫痫病史，发作时突然仆倒，抽搐，神志不清，口吐白沫，口中作怪叫声，移时苏醒如常人，而无角弓反张。脑电图、颅脑 CT 及 MRI 检查可资鉴别。

3. 产后高热抽搐

体温升高超过 38 ℃以上，抽搐与高热程度成正比，可伴有恶露异常或腹痛，无角弓反张。实验室血常规、宫腔分泌物及血培养有助于鉴别。

（四）辨证论治

产后痉证，首辨虚实。若产后失血过多，复有大量汗出，骤然发痉，面色苍白，舌淡脉细者，为血虚；若伴发热恶寒，口角抽动，面呈苦笑，项强口噤，脉浮而弦者，属邪毒感染。

本病的治疗以熄风镇痉为主。阴血亏虚者，宜滋阴养血，柔肝熄风；邪毒感染者，治宜解毒镇痉，理血熄风。注意不可过用辛温燥烈，耗血伤阴之品，以防耗伤津血。若系感染邪毒者，势急症重，应中西医结合抢救。若治疗不及时或失误，将气血暴亡，真气欲脱，可危及产妇生命。

1. 阴血亏虚

证候：产后失血过多，骤然头项强直，四肢抽搐，牙关紧闭，面色苍白或萎黄。

舌淡红,苔少或无苔,脉细无力。

分析:产后亡血伤津,筋脉失养,血虚肝风内动,故头项强直,牙关紧闭,四肢抽搐;血虚不能上荣于面,故面色苍白或萎黄;舌淡红,苔少或无苔,脉细无力,皆为阴血亏虚之征。

治法:滋阴养血,柔肝熄风。

方药:三甲复脉汤加天麻、钩藤、石菖蒲。方中白芍、阿胶、干地黄滋阴养血;龟板、鳖甲、牡蛎育阴潜阳;麦冬、麻仁养阴润燥;甘草调和诸药,加天麻、钩藤、石菖蒲平肝熄风,芳香开窍。全方滋阴养血,柔肝熄风。若阴道出血不止,酌加党参、黄芪益气摄血;汗出过多者,酌加浮小麦、麻黄根敛汗防脱。

2. 感染邪毒

证候:产后头项强痛,发热恶寒,牙关紧闭,口角抽动,面呈苦笑,继而项背强直,角弓反张。舌淡,苔薄白,脉浮而弦。

分析:产后百脉空虚,邪气易侵,若产时、产后感染邪毒,初起邪在肌表,正邪相争,故发热恶寒,头项强痛;继而邪窜经络,使牙关紧闭,口角抽动,面呈苦笑;进而邪毒入里,直犯筋脉,筋脉拘急,则颈背强直,角弓反张。脉浮而弦,为外感风动之征。

治法:解毒镇痉,理血祛风。

方药:撮风散加寄生、白芍。方中蜈蚣、蝎尾、僵蚕解毒镇痉;钩藤平肝熄风;麝香芳香开窍;朱砂安神定志;调以竹沥汁清热祛痰,加桑寄生、白芍养血柔肝,以防蜈蚣、蝎尾温燥动血。全方有解毒镇痉熄风,养血柔肝止痉之效。若抽搐痉挛日减,脉弱无力,可用当归地黄汤加人参、黄芪、杜仲、牛膝以补气养血祛风。若邪毒内传攻心,病情急重,伴高热不退,抽搐频繁者,应结合西医抢救。

（五）其他疗法

针刺:选取大椎、百会、风府、承山、阳陵泉、曲池、合谷、涌泉等穴轮换针刺,每次留针 $10\sim15$ min,每天 2 次。

（六）预防与调护

1. 预防感染

在接生过程中严格执行无菌操作,防止产时感染;注意产褥期卫生,防止邪毒内侵。

2. 正确及时处理产伤

对于急产、滞产或产道有污染和损伤者应及时处理,并预防性注射破伤风抗毒素(TAT)。

3. 减少刺激

将患者隔离于安静且光线暗的病室,避免声、光、触动等外界刺激。

4．加强监护

密切观察、专人护理；注意口腔卫生，有假牙要取出，保持呼吸道通畅，及时清除呼吸道分泌物；定时翻身，以防褥疮和其他并发症发生。

三、产后发热

产褥期内，出现发热持续不退或高热寒战，并伴有其他症状者，称为"产后发热"。本病名首见于宋代《妇人大全良方》："凡产后发热，头痛身痛，不可便作感冒治之。"

本病感染邪毒型发热，类似于西医学的产褥感染。

产后1～2天内，由于产妇阴血骤虚，营卫暂时失于调和，常有轻微的发热而不兼有其他症状，一般能在短时间内自退，属正常生理现象。

（一）病因病机

产后发热的原因很多，与产后多虚多瘀的特点密切相关。本病的主要病机有感染邪毒、正邪交争；外邪袭表、营卫不和；阴血骤虚、阳气浮散；败血停滞、营血闭阻。临床常见的证型有感染邪毒、外感、血虚、血瘀四种。

1．感染邪毒

产后气血骤虚，血室正开，若产时接生消毒不严，或产后外阴护理不洁，或不禁房事，致使邪毒乘虚入侵胞宫，正邪交争，因而发热。若邪毒炽盛，与血相搏，则传变迅速，热入营血，甚则逆传心包，出现危急重症。

2．外感

产后百脉空虚，腠理不密，卫气不固，外邪乘虚而入，营卫不和，因而发热。

3．血虚

产时、产后失血过多，阴血骤虚，阳无所附，虚阳浮越于外，而致发热；血虚阴伤，相火偏旺，亦致发热。

4．血瘀

产后情志不遂，或为寒邪所客，瘀阻冲任，恶露排出不畅，余血浊液滞留胞宫而为瘀，瘀血停滞，阻滞气机，败血不散，营卫不通，郁而发热。

综上所述，产后发热虽有感染邪毒、外感、血虚、血瘀等不同，以感染邪毒导致的产后发热病情严重，变化迅速，治疗不当或治疗不及时，邪毒弥漫三焦，中脏中腑，甚至危及生命。

（二）诊断要点

1．临床表现

产褥期内，尤以新产后出现以发热为主，表现为持续高热，或高热寒战，或恶寒发热,或寒热时作,或低热不退,常伴有恶露异常及小腹疼痛。

2. 妇科检查

可发现生殖器官局部感染的体征,如外阴、阴道、宫颈红肿,子宫压痛明显,附件增厚有压痛或触及肿块,恶露臭秽等。

3. 辅助检查

血常规检查见白细胞总数及中性粒细胞比例增高为感染邪毒,同时宫腔分泌物或血培养可找到致病菌;B超、彩色超声多普勒、CT、MRI等检测,能对感染形成的炎性包块、脓肿及静脉血栓做出定位和定性的诊断。

(三)鉴别诊断

1. 蒸乳发热

多于产后3~4天,出现低热,乳汁不行或下亦甚少,乳房胀硬,俗称"蒸乳",当乳汁通畅后,其热自退,不属于病理范畴。

2. 乳痈发热

发热并伴有乳房局部症状是其特点。临床除发热外,同时出现乳房胀硬、红肿、热痛,甚则溃腐化脓。

3. 产后小便淋痛发热

两者均可有发热恶寒。但产后小便淋痛,伴有尿频、尿急、淋漓涩痛,尿常规检查可见红细胞、白细胞,尿培养可找到致病菌。

(四)辨证论治

产后发热,有虚有实,应根据发热的特点,结合恶露的量、色、质、气味,参照舌脉及伴随的全身证候,进行辨证。若高热寒战,伴小腹疼痛、拒按,恶露臭秽,为感染邪毒发热,甚者高热、寒战、神昏、惊厥,属产后发热危急重症;寒热时作,恶露量少,小腹拒按,为血瘀发热;恶寒发热,肢体疼痛,咳嗽流涕,为外感发热;炎热季节,身热多汗,口渴心烦,体倦少气,为中暑发热;如产后失血过多,微热自汗,为血虚发热。

本病的治疗应以调气血、和营卫为主。用药时应注意产后多虚多瘀的特点,不可过于发表攻里,但也不可不问证情,片面强调补虚,而忽视外感和里实之证,勿犯虚虚实实之戒。对于感染邪毒者,其证危笃,变化多端,必须辨证要准、药要用够、量要用足、不可片面顾忌产后,病重药轻,贻误病情。必要时当以中西医结合治疗。

1. 感染邪毒

证候:产后高热寒战,热势不退。小腹疼痛拒按,恶露初时量多,继则量少,色紫黯,或如败脓,其气臭秽,烦躁口渴,小便短赤,大便秘结。舌红,苔黄,脉弦数。

分析:新产血室正开,百脉俱虚,邪毒乘虚内侵,直犯胞宫,正邪交争急剧,故高热寒战;邪毒稽留体内,故热势不退;邪毒入胞与瘀血相搏,结而成瘀,阻滞胞脉,故小腹疼痛拒按;热迫血行则量多,热与血结则量少;热毒熏灼,血腐肉败,故色紫黯,或如败脓,其气臭秽;热扰心神,则烦躁;热伤津液,则口渴,尿少色黄,大便燥结;舌红,苔黄,脉弦数,为毒热内盛之征。

治法:清热解毒、凉血化瘀。

方药:解毒活血汤加银花、黄芩。方中连翘、葛根、柴胡、甘草清热解毒;生地、赤芍清热凉血;当归补血和血;桃仁、红花活血行瘀;枳壳理气行滞,加银花、黄芩增强解毒之力。全方共奏清热解毒,凉血化瘀之功。若高热不退,腹痛拒按,大便不通,恶露不畅,秽臭如脓,为热毒与瘀血互结胞中。应清热逐瘀,排脓散结。用大黄牡丹皮汤加败酱草、红藤、生薏苡仁、益母草。若高热不退,大汗出,烦渴引饮,脉虚大而数,为热在气分,热盛津伤之候。治宜清热除烦,益气生津。方用白虎加人参汤加减。若高热汗出,心烦不安,斑疹隐隐,舌红绛,苔少或花剥,脉弦细数者,为热入营血。治宜清营解毒,凉血养阴。方用清营汤加紫花地丁、丹皮、栀子、蒲公英。若壮热不退,神昏谵语,甚至昏迷,面色苍白,四肢厥冷,脉细微而数,为邪热逆传心包,热深厥深之象。治宜清心热,养心液,芳香开窍。方用清营汤送服安宫牛黄丸或紫雪丹。

2. 外感

证候:产后恶寒发热。头痛,肢体疼痛,无汗,或见咳嗽,鼻塞流涕,恶露正常,无下腹痛。舌苔薄白,脉浮紧。

分析:产后元气虚弱,卫阳不固,腠理不密,风寒之邪乘虚而入,正邪交争,则发热恶寒;风寒袭表,清阳不展,络脉失和,故头痛,肢体疼痛;风寒之邪束表则无汗;肺气失宣,故见咳嗽,鼻塞流涕;病位在表,未及于里,故恶露正常,无下腹痛;舌苔薄白,脉浮紧,均为风寒袭表之征。

治法:养血祛风,散寒解表。

方药:荆防四物汤。方中四物汤养血扶正;荆芥、防风祛风散寒解表。若邪犯少阳,症见寒热往来,胸胁痞满,口苦,咽干,作呕,舌苔薄白;脉弦或弦数。治宜和解少阳。方用小柴胡汤(《伤寒论》)。若外感风热者,发热,微恶风寒,头痛,口干咽痛,咳嗽,微汗出,苔薄黄,脉浮数。治宜辛凉解表。方用银翘散(《温病条辨》)。若外感暑热者,身热多汗,口渴心烦,倦怠乏力,舌红少津,脉虚数。治宜清暑益气,养阴生津。方用清暑益气汤(《温热经纬》)。

3. 血虚

证候:产后失血过多,身有微热。自汗,恶露或多或少,色淡,质稀,小腹绵绵作痛,喜按,面色苍白,头晕眼花,心悸失眠,手足麻木。舌淡红,脉细弱。

分析:产后失血伤津,阴血骤虚,阳无所附,虚阳浮越于外,则身有微热;气随血耗,气虚冲任不固,故恶露量多;血虚冲任不足,血海空虚,则恶露量少,色淡,质稀;血虚胞脉失养,则小腹绵绵作痛,喜按;血虚不能上荣,则面色苍白,头晕眼花;血不养心,故心悸失眠;血虚不荣四肢,则手足麻木;舌淡红,脉细弱,均为血虚气不足之象。

治法:补血益气,和营退热。

方药:八珍汤加黄芪、地骨皮。方中四物汤补血和血;四君子汤健脾益气,加黄芪益气和营,甘温除热;地骨皮以退虚热。诸药合用,气血充足,营卫调和,其热自退。若阴虚火旺者,症见午后热甚,颧红、口渴,大便干结,小便短赤,舌质红,苔少,脉细数。治宜滋阴清热。方用加减一贯煎加白薇、青蒿、鳖甲。

4. 血瘀

证候:产后乍寒乍热。恶露断续而下,量少,色紫黯有块,小腹疼痛拒按,口干不欲饮。舌尖边紫黯或有瘀点瘀斑,脉弦或弦涩。

分析:产后瘀血内阻,营卫不通,阴阳失和,故乍寒乍热;瘀血内停,胞脉阻滞不畅,则恶露断续而下,量少,色紫黯有块;胞脉阻滞不通,则小腹疼痛拒按;瘀血内停,津液不得上承,但津未伤,故口干而不欲饮;舌尖边紫黯或有瘀点瘀斑,脉弦或弦涩,均为血瘀之征。

治法:活血祛瘀,和营除热。

方药:生化汤(《傅青主女科》)加丹参、三七、丹皮、益母草。方中重用当归补血活血;川芎活血行气;桃仁活血化瘀;炮姜温经散寒,止血止痛;炙甘草调和诸药,加丹参、丹皮、三七、益母草可加强化瘀清热之功。全方共具温经散寒,养血化瘀,和营除热之效。若体温升高超过 38 ℃,腹痛加剧,恶露有臭气,为败血未尽,复感邪毒所致,当参照感染邪毒型处理。

(五)急症处理

感染邪毒所致的产后发热,是产科的危急重症。应参照西医"产褥感染",积极进行中西医救治。

1. 支持疗法

加强营养,增强抵抗力;要注意纠正水、电解质紊乱;病情严重或贫血者,给予多次少量输血或血浆;高热时可采取物理降温;子宫复旧不良者,应用宫缩剂以利于子宫复旧。

2. 控制感染

(1)穿琥宁注射液:用穿琥宁注射液 160 mg,加入 5% 葡萄糖注射液或生理盐水中,静脉滴注,每日 2 次。或肌内注射,一次 40～80 mg,每日 2 次。适用于产后感染邪毒或外感发热。

(2)清开灵注射液:用清开灵注射液 20～40 mL 加入葡萄糖注射液或生理盐水中,静脉滴注,每日 1 次。或肌内注射,一次 2～4 mL,每日 2 次。适用于高热或神昏谵语者。

(3)抗生素的应用:应按药敏试验选用广谱高效抗生素。注意选择对厌氧菌和需氧菌有效的药物联合应用。中毒症状严重者,要短期选用肾上腺皮质激素,提高机体应激能力。

3. 手术治疗

若因感染,盆腔脓肿形成者,作后穹窿切开引流;若恶露量时多时少、时有时止,疑有胎盘胎膜残留者,可行清宫术。

4. 针刺治疗

可选取迎香、外关、列缺、风池、曲池、合谷等穴,泻法,每日 1～2 次,适用于外感发热。高热时可针刺十宣穴放血。

(六) 预防与调护

(1) 孕期有慢性病者,如营养不良、贫血或全身感染性疾病,应及时治疗;嘱妊娠 7 个月后禁房事、盆浴等;尽量避免不必要的阴道检查。

(2) 产程中严格无菌操作,尽量避免滞产、产道损伤及产后出血,有损伤者应及时仔细缝合;对可能发生感染者,应作预防性治疗。

(3) 产妇分娩后,室内空气要新鲜,但要注意保暖,避免直接吹风;产后取半卧位,以利恶露排出;要保持外阴、卫生垫、衣被的清洁;产褥期严禁房事和盆浴。

(4) 发热期间要注意水和营养的补充,高热期间应给予流质或半流质饮食,也可配合物理降温。体温超过 38 ℃,暂停哺乳,并定时吸空乳汁,保持乳头清洁。

(5) 保持心情舒畅,以防肝气郁结而致瘀血内停。

第八章　儿科临床常见疾病诊疗

第一节　肺　　炎

一、肺炎支原体肺炎

肺炎支原体肺炎(MPP)是近年来小儿十分常见的疾病,咳嗽症状明显,发病率较10年前明显增高。本病目前占小儿肺炎的20%左右,高峰年超过30%。由于MPP在治疗上的特殊性,延误治疗时机有可能造成多系统(器官)的受累,使病情迁延,严重者危及生命。近年来,MPP肺外并发症的增多已引起人们的高度重视,因此全面了解本病的特点,对早期诊断、及时治疗至关重要。

(一)病因学

肺炎支原体(MP)为本病的病原。支原体是一群介于细菌与病毒之间,目前所知能独立生活的最小微生物。无细胞壁,能通过滤菌器。支原体在自然界分布广泛,种类很多。人类、家畜、家禽中皆可分离出,其中有些对特定宿主有致病性。迄今从人的呼吸道中有5种支原体被分离出,肺炎支原体便是其中之一(其他4种无致病性)。MP对热和干燥非常敏感。4℃可活1天,56℃很快灭活。冻干时能长期保存。对脂溶剂、去垢剂、石炭酸、甲醛等常用消毒剂敏感。

(二)流行病学

MP感染可在世界范围内发生,全年发病,以秋冬季多发。可在人口密集区每4~7年暴发流行一次。我院资料表明,1993年,MP的发病率为36.6%;1995年为37.9%,分别高于1994年(11.5%)和1996年(22.9%)。发病年龄占小儿肺炎的百分比:0~6个月4.8%,6个月~3岁36.2%,3~7岁45.2%,7~10岁75.0%,10~14岁55.2%。

国外资料表明,MP感染与年龄和患儿的免疫状态有一定关系,3岁以下发病率较低;学龄前小儿似乎有较频繁的轻度及亚临床感染,且反复感染常见;学龄期儿童的发病率最高;MPP分别占5~9岁和9~15岁全部肺炎患儿的33%和70%。

（三）发病机理及病理学改变

MPP 的发病机理尚不十分清楚，目前认为 MP 可通过三种不同方式造成呼吸道黏膜上皮细胞损害：① MP 的直接毒性作用。② 免疫反应损害。③ 病原菌与巨噬细胞接触释放化学介质的毒性和炎性反应。带有纤毛的呼吸道上皮细胞是 MP 感染的靶细胞。MP 由口、鼻分泌物通过呼吸道侵入后，在纤毛边缘及上皮细胞间繁殖，不侵入肺实质。MP 穿透覆盖于呼吸道上的黏液纤毛毯后，依靠其黏附尖端结构黏附在上皮细胞的神经氨酸受体上，引起支气管上皮纤毛脱落或运动消失，导致细胞代谢和黏膜下细胞浸润等变化。MP 本身产生的过氧化物可加强巨噬细胞的细胞毒性作用，同时过氧化物也破坏红细胞膜和改变红细胞抗原而刺激冷凝集素产生冷凝集反应。MP 的主要抗原因素为膜蛋白质和糖脂，可激发体液和细胞免疫，产生免疫复合物和大量自身抗体，包括肺、心、肾、肝、平滑肌和脑的自身抗体，导致 MPP 的肺外并发症。MP 的致病性还可能与患儿对病原体及其代谢产物过敏有关。

MPP 的病理改变主要是支气管、毛细支气管和肺间质炎症。光镜下可见管壁间质水肿、充血，有单核细胞及浆细胞浸润，管腔内充满白细胞及脱落的上皮细胞。电镜下可见纤毛上皮细胞的纤毛脱落，微纤毛缩短。肺泡腔内也可见渗出和水肿，肺泡壁增厚。胸膜可有点状纤维素性渗出，可伴胸水。有报道尸检可见弥漫性肺泡坏死和透明膜变、DIC 或多发性血管内血栓形成和栓塞。

总之，现认为 MPP 的致病过程是很复杂的，它引起的宿主具有保护性的免疫学反应，取决于细胞和体液免疫性质和数量上的平衡。免疫缺陷患儿，如低丙种球蛋白血症和镰刀形细胞性贫血患儿，在 MP 感染后的表现比正常儿童更加严重。

（四）临床表现

MPP 一般起病缓慢，潜伏期为 2～3 周，亦可见急性起病者。首发症状多为发烧和咳嗽，较大儿童常伴有头痛、咽痛、肌痛、倦怠、食欲不振、全身不适等。热型不定，多数患儿起病时体温>38℃，常持续 1～3 周，有肺外并发症时持续时间明显延长。临床经验表明，MPP 患儿的临床特点常表现为症状和体征的不平衡，即"两个极端"：① 症状重、体征轻：表现为高热持续不退、咳嗽剧烈、精神不振等，但胸片示肺内炎变不重，听诊亦啰音不明显。② 症状轻、体征重：表现为高热消退较快，咳嗽不剧烈或仅轻咳，精神状况良好，但胸片示肺内炎变重，可见大片实变影，听诊可闻及管状呼吸音或明显啰音。该特点可与细菌性肺炎相鉴别，细菌性肺炎的症状与体征通常是平行的。

MPP 合并胸腔积液者较多见。临床资料表明，右侧明显多于左侧，积液外观呈淡黄色，血气分析 pH、PaO_2、$PaCO_2$、HCO_3^- 基本正常；而细菌感染则呈脓性外观，血气分析呈明显的"代谢性酸中毒"改变。而结核性胸水的血气分析则于二者之间,表现为轻度的"代谢性酸中毒"。

近年来,MPP 的肺外并发症国内外报道日渐增多,多个系统被涉及。如皮肤受累(各型皮疹);心、血管受累(心肌炎、心包炎等);血液系统受累(血管内凝血、溶血性贫血、血小板减少性紫癜等);神经系统受累(脑炎、脑膜炎、脑神经损害、瑞氏综合征、脑栓塞等);肌肉关节损害(肌肉痛、关节炎等);泌尿系统受累(一过性血尿、蛋白尿、尿少、水肿等);胃肠系统受累(恶心、腹痛、呕吐等)。

MPP 可合并混合感染,如其他病毒、衣原体、细菌等,此时病情加重,病程延长。严重者可危及生命。

(五) 辅助检查

1. 胸部 X 线表现

MPP 的早期肺部体征往往和肺部 X 线征象不相平行,常常表现为肺部听不到啰音而胸片改变已很明显。因此临床上如怀疑 MPP,应及早行胸部 X 线检查。MPP 的胸部 X 线表现主要有以下四种改变:① 支气管肺炎性改变:常见于右肺中、下野。② 间质性肺炎改变:两肺呈弥漫性网状结节样阴影。③ 大叶性肺炎改变:呈大片密度增高影,以右下肺多见。④ 肺门淋巴结肿大。合并胸膜炎时可见胸腔积液改变。胸部 X 线异常持续的时间与病变性质有关,肺叶实变较间质病变吸收慢,合并混合感染时吸收慢。国外有资料表明,25%患者开始治疗后胸片反而恶化;一般在 4 周时大部分吸收,8 周时完全吸收。也有报道症状消失 1 年胸片才完全恢复。

2. 外周血白细胞计数

外周血白细胞计数多为正常或偏高,一般不超过 $15 \times 10^9/L$,以中性粒细胞为主;极个别者也有减少或呈类白血病反应。ESR 明显增快。血气分析与临床表现及胸片改变不平行,即使有大片实变,血气分析可正常。

3. 冷凝集试验

滴度≥1∶64 有诊断意义;发病后 1～2 周开始升高,3 周达高峰。腺病毒感染、传染性单核细胞增多症时,亦可增高,但一般不超过 1∶64。目前检测血清 MP 抗体是临床最常用的特异诊断方法。快速检测 MP 抗原或 DNA 的方法尚未在临床应用,但是与其相关的分子杂交、PCR 及单克隆抗体等检测方法正在兴起。

(六) 治疗

小儿支原体肺炎的治疗与一般肺炎的治疗原则基本相同,采取综合治疗的原则。包括一般治疗、对症治疗、抗生素应用、肾上腺皮质激素的应用以及肺外并发症的治疗 5 个方面。

1. 一般治疗

(1) 呼吸道隔离:由于支原体感染可以造成小流行,且患儿患病后排支原体的时间较长,可达 1～2 个月之久。因此,对患儿或有密切接触史的小儿,应尽可能地做到呼吸道隔离,以防再感染、交叉感染和小流行。

(2)病情严重有缺氧表现者,或有呼吸道梗阻现象严重者,应及时供氧。但对本病患者应强调吸入氧的湿化问题,以利于分泌物的排出。

2. 对症治疗

肺炎支原体肺炎的突出表现为咳嗽,频繁而剧烈,不仅影响小儿的睡眠和休息,同时增加家长的顾虑。可给予止咳化痰药如甘草合剂、乙酰半胱氨酸(痰易净)、氨溴索等,还可适当给予镇静药如水合氯醛或苯巴比妥,酌情给予小剂量可待因镇咳,但次数不宜过多。对喘憋严重者,可选用支气管扩张药,如 β_2 受体激动药吸入,亦可给予氨茶碱口服,每次 4～6 mg/kg,每 6～8 h 1 次。

3. 抗生素应用

常选用大环内酯类药物,如红霉素、罗红霉素、阿奇霉素等,其中以红霉素为首选。

(1)红霉素:该药效果肯定,能消除症状和体征,但清除微生物的效果不明显。常用剂量 30～50 mg/(kg·d),轻者分次口服。重者静脉给药,剂量为 20～30 mg/(kg·d),疗程一般不少于 2～4 周,停药过早易于复发。由于此药的血药浓度低,细胞及组织浓度也不理想,半衰期短,仅 1.6 h,易产生耐药,副作用较大,注射药物浓度过大时有明显的血管刺激性,可发生疼痛、静脉炎,且其胃肠道副反应重,许多患儿不耐受。另外,红霉素对茶碱体内代谢有明显抑制,故喘息或哮喘患儿应用茶碱治疗时,应避免使用该药。

(2)罗红霉素:为 14 环第 2 代红霉素,耐酸、能迅速经胃肠道吸收,血药浓度高而持久,组织药物浓度可能接近但不超过血药浓度,细胞内浓度较红霉素高,半衰期为 10～13 h。常用剂量 5～8 mg/(kg·d),分 2 次口服药,副作用明显少于红霉素。

(3)阿奇霉素:为 15 环大环内酯药,服用后可很快在组织中浓集到比血清水平高得多的浓度,组织半衰期长达 68 h,连续服药 3 天,其在组织中可维持高的药物浓度 1 周。该药副作用更少,为轻微的胃肠反应。常用剂量 10 mg/(kg·d),顿服,疗程 3～5 天。重症可加用利福平 10 mg/(kg·d)口服。

4. 肾上腺皮质激素的应用

目前认为支原体肺炎是人体免疫系统对支原体做出的免疫反应。因此,对急性期病情发展迅速而严重,或肺部病变迁延而出现肺不张、肺间质纤维化、支气管扩张或有肺外并发症者,可应用肾上腺皮质激素。据文献报道,在肺外并发症的治疗中,合并心脏病的患儿应用有效,而在神经系统并发症及皮肤损害等并发症中的应用仍存在争议。常用氢化可的松,每次 5～10 mg/kg,静脉滴注;或地塞米松,每次 0.1～0.25 mg/kg,静脉滴注;或泼尼松 1～2 mg/(kg·d),分次口服,一般疗程 3～5 天。要注意排除结核等感染。

5. 肺外并发症的治疗

肺外并发症的出现与否直接影响本病的预后。当病情迁延不愈,或病情加重时,应考虑到有肺外并发症的可能。目前认为并发症的发生与免疫机制有关。因此,除积极治疗肺炎,控制肺炎支原体感染进展外,可根据病情使用糖皮质激素,针对不同的并发症采用不同的对症处理办法。

二、肺炎衣原体肺炎

衣原体是一种介于细菌与病毒之间的微生物,似细菌具有细胞壁,有相同的繁殖分裂方式,革兰染色阴性,核酸兼有 DNA 和 RNA;似病毒只在细胞内生长。衣原体属分为沙眼衣原体(CT),肺炎衣原体(CP),鹦鹉热衣原体(CPs)和家畜衣原体(CPe)。常见引起肺炎的衣原体为沙眼衣原体和肺炎衣原体。

(一)流行病学

该病全世界都有,可散发也可流行。沙眼衣原体肺炎主要见于新生儿和婴儿,3/4 的婴儿无热肺炎为沙眼衣原体所致,多由受染的母亲传染或眼部感染经鼻泪管进入呼吸道。肺炎衣原体是 5 岁以上小儿及成人常见呼吸道感染的病原体,居感染性肺炎的第 3 或第 4 位。人是目前已知的肺炎衣原体的唯一宿主,感染方式是人与人之间通过呼吸道分泌物传播。

(二)诊断

1. 临床表现

(1)沙眼衣原体肺炎:症状多在出生后 3～12 周出现,起病隐匿,一般不发热,只有轻度呼吸道症状,如鼻塞、流涕、咳嗽,咳嗽可持续且逐渐加重,出现百日咳样的阵咳,但无回声。气促为典型症状,偶见呼吸暂停或呼气性喘鸣音。约 50%患儿患有结膜炎病史。体查肺部可有湿啰音,有时可闻及喘鸣音。病情迁延,长达数周,多可自愈。

(2)肺炎衣原体肺炎:5 岁以下小儿少见,5 岁以上者感染率占 10%～20%。其表现与支原体肺炎极相似,起病缓,病程长,一般症状轻,常伴咽喉炎及鼻窦炎为其特点,在感染者多见。同支原体肺炎一样,肺炎衣原体肺炎可伴随肺外表现,主要有红斑结节、甲状腺炎、脑炎和吉兰-巴雷综合征。

2. 辅助检查

(1)X 线检查:沙眼衣原体肺炎可见双侧弥漫性浸润伴肺过度膨胀;肺炎衣原体肺炎多为单侧下叶浸润,重症可伴发胸腔积液。

(2)血常规:白细胞计数多正常,部分患儿嗜酸性粒细胞增高,血沉增快。

(3)病原学检查:靠鼻咽拭子或结膜分泌物做姬姆萨染色可见病原体呈碘染

的细胞质内包涵体,对诊断的敏感性只有 35% 左右。目前认为 McCoy 细胞培养并用荧光素标记抗体染色是金标准,诊断的敏感性为 70%~80%,特异性达 90% 以上。由于分离培养复杂,耗时长,不便于临床快速诊断。

(4) 血清学检查:是目前最常用的方法。微量免疫荧光法测得单份血清 IgM≥1:16 或 IgG≥1:512,或双份血清检查抗体滴度上升≥4 倍,提示急性感染。如 IgG≥1:16,但<1:512,提示既往感染。

(5) PCR 检测特异性 DNA:PCR 法快速、简便、敏感而且特异。

(三) 治疗

首选大环内酯类抗生素。红霉素 30~50 mg/(kg·d),分 3~4 次口服;重症可静脉给药,剂量为 20~30 mg/(kg·d),连用 14 天。或罗红霉素 5~8 mg/(kg·d),早餐、晚餐前分 2 次服用,连用 10 天;或阿奇霉素,第 1 天 10 mg/(kg·d),第 2~5 天 5 mg/(kg·d),最大量 500 mg,1 次顿服,其抗菌作用至少维持 10 天。如果患者不能耐受红霉素,也可在新生儿期后服用磺胺甲恶唑 50~70 mg/(kg·d),分 2~4 次口服。

(四) 预防

本病应在妊娠期诊治,有条件的地方应常规筛查孕妇生殖道的沙眼衣原体,阳性母亲妊娠后期服用红霉素 1 g/d,连续 2 周,可达到预防婴儿发病的目的。出生后用红霉素眼膏或四环素眼膏不能可靠地预防衣原体结膜炎,因为它不能杀灭鼻咽部的寄生物。

三、真菌性肺炎

近年来真菌性肺炎的发病率逐步上升,肺部真菌病占内脏深部真菌病的 60% 以上,其原因除与真菌培养、鉴定技术的改进有关外,更主要的是由于临床上广泛使用广谱抗生素、肾上腺皮质激素、细胞毒性类药物或免疫抑制药,致使人体内正常菌群失调,机体免疫功能降低,诱发或促发真菌在体内生长繁殖而致病。由于本病常在许多全身性疾病的基础上发生,可使诊断和治疗发生困难,故在临床工作中需引起注意。

(一) 病因

我国肺部真菌病的主要病原体以白假丝酵母菌、曲霉和新生隐球菌最为常见,其次为放线菌、奴卡菌、毛霉,而芽生菌、孢子丝菌及组织胞浆菌偶见报道。

促使真菌病发病的因素有:① 新生儿、早产儿、营养不良及久病虚弱的患儿。② 慢性消耗性疾病,如恶性肿瘤。③ 影响免疫功能的单核吞噬细胞系统疾病及血液病,如淋巴瘤、白血病、粒细胞缺乏症等。④ 代谢疾病,如糖尿病。⑤ 肾衰竭。⑥ 长期使用肾上腺皮质激素及其他免疫抑制药,引起机体免疫功能低下。⑦ 先天性免疫功能缺陷。⑧ 长期使用广谱抗生素,抑制了肠道内微生物,使菌群失调。⑨ 医院内各种侵入性治疗(如较长时间留置各种导管)而感染。⑩ 获得性免疫缺陷综合征。

（二）诊断

1. 临床表现

（1）白假丝酵母菌肺炎:多见于幼婴,也可发生在年龄较大的儿童,常继发于婴幼儿肺炎、腹泻、肺结核及血液病。主要表现为低热、咳嗽、气促、发绀、精神萎靡或烦躁不安,年长儿能咳出无色胶冻样痰液,偶带血丝。肺部体征包括叩诊浊音和听诊呼吸音增强,可有管状呼吸音和中小水泡音。X线主要表现为双肺中、下野小斑片状或不规则片状影,并有大片实变灶,少数有胸腔积液及心包积液。同时可有鹅口疮、皮肤或消化道的感染。

（2）隐球菌性肺炎:是由新生隐球菌引起的全身性疾病的一部分,常并发中枢神经系统隐球菌病,或继发于肺结核、支气管扩张、慢性支气管炎等,很少单独发病。呼吸道症状及体征与X线胸片不相符为本病的特点。据国内近几年文献报道:经X线胸片证实有肺部改变者占48%,但有症状者只占12%。一旦出现症状,则与肺结核不易区分,表现为低热、咳嗽、黏液痰、胸痛、胸闷、疲倦、体重减轻等。胸部X线表现以结节和肿块为主,肺下野有单个或多个结节,周围无显著炎症浸润,孤立的大圆形阴影易误诊为结核球或肿瘤,有时可有空洞形成。

（3）肺曲霉病:曲霉在自然界广泛存在,是继假丝酵母菌后第2位的人类机会性真菌感染,其侵入途径主要通过呼吸道吸入,还可直接进入受损的皮肤黏膜,肺是最常见的病变部位。本病小儿较成人少见,临床分为以下三型:① 侵袭性肺曲霉病:起病可急可缓,有不规则发热、咳嗽、呼吸困难和胸痛;肺部体征不明显;全身中毒症状重;X线可见肺部呈现弥散性边缘清楚的斑点状阴影,如病情进展,继而融合成大片阴影,可有空洞形成。② 曲霉球:此型儿童罕见。本菌寄生于肺部慢性坏死病灶的空腔内,常在支气管扩张、肺结核空洞、慢性肺脓肿基础上发生。除原发病症状外,可有咯血、咳嗽、胸痛、胸闷,尤以咯血最为常见。胸部X线的特征为症状轻微而X线改变明显。③ 变态反应性曲霉病:过敏体质的患者于吸入含曲霉孢子的尘埃5~6 h后,可发生哮喘、发热,一般数天后可缓解,但可反复发作多年,发作时可有头痛、胸痛、喷嚏、鼻痒和流涕等症状,严重时可咯血痰和痰栓。

2. 辅助检查

（1）病原学检查:取痰、咽拭子、支气管吸取物涂片直接镜检找菌丝和孢子,或取血、痰、局部受损组织反复做真菌培养,必要时取受损组织或淋巴结活检可以做出诊断。

(2)血清学检查:检测隐球菌荚膜多糖体抗原或曲霉的乳甘露糖多糖抗原,可用于高危人群的早期诊断;血清 1,3-β-D-葡萄糖是真菌细胞壁的重要成分,不仅可用于早期诊断深部真菌感染,还可监测其血浆中含量变化以提示患者对抗真菌药治疗的反应。

(三)治疗

确诊后停用一切抗生素、糖皮质激素、免疫抑制药。若已合并细菌感染,应选用有效抗生素,长期使用糖皮质激素者需逐渐减量至停药。酌情选用一种抗真菌药物治疗,但要防止过分强调抗菌药物,治疗本病的关键问题是发挥内因的作用。

1. 支持治疗

积极治疗原发病,尽可能减少真菌繁殖的机会。加强护理,补充维生素,特别是维生素 B 族,饮食中要有足够的营养及热量,酌情少量多次输新鲜血浆及全血。或用转移因子、胸腺素(5~10 mg/d,连用 5~7 天)、免疫球蛋白等。

2. 抗真菌治疗

(1)氟康唑:白假丝酵母菌肺炎首选氟康唑,3~6 mg/(kg·d),每天 1 次,口服或静脉滴注,1 岁以下不宜使用。其对肝功能的损害比两性霉素 B 重,而对肾功能损害比两性霉素 B 轻,两药可合用。

(2)两性霉素 B:为广谱抗真菌药,口服不吸收,必须由静脉滴入。开始剂量宜小,0.05~0.1 mg/(kg·d);于 2 周左右渐增至 1 mg/(kg·d);以后改为隔天静脉滴注,疗程至少为 30 天;病情严重或脑膜炎患者,疗程可长至 10 周以上。必要时可雾化吸入。该药毒副作用较大,可静脉滴注氢化可的松以减轻毒副作用;对发热寒战等,可于用药前给阿司匹林、氯丙嗪(冬眠灵)、异丙嗪等。应用此药时,注意每周复查血、尿常规,电解质,肝、肾功能。近年来研制成功的脂质体两性霉素 B 的毒性为常规两性霉素 B 的 1/10,疗效与之相同,其肾脏毒性作用相对少。对大龄儿童及成人,如果肾功能不全严重,或正在用环孢素治疗或对两性霉素 B 不耐受,则考虑应用脂质体两性霉素 B。

(3)氟胞嘧啶:100~150 mg/(kg·d),分 3~4 次口服,本品单用易产生耐药性,往往与两性霉素 B 联用,联用时两性霉素 B 剂量可减少 1/3~1/2,一般疗程为 2~3 个月以上。

(4)大蒜:有抑制真菌生长的作用,可捣汁加糖口服;或大蒜素 60~120 mg/d,静脉滴注,或每次 10~20 mg,口服,每天 3 次。

第二节　小儿非特异性肺间质病变

一、肺泡蛋白沉积症

肺泡蛋白沉积症(PAP)是一种原因不明的少见的慢性肺部疾患。1958年由Rosen首次报道,病因不明,可能与免疫缺陷有关。成人的发病率是儿童的10倍,新生儿和婴幼儿也可发病。年龄越小,预后越差,新生儿期发病死亡率为100%。本病的特征为广泛的肺泡腔内无定形蛋白物质沉积,而正常的呼吸道、肺泡壁或血管结构很少破坏。因本病症状无特异性、体征少,血液学和生化检查意义不大,故很难诊断,容易误诊误治。

(一) 临床表现

起病隐匿,部分患者在上呼吸道感染后出现进行性气促、干咳,可有腹泻、呕吐和食欲缺乏等消化道症状;病程长者可出现青紫和杵状指,临床体征轻微;可继发细菌和真菌感染。

(二) 诊断

1. 胸部 X 线检查和 CT 检查

由于肺内冲洗物分析和活组织检查均为创伤性检查,且受条件限制,许多基层医院不能开展此项检查。因此,X线胸片检查对本病的诊断和鉴别诊断还有一定的意义。依病程长短可有下列不同的X线表现:① 弥散分布的非肿瘤性腺泡结节为较早期表现。② 弥漫性斑片状阴影与磨玻璃影,CT扫描病灶常呈地图样分布。③ 蝶翼征,见于病程较长者,X线表现两肺门旁广泛模糊片状影,呈蝶翼样。④ 支气管充气相改变。⑤ 实变阴影或磨玻璃影衬以网状影。有学者认为通过仔细辨认X线与CT征象,明确肺部病变属腺泡性实变为主的X线类型,再结合病灶的形态与分布,尤其注意影像学特征,胸内、胸外有无其他改变,影像学动态对比观察及临床病史分析,可不依赖纤维支气管镜和肺活检也有可能诊断本病。

2. 痰液检查

由于PAP是以肺表面活性物质堆积为特征的一种疾病,研究显示PAP患者痰中肺表面活性物质结合蛋白A(SP-A)的浓度比对照组高400倍,因此测定痰中SP-A可用于诊断PAP,尤其适用于那些对肺活检有禁忌的患者。但阳性率不高。

3．支气管肺泡灌洗

外观上灌洗液呈不透明乳白色，内含颗粒状碎屑，其中有大量的巨噬细胞和嗜酸性颗粒样碎屑。在颗粒蛋白基膜可见到非细胞、形状多样的嗜酸性小体，缓解期增多。电子显微镜下可发现特征性环形嗜锇酸小体而确诊本病。

4．肺活检

通过穿刺肺活检或开胸肺活检，病理形态学检查确诊本病。病理检查发现肺泡及细支气管内充满过碘酸希夫(PAS)染色阳性和阿尔斯(Alcian)染色阴性的物质。进一步分析这些物质主要是蛋白质和磷脂，其次为胆固醇和游离脂肪酸等。

总之，PAP早期症状和体征不明显、不典型，故起病隐匿或缓慢，伴干咳、间歇发热、进行性呼吸困难，肺功能呈限制性通气功能损害、低氧血症、肺部X线有上述改变者，应考虑本病的可能。有条件时尽快做支气管肺泡灌洗或肺活检以明确诊断。在诊断时应注意与肺纤维化、卡氏肺孢菌病和肺真菌病进行鉴别。

（三）治疗

到目前为止尚无有效的药物治疗。曾试用过肾上腺皮质激素、肝素、胰蛋白酶和碘化钾，均无明确疗效。目前认为进行肺灌洗是本病最有效的治疗手段，尤其对成年患者可获得较好的效果。

(1) 根据患者的一般情况和病情轻重，可以在全身麻醉或局部麻醉下通过可弯曲支气管镜，用37 ℃的0.9%氯化钠溶液进行双侧、单侧肺或1～2个肺段的灌洗，大多数患者灌洗前后对比，在症状、体征、X线、CT及积压氧含量等方面均有不同程度的改善。有学者对一名患有严重PAP的6个月婴儿进行了3次支气管肺泡灌洗治疗，头2次是局部灌洗，插入一只3.5 mm易弯曲支气管镜连接到3号气管内导管中，这一过程可进行一侧肺换气、对侧气管肺泡灌洗，在1周进行2次治疗后，患儿病情得到改善。使用Swan Gans导管(SGC)灌洗时，即使有肺动脉末梢的血流障碍也能成功地预防低血氧，并且SGC能使每叶支气管肺泡灌洗连续在1天内安全进行。有报道称，婴幼儿患本病，通过正确的肺灌洗，其可无明显后遗症地生存到21岁。

(2) 根据患者肺部感染情况，在支气管肺泡灌洗前后应使用敏感抗生素以防感染扩散。

二、特发性弥漫性肺间质纤维化

特发性弥漫性肺间质纤维化由Hamman和Rich于1935年首先报道，又称为Hamman-Rich综合征，是一种罕见的、慢性进行性疾病，病因尚不清楚，成人多见，偶见于婴儿和儿童。1973年美国生理学和胸科学会将原因不明的弥漫性肺间质纤维化称为纤维性肺泡炎。由于在某些家庭中多个成员患病提示本病与遗传关系密切。同时,该病患者血清免疫球蛋白通常增多,存在自身抗体,肺间质有淋巴细胞和浆细胞浸润,故不少学者认为特发性弥漫性肺间质纤维化是一种自身免疫性疾病。虽然本病预后较差,但早期诊断,及时治疗,部分患者可得以延缓生命。

(一)临床表现

临床症状随起病年龄的大小、病变进展的快慢而不同。男性患儿,年龄大者,对糖皮质激素治疗无反应及严重的肺功能损害者,预后差。本病典型的临床表现是间质纤维化和肺泡毛细血管阻塞而导致的进行性肺功能不全。通常是隐匿起病,然后出现进行性呼吸困难,可有咳嗽、体重减轻和易疲乏,随之出现发绀、杵状指(趾)和右心衰。肺部听诊可正常,也可闻及啰音,合并感染时可有高热、咳脓痰、双肺湿啰音,有时可伴有胸腔积液,晚期半数患者出现慢性肺源性心脏病。

(二)诊断

1. 胸部 X 线检查

胸部 X 线检查最早表现为两肺呈毛玻璃样,进而表现为细小的网织阴影,在两下肺较多见;病变的晚期表现为两肺广泛分布粗的网织阴影或网织结节改变,两肺呈广泛纤维化,常伴有许多厚壁囊状阴影,呈蜂窝状;有时可并发气胸、胸膜增厚,病变可融合成斑片和实变阴影;间质纤维化周围可出现肺气肿、肺大疱和细支气管扩张;随着肺部间质纤维化的发展,肺的体积逐步缩小,最后发展成为肺动脉高压、肺源性心脏病。

2. 放射性核素检查

放射性核素肺吸入及灌注显像结合同期的肺功能、血气分析,可提供其有关病理生理的变化过程;如同时采集肺动态显像,进行半定量分析,结合同期 X 线胸片,可提示肺上皮细胞损伤的程度,同时可将同期肺血流灌注与呼吸道通畅情况分别显示。轻度患者肺灌注显像示放射性略欠均匀、偶有减淡、肋膈角变钝;重度患者示全肺变小、叶间裂增宽、放射性极不均匀,甚至出现多发、密度较高的点片分布,有融合,吸入显像与之基本匹配。

3. 血液生化检查

由于长期缺氧,血红蛋白可增高,血沉增快,部分患者出现自身抗体和免疫球蛋白增高。

4. 肺功能检查

肺活量、最大通气量、弥散功能和肺顺应性均减少或降低,大部分患者为限制性通气功能障碍,少部分为混合性通气功能障碍。

5. 肺组织活检

虽然肺间质疾病可通过临床症状、体征、影像和实验室资料进行诊断,但肺活检仍属必要,经支气管镜肺活检为目前最常用的方法。可发现肺泡壁增厚、纤维组织增生、肺泡壁间的毛细血管减少,呈现为肺泡间质纤维化。但因获取肺组织标本小,对病理诊断有一定局限性。开胸肺活检(OAL)作为一种诊断方法,能提供较大的肺组织,以满足对肺间质疾病病理诊断的需要,具有很高的敏感性和特异性。根据文献报道,经纤维支气管镜肺活检的阳性率在50%左右,而开胸肺活检可达90%~95%。随着近年胸腔镜技术的使用,其安全性大大提高,并能明确病变的部位和程度,对部分纤维支气管镜仍未确诊,尤其一些罕见病和影像不典型的患者,具有较高的价值。

本病的诊断较为困难,仅有临床表现及实验室检查无法肯定诊断,确诊有赖于病理学检查。如经全面的临床评价,诊断仍不清,且症状明显,肺功能受损,但生理和放射特征难以解释的肺间质疾病患者,应尽快地进行肺活检病理学检查。

(三) 治疗

1. 肾上腺皮质激素

肾上腺皮质激素是目前国内最主要的治疗方法,但疗效较差。根据病情可选用甲泼尼龙、泼尼松和地塞米松,4周后逐渐减量,需维持较长的一段时间;必要时可使用免疫抑制药。

2. 对症治疗

有感染时需使用抗生素控制感染,吸氧,注意改善呼吸困难,尽量延缓病情进展。

3. 严重患儿

可考虑进行肺移植治疗,可挽救部分患儿生命。

三、脱屑性间质性肺炎

脱屑性间质性肺炎(DIP)在小儿少见,病因不明,可见于任何年龄的婴儿和儿童。发现循环免疫复合物和免疫球蛋白、补体在肺泡沉积,显示本病可能与免疫有关。有报道双胞胎可同患此病,因此本病也许与遗传有关。DIP的主要病理特点是肺Ⅱ型细胞大量增生和脱屑、肺泡壁增厚、巨噬细胞填满了肺泡空间,其脱屑的程度远较肺泡壁增厚的程度为重。由于该病缺乏独特的临床表现和实验室检查,临床诊断较困难,确诊依赖病理学检查。同时小儿DIP起病急、来势凶猛、病死率高,故应及早诊断与治疗。

(一) 临床表现

DIP的临床表现以咳嗽、气促、发绀、进行性呼吸困难为主,可有肺部湿啰音,中等程度发热(体温一般在38~39℃),心力衰竭,少数可无发热;病程长者尤伴有先天性心脏病时可有杵状指(趾);伴有并发症时,如严重病毒、细菌感染,则病情加重。本病一般不侵犯肺外,但也有报道患者可有肌痛、皮疹、肝脾大和高血压;偶尔可累及其他系统,如并发局限性节段性肾小球肾炎和肾衰竭。

一般认为 DIP 可分为:① 原发性。发病急骤,无其他疾病。② 继发性。常见于其他疾病,如肺炎、肝炎及各种感染后的突然起病。

(二) 诊断

1. X 线胸片检查

因不同的病期表现为肺纹理增粗、模糊,呈现片状阴影乃至毛玻璃样改变,早期可正常。

2. 胸部 CT 检查

薄层 CT、扫描可见毛玻璃样透亮度减低区,主要累及下肺野和胸膜下区;部分患者可有不规则线样密度增高区、囊性变和牵拉性支气管扩张,同时还可出现肺气肿、弥漫性粟粒和边界不清的结节。

3. 肺功能检查

主要表现为限制性通气障碍和弥散功能障碍。

4. 纤维支气管镜检查和肺活检

纤维支气管镜检查和肺活检是确诊本病的主要手段。当纤维支气管镜检查或支气管肺泡灌洗阴性时,应考虑做开胸肺活检。本病的病理诊断标准为:① 肺泡内可见含 PAS 染色阳性颗粒的巨噬细胞大量聚集。② 肺泡内 II 型上皮细胞肿胀增生。③ 间质内有淋巴细胞、浆细胞和嗜酸性粒细胞浸润,并有轻度间质纤维化。

5. 血气分析和血生化检查

血气分析显示为低氧血症,周围血中白细胞计数、中性粒细胞增高,乳酸脱氢酶增高,类风湿因子可阳性。

小儿脱屑性间质性肺炎国内外均较为少见,无特异性症状,临床诊断较为困难,而病理学检查又不能广泛开展,故生前诊断率不高。因此我们认为对 DIP 要有高度的警惕性,当患者病前有呼吸道的感染史,持续咳喘,呼吸困难和发绀,肺部可闻及湿啰音,部分有杵状指(趾);X 线胸片呈广泛多发片状或毛玻璃状致密影,边界不清,其间有大小不等的结节阴影;血气分析呈严重低氧血症,糖皮质激素治疗短期有效就应高度怀疑为 DIP。同时注意排除其他原因导致的间质性肺炎,但确诊需依靠肺活检或尸检。

(三) 治疗

1. 肾上腺皮质激素

肾上腺皮质激素对本病有较好的疗效。本病如不用糖皮质激素治疗可发展成肺纤维化。对已有纤维化者,用糖皮质激素治疗仍有效,因此强调早期治疗。但年龄过小者病情进展快,对糖皮质激素反应差。治疗一般用泼尼松,其剂量为 1～

2 mg/(kg·d),4~8 周后逐渐减量,维持量至少 1~2 年或更长,也可使用甲泼尼龙冲击治疗,其剂量应个体化。

2. 免疫抑制药

如糖皮质激素治疗无效或复发者可加用免疫抑制药,如硫唑嘌呤等。

3. 中药治疗

也有报道在成年人中,使用中药宣肺化瘀汤治疗 DIP 获得了较好的疗效。

(四)预后

本病多呈进行性过程,仅有个别患者可有自然缓解过程。早期诊断、早期肾上腺皮质激素治疗,预后尚可。个别患儿不经特殊治疗可自行痊愈。

四、特发性肺含铁血黄素沉着症

特发性肺含铁血黄素沉着症(IPH)是一种以反复肺出血、慢性失血性贫血伴肺间质改变的原因不明的疾患。临床上以缺铁性贫血、咳嗽、咯血及进行性气促为主要特点。本病可发生于任何年龄,但以 10 岁以下的小儿多见,性别无明显差异。IPH 分为特发性和继发性两种。首先由 Virehow 于 1864 年报道,1931 年 Ceelen 将其临床特征总结,提出 IPH 的诊断,又称为 Ceelen 综合征。国内 IPH 最早由吴桂兰于 1960 年报道。由于本病少见及部分临床医师缺乏对本病的警惕性,或对本病的认识不足,或受检查条件的限制,使部分 IPH 患儿不能早期诊断和早期治疗。

(一)临床表现

本病的临床表现主要为反复的咳嗽、咯血和贫血。其临床症状与肺出血的期限相一致。急性期以咳嗽、喘憋、发热、面色苍白和乏力为主,慢性期则以面色苍白为其主要表现。约有 90%以上的患儿有不同程度的咳嗽,是促使患者就诊的主要原因之一。70%以上患儿有咯血或痰中带血,有时血液被患儿吞入胃肠道而引起呕血或便血,极少数患儿可无咯血。同时也有相当部分患儿以慢性贫血症状为主诉,如苍白、乏力、精神差、不愿玩耍等,而且治疗困难,肺部特异性体征出现较晚,但病程短者可无贫血表现。病程较长者可出现发绀、呼吸困难、肝脾大、黄疸和杵状指。IPH 的另一临床特点是肺出血呈急性间歇性发作,每次发作时间一般为 2~10 天,少数可持续数周。发作时可有高热、较重的咳嗽、气促、心率增快、发绀等,在间歇期间可无临床症状。数年后逐渐出现气促、贫血及慢性肺纤维化,终因心力衰竭而死亡,但也有因肺大量出血而早期夭折者。

（二）诊断

1. 血常规

贫血为典型的小细胞低色素性贫血，Hb 多在 40～80 g/L，血清铁降低；胆红素、尿胆原和网织红细胞计数增高。

2. 骨髓检查

骨髓检查为增生性贫血。

3. X 线胸片

90% 以上的患儿表现为肺透光度减低或呈毛玻璃样，出血停止后可见肺纹理粗厚，有纤维索条状阴影，而新鲜出血时，X 线胸片可见云雾样团块影。部分患儿有胸膜改变和心影扩大，但并非心脏病改变。同时可见单侧或双侧纵隔肺门增宽，肺纹理可有增多、消失、中断、粗乱等改变。肺出血所呈现的改变多为双侧性，数天后复查，原见阴影可大部分消失或反见增多，与其出血的吸收或复发有关。反复多次出血而持续时间较长的患儿，肺内常留有网状或结节状病灶，最后造成肺广泛间质纤维化。胸片改变不典型时，肺部 CT 检查，尤其是薄层 CT 对 IPH 的正确诊断率明显高于 X 线胸片。

4. 痰液或胃液检查

在痰液或胃液中找到含铁血黄素颗粒的巨噬细胞是诊断本病的重要依据，但在疾病缓解期常不易找到，因此需反复多次进行。

5. 开胸肺活检

开胸肺活检是诊断本病最可靠的方法。组织学上可发现肺泡内出血，大量充满含铁血黄素巨噬细胞、肺泡上皮增生，间质纤维化和小血管硬化，非开胸式的针穿刺活检可带来严重的并发症，故不宜采用。支气管肺泡灌洗如找到了含铁血黄素的巨噬细胞，并排除其他出血性感染性疾病后，也可确诊。

6. 肺功能检查

早期可以正常，中期、晚期大部分患儿表现为弥散功能障碍。

当患儿有反复咳嗽伴间歇性咯血、原因不明的缺铁性贫血、肺部 X 线片示广泛性急性或慢性浸润、痰或胃液在光学显微镜下均可见含铁血黄素巨噬细胞、肺组织活检可见含铁血黄素沉积及不同程度的纤维化，排除继发性肺出血，即能确诊为本病。IPH 包括单纯型、对牛奶高度过敏型、与心肌炎共同发生型、伴发进行性肾小球肾炎型（Goodpasture 综合征）4 种类型。

由于本病临床表现的多样性和不典型，容易与肺结核、支气管扩张、支气管肺炎、慢性支气管炎、溶血性或缺铁性贫血相混而造成误诊。造成 IPH 误诊的原因很多，主要有以下几点：① 对本病不熟悉。② 对病史的了解不仔细或病史提供不详细。③ 年龄小的患儿不会咳痰，少量咯血或血痰被咽下，或年长儿有血痰表现，多被诊断为肺结核或支气管扩张等。④ 由于 IPH 胸片表现形式多样，放射科医师常参考临床诊断来做出相应 X 诊断。⑤ 贫血反复发作,或伴黄疸、肝脾大、网织红细胞增高时,易误诊为溶血性贫血。⑥ 仅做了 1～2 次痰或胃液检查结果阴性时,便排除了 IPH 的诊断。⑦ 支气管灌洗液检查或肺组织活检开展的太少。因此,凡患儿有反复性缺铁性贫血,伴有呼吸道刺激性症状,如咳嗽、少量咯血等即应考虑到本病的存在。由于婴幼儿可将肺部出血吞入胃内,然后吐出或不吐出,亦无咳嗽;故对原因不明的幼儿吐血或反复贫血均需摄 X 线胸片与本病鉴别。如胸片显示云絮状影或弥散性点状影,以肺炎不能完满解释时亦应高度疑及本症,尽快多次做痰或胃液的含铁血黄素检查或支气管灌洗液检查,必要时行肺组织活检检查,以便早期诊断、早期治疗,改善 IPH 患儿的预后。

(三) 治疗

目前本病尚无特异性治疗方法,用肾上腺皮质激素可改善症状,限制含铁血黄素在肺部的沉积,尤其是在急性期效果是比较明显的。一般用泼尼松 1～2 mg/(kg·d);若病情严重,可用氢化可的松或甲泼尼龙静脉滴注;症状缓解后逐渐减量,用最小维持量隔天疗法,疗程 6～12 个月或更长。长期肾上腺皮质激素治疗可改善部分患者的预后,肾上腺皮质激素治疗无效者可试用免疫抑制药,如硫唑嘌呤或环磷酰胺,可明显改善本病的预后。如两者均无效,可考虑脾切除术。同时为防止过多的铁沉积对肺组织造成损害,可用络合剂,如去铁胺;对严重出血、青紫、贫血者,可给予输血、吸氧;对牛奶过敏者应停用牛奶。

第三节　小儿心律失常

正常心脏激动起源于窦房结,并按一定的频率、速度及顺序传导到结间传导束、房室结、房室束、左右束支及浦肯野纤维网而到达心室肌,称为窦性心律。如激动的频率、起源或激动传导不正常,都可构成心律失常。

一、期前收缩

期前收缩又称过早搏动,简称早搏,由心脏异位兴奋灶发放的冲动所引起,为小儿时期最常见的心律失常。根据异位起搏点的部位不同可分为房性、房室交界性及室性期前收缩。期前收缩常见于无器质性心脏病的小儿,可由疲劳、精神紧张、自主神经功能不稳定等引起,也可发生于先天性心脏病、心肌炎。此外,药物及毒物中毒、电解质紊乱、心导管检查等均可引起期前收缩。健康学龄儿童 1%～2% 有期前收缩。

（一）查体

扪测脉搏或心脏听诊可检测到早搏，早搏次数因人而异，同一患儿在不同时间亦可有较大出入。某些患儿于运动后心率增快时早搏减少，但也有增多者。后者提示同时有器质性心脏病存在的可能。

（二）辅助检查

1. 常规检查

（1）常规 12 导心电图：在发作时检查能确诊。

（2）24 h 动态心电图：监测一天内的心律，诊断阳性率及意义较大。

2. 其他检查

（1）窦房结心电图：可进一步明确房性/交界性早搏及窦房结功能。

（2）二维超声心动图：了解有无心内结构异常或器质性病变。

（三）诊断

1. 心脏听诊

心脏听诊时可听到提前的心搏之后有较长的间隙。

2. 心电图特点

（1）房性早搏：① P' 波提前，可与前一心动的 T 波重叠，形态与窦性 P 波稍有差异，但方向一致。② P'-R 间期>0.10 s。③ 早搏之后代偿间隙不完全。④ P' 波之后的 QRS 波形态与窦性相同，如发生室内差异性传导，则 QRS 波可呈宽大畸形；P' 波之后如无 QRS 波，称为阻滞性早搏。

（2）交界性早搏：① QRS 波提前，形态、时限正常，亦可出现室内差异性传导。② 提前的 QRS 波前或后有逆行 P' 波，P'-R 间期<0.10 s，R-P' 间期<0.20 s，P' 有时可与 QRS 波重叠。③ 代偿间隙不完全。

（3）室性早搏：① QRS 波提前，形态异常、宽大，QRS 波时间>0.10 s，T 波与主波方向相反。② 代偿间隙完全。③ 有时在同一导联出现形态不一，配对时间不等的室性早搏，称为多源性早搏。

（四）鉴别诊断

根据室性早搏发生的基础，临床上又将室性早搏分为功能性早搏（良性早搏）和病理性早搏（器质性早搏）两类。

1. 功能性早搏

其特点是：① 多为偶发性。② 无器质性心脏病，即通过查体和 X 线检查、超声心动图及有关的化验均未发现其他异常。③ 运动后早搏减少或消失，休息或卧床时早搏可增加。④ 心电图除有早搏外，无其他异常。⑤ 早搏多起源于右室，

QRS 波呈左束支传导阻滞图形。

2. 病理性早搏

其特点是：① 心电图上 QRS 波形态宽大畸形特别明显，其时限可大于 0.16 s。② 早搏频发（≥8 次/min），心电图上在同一导联其形态多变，呈多源性或多形性，多呈二联律、三联律或四联律。③ 联律间期不等或甚短或并行心律性早搏。④ 有时提前出现的 QRS 波落在 T 波上，此称 R-on-T 现象，可致室性心动过速或心室颤动。⑤ 早搏后常继以 ST 段或 T 波的改变。⑥ 运动后早搏增加。⑦ 心电图上有 QRS 波低电压或几种类型的早搏同时存在。⑧ 早搏伴 Q-T 间期延长或 P-R 间期改变。⑨ 早搏多起源于左室，QRS 波呈右束支传导阻滞图形。⑩ 通过查体、X线检查、超声心动图或有关化验检查，多发现有心脏病的基础。应用洋地黄类药物出现早搏时，要考虑药物中毒，应予停药。

（五）治疗

1. 一般治疗

生活规律，睡眠充足，避免过累或紧张，停用可疑药物，避免接触毒物。必须针对基本病因治疗原发病。

2. 基本药物治疗

（1）室上性（房性及交界性）早搏：大多数发生于无明显其他症状的小儿，一般无需治疗。如果有以下情况则需进行治疗：① 器质性心脏病伴室上性早搏增多。② 虽无器质性心脏病但有较重的自觉症状。③ 室上性早搏触发室上性心动过速。治疗可选用以下药物之一：① 普罗帕酮（心律平）。用于心功能正常者，每日 8～15 mg/kg，分 3 次口服。② β_1 受体阻滞剂。适用于活动、情绪激动或窦性心律增加时易发的早搏。普萘洛尔（心得安），每日 1 mg/kg，分 3 次口服。上述药物疗效不佳者，可口服地高辛，或地高辛与普萘洛尔联合用药，亦可选用维罗帕米（异搏定）、奎尼丁、胺碘酮等。

（2）室性早搏：无明显其他症状、无器质性心脏病者一般无需治疗。如果以下两种情况并存，有可能发生室速与室颤则需用药物治疗：① 有器质性心脏病（风湿性心脏病、心肌炎）证据。② 出现复杂的室性早搏，如多源、成对或起始于 T 波或 U 波上的早搏。③ 早搏频率＞10 次/min，有自觉症状。常用药物有普萘洛尔，每日 1 mg/kg，分 3 次口服；普罗帕酮每日 8～15 mg/kg，分 3 次口服，也可选用美西律（慢心律），每日 10 mg/kg，分 3 次口服；胺碘酮每日 10 mg/kg，7～10 天后减为每日 5 mg/kg；莫雷西嗪（乙吗噻嗪）每次 2～6 mg/kg，每 8 h 口服 1 次。如为洋地黄中毒者，除停用洋地黄外，首选苯妥英钠，每次 3～5 mg/kg，每日分 3 次口服；并口服氯化钾每日 75～100 mg/kg。心脏手术后发生的室性早搏也可用苯妥英钠。Q-T 间期延长综合征发生的室性早搏需长期服较大剂量的普萘洛尔，并避免用延长 Q-T 间期的药物如胺碘酮、奎尼丁。

二、窦性心动过速

窦性心动过速是指窦房结发出激动的频率超过正常心率范围。

（一）病因与临床表现

生理状态如哭闹、运动、情绪紧张，应用药物如阿托品、麻黄碱、肾上腺素等可致心率增快。病理状态有感染、发热、出血、低血压、休克、心力衰竭、贫血、心肌炎、甲状腺功能亢进等。一般无特殊临床表现，年长儿可感到心悸。

（二）辅助检查

心电图检查示窦性 P 波。安静时的心率：1 岁以下，大于 140 次/min；1～6 岁，大于 120 次/min；6 岁以上，大于 100 次/min。

（三）治疗

本病的治疗主要是针对病因或加用镇静药。

三、窦性心动过缓

窦性心动过缓是指窦房结发出激动的频率低于正常心率范围。

（一）病因

本病多为迷走神经张力过高所致。病理情况可见于颅内压增高、脑缺氧、伤寒、深度黄疸、流行性感冒、急性传染病的恢复期、甲状腺功能减退、风湿性心肌炎、高血钾等；应用 β 受体阻滞药、洋地黄、奎尼丁或吗啡等药物也可引起窦性心动过缓。

（二）辅助检查

心电图检查示窦性 P 波。安静时的心率：1 岁以下，小于 100 次/min；1～6 岁，小于 80 次/min；6 岁以上，小于 60 次/min。常伴有窦性心律不齐。

（三）治疗

本病的治疗主要是针对病因。有头昏、眩晕等症状时可适当口服阿托品、麻黄碱或异丙肾上腺素。

四、病态窦房结综合征

病态窦房结综合征(SSS)是窦房结功能低下或窦房结及其外周的心房组织之间传导阻滞所引起的综合征。常以窦性心动过缓开始,也可与心动过速交替出现,间歇性发作,故又称心动过缓-过速综合征。

(一)病因

小儿以心肌炎、心肌病、先天性心脏病、先天性窦房结病变及心脏手术损伤窦房结或窦房结动脉多见。有些病因不明。

(二)临床表现

由于窦房结病变在不同阶段对心、脑、肾等重要脏器的血液灌注影响不同,故症状又呈多样性表现,如头晕、昏厥、心悸、心动过速、心动过缓、胸痛、面色苍白、充血性心力衰竭等。偶可因心室颤动而猝死。

(三)诊断

除外药物影响、迷走神经功能亢进或代谢功能紊乱外,可应用下列窦房结功能激发试验。

1. 运动试验

(1)运动后未能达到该年龄正常心率的95%。

(2)心率增加不超过运动前心率的20%~30%。

(3)心率在100次/min以下。

(4)出现异位心律。

以上出现任何1项者为阳性。

2. 阿托品试验

以阿托品0.02~0.04 mg/kg加入葡萄糖注射液中静脉推注,分别在推注前、推注后1 min、3 min、5 min、7 min记录心电图。推注后心率<100次/min,或出现异位心律为阳性。

3. 异丙肾上腺素试验

以异丙肾上腺素0.25 mg加入10%葡萄糖注射液100~200 mL中,以1~3 μg/(kg·min)的速度静脉滴注。与阿托品试验一样观察心率变化。阳性判断标准亦与阿托品试验相同。此试验易引起室性心律失常,不及阿托品安全,但较少发生假阳性或假阴性。

此外,应用心脏电生理研究如希氏束电图检查及经食管心房调搏测定窦房结功能。正常小儿窦房结恢复时间不超过1 200 ms,窦房传导时间不超过350 ms。

（四）治疗

1. 病因和诱因治疗

治疗心肌炎、心肌病，避免过度劳累、情绪激动或感染，防治心力衰竭等。

2. 治疗心律失常

抗心律失常药物治疗效果不佳，且有些药物如维拉帕米（异搏定）及胺碘酮（乙胺碘呋酮）可抑制窦房结及房室结的作用，故宜放置人工起搏器后再用。

3. 人工起搏器的应用

安装永久性人工起搏器的指征为频发心源性脑缺氧综合征、过缓-过速心律交替发作而药物治疗困难、心力衰竭不能控制者。既可避免严重窦性心动过缓、窦房阻滞、窦性静止引起心脏停搏与心源性脑缺氧综合征，又可防治心动过速发作时使用抗心律失常药可能出现的窦性停搏。

五、阵发性室上性心动过速

阵发性心动过速是异位心动过速的一种，按其发源部位分室上性（房性或房室交接区性）和室性，绝大多数患者属于室上性心动过速。

阵发性室上性心动过速是由心房或房室交接区处异位兴奋灶快速释放冲动所产生的一种心律失常。本病对药物反应良好，是可以完全治愈的儿科急症之一。但若不及时治疗易致心力衰竭。本病可发生于任何年龄，容易反复发作，但初次发病以婴儿时期为多见，个别可发生于胎儿末期。发病机制多数为折返激动，其次为心房或房室交接区的自律性增高所致。根据其发生的机制分为：① 房室交接区内折返性心动过速。② 副束折返性心动过速。③ 窦房结折返性心动过速。④ 心房内折返性心动过速。⑤ 心房自律性心动过速。

（一）病因

多数患儿无器质性心脏疾患，亦可发生在先天性心脏病、预激综合征、心肌炎、心内膜弹力纤维增生症等疾病基础上；感染为常见的诱因，也可由疲劳、精神紧张、过度换气、心脏手术术中和术后、心导管检查等诱发。

（二）临床表现

小儿常突然烦躁不安，面色青灰或灰白，皮肤湿冷，呼吸增快，脉搏细弱，常伴有干咳，有时呕吐，年长儿还可自诉心悸、心前区不适、头晕等。发作时心率突然增快，为 160～300 次/min，多数大于 200 次/min，一次发作可持续数秒钟至数天。发作停止时心率突然减慢，恢复正常。此外，听诊时第一心音强度完全一致，发作时心率较固定而规则等均为本病的特征。发作持续超过 24 h 者，容易发生心力衰竭。若同时有感染存在,则可有发热、周围血常规白细胞增高等表现。阵发性室上性心动过速依年龄而异,年龄越小,心率越快。

1. 4 个月内婴儿

出生后发作时心率可达 200～325 次/min,发作时间稍长即可发生心力衰竭或休克;患婴拒乳、烦躁不安,或软弱委靡,面色苍白,呼吸急促,肝大、水肿,脉搏细数,心音呈钟摆律,可有发绀。

2. 儿童

心率 160～200 次/min,患儿诉疲乏、头晕、心悸、烦躁不安、恶心、呕吐或腹痛。少数有短阵眩晕或昏厥,发生心力衰竭或休克者较少。

慢性室上性心动过速发作持续数月甚至终年不消,心率易受自主神经影响,异位心律不变,心率时有变动,120～200 次/min,清醒与睡眠时心率相差可达 50 次/min 以上。

(三) 辅助检查

心电图检查示 P 波形态异常,往往较正常时小,常与前一心动的 T 波重叠,以致无法辨认。如能见到 P 波,则 P-R 间期常为 0.08～0.13 s。虽然根据 P 波和 P-R 间期长短可以区分房性或交接区性,但临床上常有困难。QRS 波形态同窦性。发作持续时间较久者,可有暂时性 ST 段及 T 波改变。部分患儿在发作间歇期可有预激综合征表现。

(四) 诊断

发作的突然起止提示这类心律失常,以往的发作史对诊断也很有帮助。体格检查示心律绝对规律、匀齐,心音强度一致,心率往往超过一般窦性范围,再结合心电图特征就可以诊断,但有时需与窦性心动过速及室性心动过速鉴别。

(五) 鉴别诊断

本病需与窦性心动过速鉴别。窦性心动过速往往见于脓毒血症、休克、高热及用药物异丙肾上腺素或肾上腺素等。窦性心动过速时婴儿心率一般不超过 230 次/min,幼儿不超过 210 次/min;而约有 60% 的阵发性室上性心动过速超过 230 次/min,前后始终匀齐。刺激迷走神经后心律转为窦性则为阵发性室上性心动过速,如逐渐变慢则为窦性心动过速。

(六) 治疗

1. 迷走神经刺激法

冰水毛巾敷面法、压迫颈动脉法、咽部刺激法。

2. 药物治疗

(1) 维拉帕米:每次 0.1～0.2 mg/kg,每次最大剂量不超过 5 mg,在心电监护下缓慢静脉推注,每分钟不超过 1 mg,复律后改口服维持,每次 1～2 mg/kg,每天 3～4 次。该药可引起血压下降,加重房室传导阻滞。

(2)普罗帕酮:每次 1～2 mg/kg,缓慢静脉推注 5～10 min,无效者可于 15～20 min 后重复 1～2 次,总量不超过 6 mg/kg。有效者可改为口服维持。

(3)普萘洛尔:每次 0.05～0.15 mg/kg,缓慢推注,每 6～8 h 可重复 1 次。重度房室传导阻滞、伴哮喘及心力衰竭者禁用。

(4)洋地黄类药物:适用于病情重,发作持续 24 h 以上,有心力衰竭表现者;室性心动过速或洋地黄中毒引起者禁用;低钾血症、心肌炎、阵发性室上性心动过速伴房室传导阻滞或肾功能减退者慎用。

(5)氟卡胺:该药能抑制异常的自律性,延缓房室结、异常通道及心室肌的传导,对顽固的室上性和室性心律失常可有效。注射剂量 1.5～2.0 mg/kg,于 5～10 min 内静脉推注。口服,每天 4～6 mg/kg,分 2～3 次服,由小剂量开始。

3. 其他治疗

对于病情严重、药物治疗效果欠佳的患儿可采用同步直流电复律、食管心房调搏法进行递增性起搏或超速抑制。射频消融术可用于房室结内折返性心动过速、房室折返性心动过速、心房内折返性心动过速等。

六、室性心动过速

室性心动过速可导致严重的心排血量不足,也可为心室颤动的前奏;但也可发生于心脏正常者。

(一)病因

室性心动过速可见于心肌肿瘤、心肌炎、心肌病、代谢紊乱、洋地黄中毒,长 Q-T 间期综合征、心导管检查及心脏手术等。严重心脏病及临终时也可发生室性心动过速。

(二)临床表现

心室率的快慢决定症状的轻重。如心率不太快,心肌功能良好者可无症状;否则可有疲乏、心悸、心前区疼痛,严重者可致晕厥、抽搐或猝死。发作超过 24 h 以上者可发生显著的血流动力学改变。有学者将较慢的心室率另立一种,称为加速性室性自主心律,其心室率与窦性相仿,较室性自搏性节律为快,心电图上虽为室性心动过速,但心率常不超过 120 次/min,此为良性的室性心律。

(三)辅助检查

一般发作时心电图检查示心室率为 150～250 次/min,R-R 间期可略有变异,

QRS 波群畸形,时限增宽大于 0.10 s,P 波与 QRS 波群之间无固定关系,心房率较心室率慢,有时可见到室性融合波或心室夺获现象。

（四）治疗

（1）抗心律失常药:首选利多卡因 0.5～1.0 mg/kg,静脉推注,必要时可每 5～10 min 重复一次,总量不超过 3～5 mg/kg。或继以 20～50 μg/(kg·min)持续静脉滴注。亦可应用美西律(慢心律)、β 受体阻滞药等。控制发作后,应用奎尼丁、普鲁卡因胺、美西律或丙吡胺(双异丙吡胺)预防复发。有时需联合应用两种或多种抗心律失常药口服维持。如为洋地黄中毒所致者首选苯妥英钠(大仑丁),亦可加用利多卡因。

（2）危重者或对药物治疗无效者应采用电击复律。

（3）对顽固患者证实为折返所致者应考虑手术切断环路。

（五）预后

心肌病及心脏手术所致者预后较差;发生于正常心脏者预后较好。

七、房室传导阻滞

心脏的传导系统包括窦房结、结间束(前、中、后束)、房室结、房室束、左右束支以及浦肯野纤维。心脏的传导阻滞可发生在传导系统的任何部位,当阻滞发生于窦房结与房室结之间,称为房室传导阻滞。阻滞可以是部分性的(Ⅰ度或Ⅱ度),也可能为完全性的(Ⅲ度)。

（一）Ⅰ度房室传导阻滞

Ⅰ度房室传导滞阻在小儿中比较常见。大多由急性风湿性心脏炎引起,也可发生于发热、心肌炎、肾炎、先天性心脏病以及个别正常小儿。在应用洋地黄时也能延长 P-R 间期。由希氏束心电图证实阻滞可发生于心房、房室交接区或希氏束,其中以房室交接区阻滞者最常见。

1.临床表现

Ⅰ度房室传导阻滞本身对血流动力学并无不良影响,临床听诊除第一心音较低钝外,无其他特殊体征。

2.辅助检查

诊断主要通过心电图检查,P-R 间期延长,但小儿 P-R 间期正常值随年龄、心率不同而不同,必须加以注意。部分正常小儿静卧后 P-R 间期延长,直立或运动后可使 P-R 间期缩短至正常,此种情况说明 P-R 间期延长与迷走神经的张力过高有关。

3. 治疗

Ⅰ度房室传导阻滞应着重病因治疗,其本身无需治疗,预后较好;部分可发展为更严重的房室传导阻滞。

(二)Ⅱ度房室传导阻滞

Ⅱ度房室传导阻滞时窦房结的冲动不能全部传到心室,因而造成不同程度的漏搏。产生的原因有风湿性心脏病、各种原因引起的心肌炎、严重缺氧、心脏手术及先天性心脏病等,Ⅱ度房室传导阻滞分为Ⅰ型和Ⅱ型。

1. 临床表现

可无症状或有心悸、头晕等。

2. 辅助检查

Ⅱ度房室传导阻滞的心电图表现如下:

(1)Ⅰ型(文氏现象)。① P-R 间期呈逐渐延长,直至发生心室漏搏,周而复始,呈规律性周期改变。② P-R 间期逐次延长的同时,R-R 间期逐次缩短,直至发生心室漏搏。③ 伴有心室漏搏的 R-R 间隔少于 2 个 P-P 间期。④ 心室漏搏后的第 1 个 R-R 间期较漏搏前任何 1 个 R-R 间期长。

(2)Ⅱ型。① P-R 间期正常或延长,但固定不变。② P 波按规律出现,部分 P波之后不继以 QRS 波。伴有心室漏搏的 R-R 间隔为 P-P 间隔的简单倍数。③ 房室阻滞的比例多为 2∶1 或 3∶1。

3. 治疗

主要针对病因治疗。

4. 预后

Ⅱ度Ⅰ型是暂时性的,多可恢复。Ⅱ度Ⅱ型常逐渐演变为Ⅲ度房室传导阻滞,导致阿-斯综合征。

(三)Ⅲ度房室传导阻滞

Ⅲ度房室传导阻滞又称为完全性房室传导阻滞,小儿较少见。完全性房室传导阻滞可分为先天性及后天获得性两类。

1. 病因与病理

(1)病因。① 先天性完全性房室传导阻滞:为先天性房室结缺如或房室结纤维化,也可因胎儿在子宫内感染或母亲在孕期患红斑性狼疮或其他结缔组织疾病损害胎儿传导系统所致。② 后天获得性完全性房室传导阻滞:病因与Ⅱ度房室传导阻滞的病因基本相同,也可发生在心脏手术后。阻滞部位可在房室结、房室束或其分支以下。

(2)病理。血流动力学改变取决于阻滞的部位。一般而言阻滞在较近端者,血流动力学与生理功能改变不大,消除副交感神经的刺激,交感神经常能使心率增快 10%～30%。当阻滞在房室束远端时,则心率增快常不到 10%。急性Ⅲ度房室传导阻滞后心脏的每搏量可以降低 50%,但小儿能逐步适应,恢复至正常的低水平。

2．临床表现

部分小儿并无主诉,获得性者和伴有先天性心脏病者病情较重。患儿因心排血量减少而自觉乏力、眩晕、活动时气短,最严重的表现为阿-斯综合征发作。小儿检查时脉率缓慢而规则,婴儿<80 次/min,儿童<60 次/min,运动后仅有轻度或中度增加。脉搏多有力,颈静脉可有显著搏动,此搏动与心室收缩无关。第一心音强弱不一,有时可闻及第三心音或第四心音。绝大多数患儿心底部可听到(1～2)/6级喷射样杂音,为心脏每搏量增加引起的半月瓣相对狭窄所致。由于经过房室瓣的血量也增加,所以可闻及舒张中期杂音。可有心力衰竭及其他先天性、获得性心脏病的体征。

3．辅助检查

心电图检查是重要的诊断方法。由于心房与心室都以其本身的节律活动,所以 P 波与 QRS 波群之间彼此无关。心房率较心室率快,R-R 间期基本规则。心室波形有两种形式:① QRS 波群的形态、时限正常,表示阻滞在房室束之上,以先天性者居多数。② QRS 波群有切迹,时限延长,说明起搏点在心室内或者伴有束支传导阻滞,常为外科手术所引起。

4．治疗

(1) 病因和诱因治疗。

(2) 无症状且心率>55 次/min 者不需给予治疗,亦不应限制患儿的活动。心率较慢而无晕厥或心力衰竭者可口服阿托品、异丙肾上腺素或麻黄碱。危重患者可静脉滴注异丙肾上腺素。

(3) 放置人工起搏器的适应证:① 有心力衰竭或心源性脑缺氧综合征者。② 心室率显著缓慢者(新生儿<55 次/min,婴儿<50 次/min,儿童<40 次/min)。③ 有频发室性期前收缩或室性心动过速者。④ 心脏手术后发生的完全性房室传导阻滞可先放置临时人工起搏器,观察 2～4 周仍未能恢复窦性心律时,应考虑放置永久性人工起搏器。

5．预后

决定于阻滞的部位、病因及严重程度。阻滞部位在房室束分支以下者预后较差,手术所致完全性房室传导阻滞未能在 4 周内恢复者预后亦较差。

第四节　小儿腹泻

小儿腹泻又称为腹泻病,是多病原、多因素引起的以大便次数增多和大便性状改变为特点的一组疾病。腹泻病多见于婴幼儿,在我国儿童中的发病率仅次于呼吸道感染。1998 年统计我国有 8.36 亿人次患腹泻病,5 岁以下小儿约为 3 亿人次,其中 2 岁以下小儿约占 75%,严重危害小儿的生长发育和身体健康。本病一年四季均可发病,夏季(6、7、8 月)及秋冬季(10、11、12 月)是两个发病高峰。根据病因可分为感染性与非感染性两大类,其中感染性腹泻约占 85% 以上。

一、生理与免疫

1. 消化系统发育尚未成熟

婴幼儿消化系统发育尚未成熟,胃酸和消化酶分泌少,酶活力偏低,不能适应食物质和量的较大变化;生长发育快,所需营养物质相对较多,胃肠道负担重,容易发生消化道功能紊乱。

2. 机体防御功能差

(1) 婴儿胃酸偏低,胃排空较快,对进入胃内的细菌的杀灭能力较弱。

(2) 血清免疫球蛋白(尤其是 IgM、IgA)和胃肠道分泌型 IgA 均较低。

(3) 正常肠道菌群对入侵的致病微生物有抵抗作用,新生儿出生后尚未建立正常肠道菌群时,或由于使用抗生素等引起肠道菌群失调时,均易患肠道感染。

3. 人工喂养

母乳中含有大量体液因子(SIgA、乳铁蛋白)、巨噬细胞和粒细胞,有很强的抗肠道感染作用。家畜乳中虽有某些上述成分,但在加热过程中被破坏,而且人工喂养的食物和食具极易受污染,故人工喂养儿的肠道感染发生率明显高于母乳喂养儿。

二、病因

(一) 非感染因素

1. 食饵性腹泻

多为人工喂养儿。常因喂养不定时,饮食量不当,突然改变食物品种,或过早喂给大量淀粉或脂肪类食品引起。

2. 症状性腹泻

患中耳炎、上呼吸道感染、肺炎、肾盂肾炎、皮肤感染或急性传染病等其他系统疾病时,由于发热或病原体毒素的作用可并发腹泻。

3. 过敏性腹泻

如对牛奶或大豆(豆浆)过敏而引起腹泻,对牛奶过敏者较多。不但直接饮用牛奶的婴儿,即使是母乳喂养的婴儿,如果母亲在哺乳期间曾饮用牛奶,婴儿也常会产生此类过敏反应。临床症状发生在摄入含致敏原的牛奶数小时至数周后。

4. 其他

原发性或继发性双糖酶缺乏或酶活力降低(主要为乳糖酶),肠道对糖的消化吸收不良,使乳糖积滞引起腹泻;气候突然变化、腹部受凉使肠蠕动增加,天气过热消化液分泌减少等均可诱发消化功能紊乱致腹泻。

(二)感染因素

1. 病毒感染

轮状病毒引起的急性腹泻占 45%,在秋冬季可高达 80%。仅次于轮状病毒的另一常见病毒是星状病毒。

2. 细菌感染(不包括法定传染病)

常见细菌有致腹泻大肠埃希菌、空肠弯曲菌、耶尔森菌属、沙门菌属(主要为鼠伤寒和其他非伤寒、副伤寒沙门菌)及金黄色葡萄球菌、难辨梭状芽孢杆菌等。

3. 真菌

致腹泻的真菌有假丝酵母菌、曲霉、毛霉,小儿以假丝酵母菌多见。

4. 寄生虫

常见寄生虫为蓝氏贾第鞭毛虫、阿米巴原虫和隐孢子虫等。

根据地区不同,病原有些不同。农村小儿腹泻的病原依次为致腹泻大肠埃希菌、轮状病毒、志贺菌属、空肠弯曲菌;城市小儿腹泻的病原依次为轮状病毒、致腹泻大肠埃希菌、志贺菌属和沙门菌属。根据季节不同病原体也有变化,夏季以细菌性腹泻为主,秋冬季以轮状病毒肠炎为主。

三、发病机制

(一)非感染性腹泻

非感染性腹泻主要由饮食不当引起。当进食过量或食物成分不恰当时,消化过程发生障碍,食物不能被充分消化和吸收而积滞在小肠上部,使肠腔内酸度降低,有利于肠道下部的细菌上移和繁殖,食物发酵和腐败(即所谓内源性感染),使消化功能更为紊乱。分解产生的短链有机酸使肠腔内渗透压增高(渗透性腹泻),并协同腐败性毒性产物刺激肠壁使肠蠕动增加导致腹泻、脱水和电解质紊乱。

(二)肠毒素性肠炎

各种产生肠毒素的细菌均可引起分泌性腹泻,如霍乱弧菌、产肠毒素性大肠埃希菌、空肠弯曲菌、金黄色葡萄球菌、产气荚膜杆菌等。病原体侵入肠道后,一般仅在肠腔内繁殖,黏附在肠上皮细胞刷状缘,不侵入肠黏膜。细菌在肠腔中释放两种肠毒素:一种为不耐热肠毒素,与小肠细胞膜上的受体结合后激活腺苷酸环化酶,致使三磷酸腺苷(ATP)转变为环磷酸腺苷(cAMP),cAMP 增多后即抑制小肠绒

毛上皮细胞吸收 Na^+、Cl^- 和水,并促进肠腺分泌 Cl^-;另一种为耐热肠毒素,通过激活鸟苷酸环化酶,使三磷酸鸟苷(GTP)转变为环磷酸鸟苷(cGMP),cGMP 增多后亦使肠上皮细胞减少 Na^+ 和水的吸收,促进 Cl^- 分泌。两者均使小肠液总量增多,超过结肠的吸收限度而发生腹泻,排出大量无脓血的水样便,导致患儿脱水和电解质紊乱。

(三)侵袭性肠炎

各种侵袭性细菌感染可引起渗出性腹泻,如志贺菌属、沙门菌属、侵袭性大肠埃希菌、空肠弯曲菌、耶尔森菌属和金黄色葡萄球菌等均可直接侵袭小肠或结肠肠壁,使黏膜充血、水肿,炎症细胞浸润引起渗出和溃疡等病变。患儿排出含有大量白细胞和红细胞的细菌性痢疾样粪便;结肠由于炎症病变而不能充分吸收来自小肠的液体,且某些致病菌还会产生肠毒素,故亦可发生水泻。

(四)病毒性肠炎

病毒侵入肠道后,在小肠绒毛顶端的柱状上皮细胞上复制,使细胞发生空泡变性和坏死,其微绒毛肿胀、不规则和变短,受累的肠黏膜上皮细胞脱落,遗留不规则的裸露病变,致使小肠黏膜回吸收水分和电解质的能力受损,肠液在肠腔内大量积聚而引起腹泻。同时,发生病变的肠黏膜细胞分泌双糖酶不足,活性降低,使食物中糖类消化不全而积滞在肠腔内,并被细菌分解成小分子的短链有机酸,使肠液的渗透压增高;双糖的分解不全亦造成微绒毛上皮细胞膜转运的功能障碍,两者均可造成水和电解质的进一步丧失。

四、临床表现

(一)临床分类

1. 根据病情分类
(1)轻型:主要是消化道症状,无脱水及中毒症状。
(2)中型:除消化道症状外,有轻度至中度脱水,或有轻度中毒症状。
(3)重型:除消化道症状外,有重度脱水,或虽无脱水但有明显中毒症状。

2. 根据病程分类
(1)急性:病程在 2 周以内。
(2)迁延性:病程 2 周至 2 个月。
(3)慢性:病程 2 个月以上。

3. 根据病因分类
(1)感染性。
(2)非感染性。

（二）急性腹泻

起病可急可缓，以胃肠道症状为主，表现为食欲缺乏、呕吐、腹痛，大便次数增多及性状改变，呈稀便、水样便、黏液便或脓血便。① 非感染性腹泻：大便半稀，呈不消化状，有奶瓣，水分不多。轻型无脱水及全身中毒症状，多在数天内痊愈，常由饮食因素及肠道外感染引起。重型者由于腹泻、呕吐严重，多伴有脱水、酸中毒、电解质紊乱。② 感染性腹泻：多伴有发热、呕吐、倦怠，严重细菌感染常伴有中毒症状如嗜睡、萎靡，甚至出现休克、呼吸衰竭等。

（三）迁延性、慢性腹泻

病因复杂，感染、过敏、酶缺陷、免疫缺陷、药物因素、先天性畸形等均可引起。以急性感染性腹泻治疗不彻底、迁延不愈最为常见。人工喂养、营养不良儿患病率高。其原因有：① 重症营养不良时胃黏膜萎缩，胃液酸度降低，杀菌屏障作用明显减弱，有利于胃液和十二指肠液中的细菌和酵母菌大量繁殖；十二指肠、空肠黏膜变薄、肠绒毛萎缩、变性、细胞脱落增加，双糖酶尤其是乳糖酶活性以及刷状缘肽酶活性降低、肠黏膜有效吸收面积减少，可引起各种营养物质的吸收消化不良。② 腹泻时小肠上段细菌显著增多，十二指肠内厌氧菌和酵母菌过度繁殖，由于大量细菌对胆酸的降解作用，使游离胆酸浓度大为增高，损害小肠细胞，同时阻碍脂肪微粒形成。③ 重症营养不良儿细胞免疫功能缺陷，分泌型抗体、吞噬细胞功能和补体水平均降低，因而增加了对病原和食物蛋白抗原的易患性。故营养不良儿患腹泻时易迁延不愈，持续腹泻又加重了营养不良，两者互为因果，最终引起免疫功能低下，继发感染，形成恶性循环，导致多脏器功能异常。

（四）几种常见病原引起的肠炎

1. 轮状病毒肠炎

轮状病毒肠炎又称为秋季腹泻，呈散发或小流行；经粪-口传播，也可经呼吸道感染而致病。潜伏期1～3天，多发生在6～24个月婴幼儿，4岁以上者少见。起病急，常伴发热等上呼吸道感染症状，呕吐常先于腹泻；大便次数多、量多、水分多，黄色水样或蛋花样便带少量黏液，无腥臭味；常伴有脱水和酸中毒。约1.5%可伴有良性惊厥。病程3～8天，少数较长，不喂乳类的患儿恢复较快。大便镜检偶有少量白细胞；感染后1～3天即有大量病毒自大便中排出，最长可达6天。

2. 大肠埃希菌肠炎

大肠埃希菌肠炎多发生在气温较高的季节，以5～8月份为多。可在新生儿室、托儿所甚至病房内流行。营养不良儿、人工喂养儿或更换饮食时更易发病。

（1）致病性大肠埃希菌肠炎：潜伏期1～2天，起病较缓。大便每天5～10次，量中等，呈黄绿色或蛋花样稀便伴较多黏液，有发霉臭味；常伴呕吐，轻症无发热及全身症状,严重者可伴发热、脱水及电解质紊乱。病程1～2周,营养不良儿病程迁延。大便镜检有少量白细胞。

(2)产毒性大肠埃希菌肠炎:潜伏期1～2天,起病较急。轻症仅大便次数稍增,性状轻微改变;重症腹泻频繁,量多,呈水样或蛋花样,混有黏液,伴呕吐,常发生脱水、电解质和酸碱平衡紊乱。病程5～10天,亦可较长。大便镜检无白细胞。

(3)侵袭性大肠埃希菌肠炎:潜伏期18～24 h。起病急,腹泻频繁,为黏液脓血便。常伴恶心、呕吐、高热、腹痛和里急后重,可出现严重的中毒症状,甚至休克。

(4)出血性大肠埃希菌肠炎:大便次数增多,开始为黄色水样便,后转为血水便,有特殊臭味;大便镜检有大量红细胞,常无白细胞。伴腹痛,个别病例可伴发溶血性尿毒症综合征和血小板减少性紫癜。

3. 空肠弯曲菌肠炎

空肠弯曲菌肠炎的潜伏期为2～11天。全年均可发病,多见于夏季,可散发或暴发流行。6个月～2岁婴幼儿发病率高,为人畜共患疾病,以侵袭性感染为主。症状与细菌性痢疾相似,发病急,恶心、呕吐、腹痛及黏液脓血便,有腥臭味。产毒性菌株则引起水样便,可出现脱水、酸中毒。可并发败血症、肺炎、脑膜炎、心内膜炎、心包炎及吉兰-巴雷综合征等。大便镜检有大量白细胞及数量不等的红细胞。

4. 耶尔森菌肠炎

多发生在冬春季节,可散发或暴发流行;动物是重要的传染源,以粪-口途径传播为主。症状因年龄而异。5岁以下的患儿以急性水泻起病,可有黏液脓血便伴里急后重,大便镜检有红细胞、白细胞;5岁以上的患儿除腹泻外,可伴发热、头痛、呕吐、腹痛(多由肠系膜淋巴结炎所致),甚至与阑尾炎相似,亦可引起咽痛和淋巴结炎。由产毒菌株引起者,可出现频繁水泻和脱水。严重病例可发生肠穿孔和腹膜炎。病程一般1～3周,少数可迁延数月。

5. 鼠伤寒沙门菌肠炎

全年均有发生,夏季发病率高,绝大多数患儿为2岁以下的婴幼儿,新生儿和1岁以下的婴儿尤易感染,常引起暴发流行。临床表现轻重不一,发病较急,有恶心、呕吐、腹痛、腹泻、腹胀、发热;大便每天数次至数十次,稀糊状,带有黏液甚至脓血,有特殊臭味;严重者可出现脱水、酸中毒、全身中毒症状,甚至发生休克;亦可引起败血症、脑脊髓膜炎。病程迁延,有并发症者可长达数周。带菌率高,部分患儿病后排菌可达2个月以上。大便镜检有白细胞、脓细胞和红细胞。

(五)抗生素诱发的肠炎

长期应用广谱抗生素可使肠道菌群失调,肠道内耐药的金黄色葡萄球菌、铜绿假单胞菌、变形杆菌、某些梭状芽孢杆菌和白假丝酵母菌大量繁殖而引起肠炎。营养不良、免疫功能低下,长期应用肾上腺皮质激素者更易发病。婴幼儿病情多较重。

1．金黄色葡萄球菌肠炎

金黄色葡萄球菌肠炎多继发于使用大量抗生素后,病程与症状常与菌群失调的程度有关,有时继发于慢性疾病的基础上。表现为发热、呕吐、腹泻、不同程度中毒症状、脱水和电解质紊乱,甚至发生休克。典型大便为暗绿色,量多,带黏液,少数为血便;大便镜检有大量脓细胞和成簇的革兰阳性球菌。

2．假膜性小肠结肠炎

假膜性小肠结肠炎是由难辨梭状芽孢杆菌引起的。除万古霉素和胃肠道外用的氨基苷类抗生素外,几乎各种抗生素均可诱发本病。可在用药 1 周内或迟至停药后 4～6 周发病。亦见于外科手术后、肠梗阻、肠套叠、巨结肠等体弱患者。细菌大量繁殖,产生毒素。轻症者大便每天数次,停用抗生素后很快痊愈;重症频繁腹泻,黄绿色水样便,可有假膜排出,少数大便带血,可出现脱水、电解质紊乱和酸中毒。伴有腹痛、腹胀和全身中毒症状,甚至发生休克。

3．真菌性肠炎

真菌性肠炎多为白假丝酵母菌所致,常并发于其他感染。大便次数增多,黄色稀便,泡沫较多,带黏液,有时可见豆腐渣样细块(菌落);大便镜检有真菌孢子体和菌丝。

五、辅助检查

1．血常规检查

白细胞计数增高,中性粒细胞增高提示细菌感染;白细胞计数正常或降低则提示病毒感染。

2．大便检查

病毒或产毒素肠杆菌感染多无异常或有少许白细胞。白细胞计数增高,或见有红细胞多为侵袭性细菌感染。

3．血生化检查

血电解质、血气分析,有条件可做血渗透压。

4．病原体检查

血清抗体一般在感染后 3 周上升。病毒较难分离,有条件可直接用电子显微镜或免疫电镜检测病毒,或用 ELISA 法检测病毒抗原,或 PCR 及核酸探针技术检测病毒抗原、抗体。大便细菌培养可明确病原菌。

六、诊断与鉴别诊断

(一)诊断

根据发病季节、病史(包括喂养史和流行病学资料)、临床表现、大便次数增多及大便性状改变可以做出临床诊断。必须判断病情（轻型、中型或重型）、病程（急性、迁延性、慢性），尽量找出病因（感染性、非感染性）。

（二）鉴别诊断

1. 大便中无或偶见少量的白细胞

（1）生理性腹泻：多见于6个月以内婴儿，外观虚胖，常有湿疹，出生后不久即出现腹泻，除大便次数增多外，无其他症状，食欲好，不影响生长发育。近年来发现此类腹泻可能为乳糖不耐受的一种特殊类型，添加辅食后，大便即逐渐转为正常。

（2）小肠消化吸收功能障碍：如乳糖酶缺乏，葡萄糖、半乳糖吸收不良，失氯性腹泻，原发性胆酸吸收不良，过敏性腹泻等，可根据各病特点进行鉴别。

2. 大便有较多的白细胞

常由各种侵袭性细菌感染所致，仅凭临床表现难以区别，应进行大便细菌培养、细菌血清型和毒性检测。

（1）细菌性痢疾：常有接触史，排脓血便，伴里急后重，大便镜检有较多脓细胞、红细胞和吞噬细胞，大便细菌培养可确诊。

（2）坏死性肠炎：中毒症状较严重，腹痛、腹胀明显，频繁呕吐，高热，渐出现典型的赤豆汤样血便，常伴休克。腹部立、卧位X线摄片呈小肠局限性充气扩张，肠间隙增大，肠壁积气等。

（3）肠套叠：腹泻和伴随病毒感染常为引起肠套叠的主要原因。常先有阵发性哭闹，继之排血水样或果酱样便，腹部可触及包块，钡剂或气体灌肠可见造影剂在结肠套入部受阻，出现杯状影。

七、治疗

治疗原则为预防和纠正脱水，合理用药，继续饮食，加强护理，预防并发症。

（一）急性腹泻

1. 饮食疗法

强调继续饮食，满足生理需要，补充疾病消耗。饮食应根据疾病的特殊病理生理状况、个体消化吸收功能和平时的饮食习惯进行合理调整。母乳喂养的婴儿继续哺乳，暂停辅食。人工喂养儿，年龄小于6个月，可用患儿日常食用的奶或奶制品继续喂养；年龄大于6个月，给已经习惯的平常饮食，如粥、面条或烂饭、蔬菜、鱼或肉末等，可给一些新鲜水果汁或水果以补充钾。这些食物要仔细烹调、研磨或捣碎，使之容易消化。病毒性肠炎多有双糖酶缺乏（主要是乳糖酶），对疑似病例可暂停乳类，改为豆制代乳品，或发酵奶，或去乳糖奶粉以减轻腹泻，缩短病程。腹泻停止后继续给予营养丰富的饮食，并每天加餐1次，持续2周。

2. 预防脱水

适用于无脱水患者。可任选下列一种液体：

(1) 米汤加盐溶液：米汤 500 mL + 细盐 1.75 g；或炒米粉 25 g + 细盐 1.75 g + 水 500 mL，煮 2～3 min。

(2) 糖盐水：白开水 500 mL + 蔗糖 10 g + 细盐 1.75 g，20～40 mL/kg，随时口服，以预防脱水。蔗糖为双糖，腹泻时不易吸收，因而效果不如米汤加盐溶液。

(3) 口服补液盐Ⅱ(ORS)溶液（新生儿慎用）：每腹泻 1 次给予口服补液盐Ⅱ溶液 50～100 mL。口服补液盐Ⅱ溶液为 2/3 张溶液，主要适用于治疗脱水。对于预防脱水张力较高，若用作预防脱水则需加服 1/3 量白开水。

3. 纠正水、电解质和酸碱平衡紊乱

水、电解质及酸碱平衡紊乱往往是急性腹泻死亡的主要原因，合理的液体疗法是降低病死率的关键。

(1) 口服补液：口服补液盐Ⅱ溶液适用于轻、中度脱水而无明显周围循环障碍者。最初 4 h 口服补液盐Ⅱ溶液的用量按公式计算：用量（mL）= 体重（kg）× 75（mL/kg）。4 h 后再评估脱水症状，然后选择适当的方案继续治疗。对于 6 个月以下非母乳喂养的患儿，在这段时间内应额外给白开水 100～200 mL。如发现眼睑水肿可改为白开水口服。新生儿和有明显呕吐、腹胀、休克、心肾功能不全或其他严重并发症的患儿不宜采用口服补液。

(2) 静脉输液：适用于中度以上脱水或吐泻严重的患儿。输用溶液的成分、容量和滴注时间必须根据不同的脱水程度和性质决定，同时要结合年龄、营养状况、自身调节功能而灵活掌握。

第 1 天补液：① 总量，包括补充累积损失量、继续损失量和生理需要量。一般轻度脱水为 90～120 mL/kg、中度脱水为 120～150 mL/kg、重度脱水为 150～180 mL/kg。对少数营养不良，心、肺、肾功能不全等患儿尚应根据具体病情分别做较详细的计算。② 溶液种类，溶液中电解质溶液与非电解质溶液的比例应根据脱水性质（等渗、低渗、高渗）分别选用。若临床判断脱水性质有困难时，可先按等渗性脱水处理。③ 输液速度，主要取决于脱水程度和继续损失的量和速度，对重度脱水有明显周围循环障碍者应先快速扩容；累积损失量（扣除扩容液量）一般在 8～12 h 内补完，8～10 mL/(kg·h)。脱水纠正后，补充生理需要量和继续损失量时速度应减慢，于 12～16 h 内补完，约 5 mL/(kg·h)；若吐泻缓解，可酌情减少补液量或改为口服补液。④ 纠正酸中毒，因输入的混合溶液中已含有一部分碱性溶液，输液后循环和肾功能改善，酸中毒可随即纠正。对重度酸中毒可根据临床症状结合血气测定结果，另加碱性液（如碳酸氢钠）纠正。⑤ 纠正低钾、低钙、低镁，见尿补钾；出现低钙症状时可用 10% 葡萄糖酸钙加葡萄糖注射液稀释后静脉推注；低镁者用 25% 硫酸镁，每次 0.1 mg/kg 深部肌内注射，每 6 h 1 次，每天 3～4 次，症状缓解后停用。

第2天及以后的补液:经第1天补液后,脱水和电解质紊乱已基本纠正,主要是补充继续损失量(防止发生新的累积损失)和生理需要量,继续补钾,供给热量。一般可改为口服补液。若腹泻仍频繁或口服量不足者,仍需静脉补液。补液量需根据吐泻和进食情况估算,一般生理需要量按60～80 mL/(kg·d),用1/5张含钠液补充;继续损失量是按"丢多少补多少"的原则,用1/3～1/2张含钠溶液补充;将这两部分相加,于12～24 h内均匀静脉滴注。

4.药物治疗

(1)控制感染:非感染性腹泻、病毒性肠炎无需抗生素治疗。黏液脓血便者多为侵袭性细菌感染,选用1种当地有效的抗菌药物。如用药48 h,病情未见好转,再考虑更换另外一种抗菌药物。霍乱、细菌性痢疾、肠产毒素性大肠埃希菌(EPEC)肠炎、空肠弯曲菌肠炎、阿米巴及贾第鞭毛虫肠炎,及早用敏感抗菌药物治疗,不但可减轻症状,缩短病程,并可减少带菌及复发。沙门菌肠炎如发生在较小婴儿、营养不良及免疫缺陷患儿,或病情严重,并有败血症或迁移病灶者,应用抗生素治疗。对ETEC肠炎,抗生素仅用于重症病例。假膜性肠炎应立即停用抗生素,选用甲硝唑(灭滴灵)、万古霉素、利福平等口服。真菌性肠炎首先停用抗生素,采用制霉菌素、氟康唑或克霉唑口服。阿米巴痢疾及蓝氏贾弟鞭毛虫肠炎采用甲硝唑口服。隐孢子虫肠炎采用大蒜素口服治疗。

(2)微生态疗法:有助于恢复肠道正常菌群的生态平衡,抑制病原菌定植和侵袭,重建肠道天然生物屏障保护作用。常用有双歧杆菌、乳酸杆菌、粪链球菌、蜡样芽孢杆菌、地衣芽孢杆菌等。有效品种有:双歧三联活菌制剂(培菲康)、双歧杆菌活菌制剂(丽珠肠乐)、金双歧、整肠生胶囊、乳酶生、妈咪爱散剂等。这些制剂一定要保持有足够数量的活菌,没有活菌的制剂是无效的。

(3)肠黏膜保护剂:能吸附病原体和毒素,维持肠细胞的吸收和分泌功能;与肠道黏液糖蛋白相互作用可增强其屏障功能,阻止病原微生物的攻击。常用有蒙脱石(思密达),为双八面体蒙脱石粉,安全、疗效较好。口服方法:1岁以下每次1 g,每天3次;1～3岁每次2 g,每天3次;3岁以上每次3 g,每天3次。

(二)迁延性和慢性腹泻

1.针对病因治疗

积极寻找引起病程迁延的原因,针对病因进行治疗,切忌滥用抗生素,避免肠道菌群失调。

2.预防和治疗脱水

预防和治疗脱水,纠正电解质及酸碱平衡紊乱。

3.营养治疗

此类患儿多有营养障碍,继续喂养是必要的治疗措施,禁食对机体有害。

(1)继续母乳喂养。

（2）人工喂养儿：应调整饮食。6个月以下婴幼儿用牛奶加等量米汤或水稀释，或用发酵奶（即酸奶），也可用奶-谷类混合物，每天喂6次，以保证足够热量；6个月以上的婴儿可用已习惯的平常饮食，如选用加有少量熟植物油、蔬菜、鱼肉末或肉末的粥、面条等，由少到多，由稀到稠。

（3）双糖酶缺乏的患儿：以乳糖不耐受最多见。治疗宜采用去双糖饮食，可采用豆浆（鲜豆浆每100 mL加葡萄糖5～10 g），酸奶，低乳糖或不含乳糖的奶粉。

（4）过敏性腹泻：有些患儿在应用无双糖饮食后腹泻仍不改善时，需考虑对蛋白质过敏（如对牛奶或大豆蛋白过敏）的可能性，应改用其他饮食。

（5）要素饮食：是肠黏膜受损伤患儿最理想的食物，系由氨基酸、葡萄糖、中链甘油三酯、多种维生素和微量元素组合而成。即使在严重黏膜损害和胰消化酶缺乏的情况下仍能吸收与耐受，应用时的浓度和量视患儿临床状态而定。

（6）静脉营养：少数严重患儿不能耐受口服营养物质，可采用静脉高营养。

4. 药物治疗

（1）抗菌药物：应慎用，仅用于分离出特异病原的感染患儿，并根据药物敏感试验选用。

（2）补充微量元素和维生素：锌、铁及维生素 A、维生素 C、维生素 B_1、维生素 B_{12} 和叶酸，有助于肠黏膜的修复。

（3）微生态调节剂：在迁延性与慢性腹泻伴有明显肠道菌群紊乱时使用，其效果优于急性腹泻时。

（4）肠黏膜保护剂。

5. 中医辨证论治

中医辨证论治有良好疗效，并可配合推拿、捏脊、针灸和磁疗等。

第五节　病毒性脑膜炎和脑炎

病毒性脑膜炎和脑炎是儿科临床比较常见的由各种病毒引起的中枢神经系统感染性疾病。病情轻重不等，轻者可自行缓解，危重者呈急进性过程，可导致死亡及后遗症。

一、病因

约80%以上病毒性脑膜炎是由肠道病毒引起的，包括柯萨奇病毒 B5 和人肠道致细胞病变孤儿病毒（简称埃可病毒，ECHO)4、6、9、11 型等；虫媒病毒致病者约占5%；此外，腮腺炎病毒也是重要的致病原。病毒性脑炎多由肠道病毒、虫媒病毒、常见传染病病毒以及单纯疱疹病毒所致。先天性巨细胞病毒感染、人类免疫缺陷病毒也可致病毒性脑炎。但临床上仅约 1/4 的患者可查出确切的致病病毒。

二、流行病学

不同病毒导致的脑膜炎、脑炎有不同的发病季节、地理、接触动物史等特点。例如肠道病毒感染多在夏季发生,在人与人之间直接传播,既可导致轻型脑膜炎,也可引起严重致死性的脑炎。人类虫媒病毒是通过携带病毒的蚊、虱等叮咬而致病,常有季节流行性,该类疾病包括我国夏秋季发生的流行性乙型脑炎,美国的东方马型脑炎、加州脑炎等,病情多危重。单纯疱疹病毒 1、2 型可导致急性脑炎,病例多为散发,可为直接接触感染,或病前有过疱疹病毒感染史。

三、病理

病理学检查可见脑膜充血,脑膜及血管周围有单核细胞、淋巴细胞和浆细胞浸润;血管内皮细胞及周围组织坏死;神经髓鞘变性,以及神经元破坏。有时可见脱髓鞘程度严重,但仍保留神经元与轴突,提示是"感染后"或"过敏性"脑炎改变。单纯疱疹病毒脑炎多侵及大脑皮质尤其是颞叶,并可见细胞核内包涵体;虫媒病毒脑炎则往往累及全脑,由于病毒性脑炎时各脑区、脊髓、神经根及外周神经受累程度不一,因此临床表现为不同的神经系统异常。

四、发病机制

病毒自呼吸道、胃肠道或经由昆虫叮咬侵入人体后,即在淋巴系统繁殖,通过血液循环感染各种脏器,在入侵中枢神经系统前即可有发热等全身症状;在脏器中繁殖后的大量病毒则可进一步播散至全身。神经系统受累是由于:① 病毒迅速增殖,直接破坏神经组织。② 患者神经组织对病毒抗原的剧烈反应导致的脱髓鞘病变和血管及血管周围损伤及其所造成的供血不足。

五、临床表现

中枢神经系统病毒感染的临床表现多种多样,以急性无菌性脑膜炎或脑炎最为常见。

1. 病毒性脑膜炎

急性起病,也可先有数天前驱期。主要症状为发热、恶心、呕吐,部分患儿在发热前数天或发病时出现皮疹。年长儿有头痛,眼球后痛,颈、背、下肢痛,畏光及感觉过敏;婴儿则表现不安,易激惹。患儿意识多不受累,较少有惊厥发作。可有颈项强直,但无局限性神经系统体征。

2. 病毒性脑炎

临床表现随病因不同而有三种类型:① 发病开始时症状较轻,随后迅速进展而陷入昏迷,可突然死亡。② 病初即高热、频繁惊厥发作,出现异常动作或幻觉,其间可有短暂清醒期。③ 多数患儿病初表现为一般急性全身感染症候,可有发热、头痛、轻度鼻咽炎、腹痛、恶心、呕吐等,婴儿可有发作性尖声哭叫,当体温逐渐上升后,患儿精神委靡、反应迟钝,逐渐出现惊厥发作、颈项强直、木僵状态及异常动作。由于主要受累脑区的不同可出现不同的局限性神经系统体征,如类似急性横贯性脊髓炎(流行性腮腺炎病毒)、多发神经根炎(流行性腮腺炎或 EB 病毒)、急性小儿偏瘫、脑干脑神经核受累和急性小脑共济失调等。表现为急性小脑共济失调的病毒性脑炎多有突然发生的躯干共济失调、程度不等的步态不稳、眼球震颤和语言构音异常等。全部临床表现在起病 3 天至 1 周内出现,可持续存在 1 周至数月不等。

六、实验室检查

1. 脑脊液检查

多数压力增高,外观清亮,白细胞计数为$(0\sim300)\times10^6/L$,病初多以中性粒细胞为主,之后以淋巴细胞为主,蛋白质大多正常或轻度增高,糖含量正常。脑脊液直接涂片无细菌发现,疱疹病毒脑炎脑脊液中可有红细胞。

2. 病毒学检查

发病早期应收集大便、咽分泌物和脑脊液等做病毒学诊断。病毒性脑膜炎脑脊液中病毒培养的阳性率虽高于脑炎,但仍有约 1/3 的病例无法肯定致病病毒。血清学检查第 1 次应在病初取血,第 2 次在病程 2~3 周取血。

七、诊断与鉴别诊断

1. 诊断

有无病前或同时发生的腮腺炎、麻疹、水痘或传染性单核细胞增多症等情况及接触动物或昆虫叮咬等历史。诊断主要根据临床表现、脑脊液和病毒学检查。

2. 鉴别诊断

必须注意除外下列情况:① 经过不规则治疗后的细菌性脑膜炎,可有类似病毒性脑膜炎的脑脊液改变,但脑脊液特殊抗原鉴定及细菌涂片仍可鉴别。② 原发或继发性脑肿瘤,有时可呈急性起病,可有类似病毒性脑膜炎的脑脊液改变,此时应做脑脊液细胞学和神经系统影像学检查。③ 其他非细菌性脑膜炎,如寄生虫感染、Mollaret 复发性无菌性脑膜炎等。

八、治疗

1．一般治疗

退热，保证水、电解质和营养供给，重症患儿应在 ICU 监护治疗。

2．对症治疗

控制惊厥发作，处理颅内压增高和呼吸、循环功能障碍。

3．药物治疗

（1）在未完全除外细菌感染前，应常规给予青霉素等抗生素治疗。

（2）疑似疱疹病毒脑炎时，应尽早给予阿昔洛韦每次 5 mg/kg，每 8 h 静脉滴注 1 次（在 1 h 内滴完），疗程 1～2 周；更昔洛韦 5～10 mg/(kg·d)，每天 2 次，静脉滴注，每次滴注时间 1 h 以上，根据病情连用 7～14 天；利巴韦林 10～15 mg/(kg·d)，每天 2 次，静脉滴注，根据病情连用 7～14 天。

（3）每天静脉推注地塞米松 0.1～0.2 mg/kg，对急性期病情有一定的疗效，但尚有争议。

（4）干扰素治疗。

4．康复治疗

病毒性脑炎的预后取决于病因及发病年龄，单纯疱疹病毒脑炎的预后较差。存活患儿往往留有神经系统、视、听和其他系统后遗症，需及时进行康复治疗。

第六节　儿童糖尿病

一、概述

糖尿病是由于体内胰岛素绝对不足、靶器官对胰岛素不敏感（胰岛素抵抗）或胰岛素拮抗激素（生长激素、胰高血糖素和糖皮质激素）增多等，所引起的以高血糖为主要生化特征的全身慢性代谢性疾病。儿童原发性糖尿病主要分为三类：① 1 型糖尿病。又称为胰岛素依赖型糖尿病（IDDM），多数儿童时期的糖尿病为此型，发病的高峰年龄为 5～6 岁及 11～13 岁。男女皆可发病。其发病是在遗传易感性基础上，在外界环境因素作用下引起自身免疫反应，使胰岛 β 细胞损伤破坏所致。近来把 1 型糖尿病又分自身免疫性（1A 型）和特发性（1B 型）糖尿病。② 2 型糖尿病。又称非胰岛素依赖型糖尿病（NIDDM），多为肥胖症儿童。近来 2 型糖尿病的发病逐渐上升，其发病是胰岛素绝对不足与靶器官对胰岛素不敏感（胰岛素抵抗)所致。③ 其他特殊类型糖尿病:儿童罕见,如青年成熟期发病型糖尿病(MODY)、遗传性或先天性染色体异常伴有的糖尿病等。

二、诊断

(一)病史

1. 现病史

询问有无多饮、多尿、多食、易饥饿、消瘦、乏力、遗尿,有无突然发生恶心、呕吐、厌食、腹痛、呼吸深快、嗜睡、昏迷。有无视力障碍、高血压、下肢疼痛。

2. 过去史

平时是否易感染发热,有无肺炎、肺结核、会阴瘙痒、皮肤感染等。有无肾上腺疾病、21 三体综合征、Turner 综合征、Klinefelter 综合征、甲状腺功能亢进症、桥本甲状腺炎、囊性纤维化、地中海贫血、系统性红斑狼疮等病史。

3. 个人史

询问生长发育史。

4. 家族史

询问家族中有无糖尿病患者。

(二)查体要点

注意有无消瘦、低体重、营养不良。有无呼吸深快伴酮味,口唇樱红、皮肤及口舌干燥、嗜睡、昏迷、血压下降、体温不升、脉搏细速。有无肺部啰音。

(三)辅助检查

1. 常规检查

血糖升高,尿糖阳性,24 h 尿糖＞5 g,血与尿酮体增多,血胆固醇、三酰甘油、游离脂肪酸增高。糖化血红蛋白(HbA1c)升高≥7%。尿微量白蛋白可升高。血浆 C 肽、胰岛素明显降低。有酮症酸中毒时还可检查血气分析、血电解质、血浆渗透压。无明显症状、尿糖偶见阳性而血糖正常或稍高的患儿,可进行糖耐量试验,夜间 0 时禁食,清晨口服葡萄糖 1.75 g/kg,最大量＜75 g,每克加水 2.5 mL,在 5 min 内服完,于服糖前及服糖后 60 min、120 min、180 min 测定血糖和胰岛素,糖尿病患者服糖后 2 h 血糖≥11.1 mmol/L,血胰岛素峰值低下。

2. 其他检查

血胰岛细胞自身抗体测定,如谷氨酸脱羧酶抗体(GADAb)、胰岛素自身抗体(IAA)、胰岛细胞自身抗体(ICA)、胰岛素受体自身抗体(IRA h)、胰岛 B 细胞膜自身抗体(ICSA)、酪氨酸磷酸酶(LA-2)抗体可阳性。

（四）诊断标准

1. 诊断依据

（1）空腹血糖≥7.0 mmol/L，并有多饮、多尿、多食、消瘦表现。

（2）随机血糖≥11.1 mmol/L。

（3）糖耐量试验中 2 h 血糖≥11.1 mmol/L。

（4）排除继发性糖尿病。

（5）血浆 C 肽、胰岛素明显降低。血胰岛细胞自身抗体阳性。

具有上述第（1）～（3）项之一，可诊断为糖尿病，同时具有第（4）项，可诊断为原发性糖尿病，同时具有第（5）项，可诊断为 1 型糖尿病。

2. 酮症酸中毒诊断标准

（1）血糖>16.8 mmol/L(300 mg/dL)。

（2）血 pH<7.3，HCO_3^- 含量<15 mmol/L。

（3）阴离子间隙（AG）升高，$AG = (K^+ + Na^+) - (Cl^- + HCO_3^-)$，AG 正常值为 8～16。

（4）血酮体含量>5 mmol/L，尿酮体、尿糖阳性。

（五）鉴别诊断

1. 婴儿暂时性糖尿病

婴儿暂时性糖尿病与胰岛 B 细胞发育不全有关，多数在生后 6 周内发病，表现为发热、呕吐、脱水等症状，血糖增高，尿糖和酮体阳性，持续数周，经补液或给予少量胰岛素即可恢复。

2. 其他还原糖尿症

尿中果糖、乳糖等均可使班氏试液呈色而尿糖阳性，但无多饮、多尿、多食，血糖正常。

3. 非糖尿病性糖尿症

主要是肾脏排泄葡萄糖功能异常所致。如范科尼综合征、肾小管酸中毒、胱氨酸尿症或重症重金属中毒等，可发生糖尿，但血糖正常。

4. 继发性糖尿病

如库欣综合征、甲状腺功能亢进症等，有相应临床表现与实验室检查异常。

5. 尿毒症

糖尿病患儿发生酮症酸中毒昏迷时应与尿毒症鉴别，后者有肾脏病史与肾功能损害，血糖正常。

三、治疗

（一）一般治疗

1.计划饮食

计划饮食是糖尿病的治疗基础,饮食应满足生长发育和活动的需要,在适当限制的原则下灵活掌握。每天热量＝[4 184＋年龄×(290～420)] kJ,或每天热量＝[1 000＋年龄×(70～100)] kcal。热量分配:糖占 50%～55%,蛋白质占 15%～20%,脂肪占 30%。食物选择中蛋白质以动物蛋白质为主,脂肪以植物油为主,每日应摄入足够蔬菜。一日三餐热量分别占 1/5、2/5、2/5,并由每餐中留少量食物为餐间点心。

2.运动治疗

糖尿病患儿在血糖得到控制后适当保持体力活动,运动时间以进餐 1 h 后,2～3 h 内为宜。不主张空腹时运动。运动时应注意调整好胰岛素的用量。

（二）药物治疗

药物治疗即胰岛素替代治疗,根据胰岛素作用快、慢及持续时间,可分为短效的普通胰岛素(RI)、中效的珠蛋白胰岛素(NPH)和长效的鱼精蛋白锌胰岛素(PZI)。治疗过程分 3 个阶段。

1.初治阶段

新诊患者用普通胰岛素(RI),每日 0.5～1 U/kg,年龄 3 岁以下者从每日0.25 U/kg 开始,3～5 岁者从每日 0.5 U/kg 开始,5 岁以上者从每日 1 U/kg 开始。已用胰岛素治疗者,从每日 0.7 U/kg 开始,分 3～4 次,在进餐前 20～30 min皮下注射。如空腹血浆 C 肽过低及病程较长者,早餐前用量偏大,中、晚餐前用量可相等。

RI＋NPH 混合胰岛素治疗时,每日皮下注射 2 次,早餐前用量占 2/3,晚餐前用量占 1/3。新诊患者 RI 与 NPH 之比为 1∶1,空腹血浆 C 肽不太低者,可为 1∶2,其他患者,RI 与 NPH 之比为 1∶3。如中餐前血糖经常≥11.1 mmol/L,可在中餐前加用 RI,每次 2～4 U。RI＋PZI 混合胰岛素治疗,用于病程较长、使用胰岛素剂量较多及需要长效胰岛素提供胰岛素基础量的患儿。可在 RI 每日注射 3～4 次的基础上,在早餐前或晚餐前的 RI 中加入 PZI 混合注射,RI∶PZI＞3∶1,PZI 每日用量＜0.3 U/kg。

2.调整阶段

根据血糖、尿糖及患者对胰岛素敏感性调整。病情重、年龄大、病程长的胰岛素用量大,在感染、外伤、手术者用量大,存在胰岛素抗体者用量大。通常根据尿糖来调整胰岛素用量。将每日小便分为 4 段尿、4 次尿分别测定尿糖,分法如下:

（1）四段尿：第一段尿在上午7～11时；第二段尿在上午11时至下午5时；第三段尿在下午5～9时；第四段尿在晚9时至次晨7时。

（2）四次尿：早、中、晚餐前半小时及睡前半小时排空膀胱，在此后半小时中留取的尿，分别称为早餐前次尿、中餐前次尿、晚餐前次尿、睡前次尿。

普通胰岛素调整：① 早餐前用量：参照第一段尿及中餐前次尿的尿糖进行调整。② 中餐前用量：参照第二段尿及晚餐前次尿的尿糖进行调整。③ 晚餐前用量：参照第三段尿及睡前次尿的尿糖进行调整。④ 睡前用量：参照第四段尿及次晨的早餐前次尿的尿糖进行调整。

RI＋NPH 混合胰岛素调整：早餐前与晚餐前 RI 用量调整同上述；早餐前 NPH 用量，参照第二段尿及晚餐前次尿的尿糖进行调整。晚餐前 NPH 用量，参照第四段尿及次晨的早餐前次尿的尿糖进行调整。

3. 维持阶段

可用中效、短效或长效、短效胰岛素混合，目前多主张多次、多成分皮下注射胰岛素(强化胰岛素治疗)，剂量早晨3/5，晚餐前2/5或早、中、晚(2/5、1/5、2/5)分3次注射。

（三）酮症酸中毒（DKA）的治疗

包括脱水、酸中毒、电解质紊乱的纠正，高血糖的控制和可能发生感染的控制。

1. 脱水、酸中毒的纠正

立即静脉滴注生理盐水，开始 2 h 15～20 mL/kg，以后按 10～15 mL/kg，糖尿病脱水程度一般约为中度脱水(80～100 mL/kg)，一般不用碱剂纠酸，当血 pH＜7.1、CO_2CP＜5.4 mmol/L 时才使用碱剂，血 pH＞7.2 时停用。5%碳酸氢钠补充量(mmol)＝[15－所测 HCO_3^- 含量(mmol/L)]×体重(kg)×0.6。酸中毒纠正后一般以低张液(1/3～1/2)补入，低钾者见尿补钾，每日 3～6 mmol/kg。

2. 胰岛素治疗

中至重度酸中毒者可采用小剂量胰岛素静脉滴入。采用每小时胰岛素 0.1 U/kg，将普通胰岛素 25 U 加入生理盐水 250 mL 中，以每小时 1 mL/kg 静脉滴注，相当于每小时胰岛素 0.1 U/kg。每 1～2 h 测血糖一次，根据血糖下降情况调整输液速度，使血糖维持在 11.2～14.0 mmol/L 为宜。当血糖＜11.2 mmol/L 时，停止静脉滴注胰岛素。如患儿清醒可进食，在停止静脉滴注胰岛素前半小时皮下注射普通胰岛素 0.25 U/kg。如血糖维持在 11.2～14.0 mmol/L，患儿仍呕吐不能进食，或合并严重感染，可静脉滴注 5%葡萄糖，但同时按每 4 g 葡萄糖加用 1 U 胰岛素的比例，加用胰岛素静脉滴注。

3. 感染的治疗

选用适当抗生素治疗。

四、预后

本病为终身治疗病,如控制不好,则并发症可发生在病后10年之内,如长期血糖控制不满意,可于1～2年内发生白内障,晚期因微血管病变导致视网膜病变和肾功能损害,在20～30年内死亡。控制良好者生命可达60岁以上。因此应加强管理,尽可能预防或推迟晚期并发症的发生。糖尿病是一种慢性病,要注意患儿的心理治疗,避免患儿因长期注射胰岛素和控制饮食产生厌烦和抵触心理。

第七节　甲状腺功能减退

甲状腺功能减退简称甲减,是由于各种原因导致甲状腺激素分泌不足或缺乏,使全身代谢率降低的疾病。临床分为原发性先天性甲减和获得性甲减。儿科最多见是原发性先天性甲减,本章重点介绍。

一、发病机制

(1)原发性先天性甲减主要原因中80%～85%存在甲状腺胚胎发育异常,其中22%～42%为甲状腺缺如,35%～42%为甲状腺异位,24%～36%为甲状腺发育不良。目前认为有一些基因可能在甲状腺原基移行和调控的过程中发挥作用,它们包括编码3种限于在甲状腺滤泡细胞表达的调控甲状腺胚胎发育的转录因子,甲状腺转录因子Ⅰ(TIF-I)、甲状腺转录因子Ⅱ(TIF-Ⅱ)、Pax8基因以及促甲状腺激素受体(TSHR)基因等,这些基因的改变可能导致胚胎甲状腺发育异常。

(2)15%～20%甲减患者是由于甲状腺激素合成缺陷引起,这部分患儿常伴有甲状腺肿大。大多数患儿的分子机制已经明确,是由于编码TG、TOP的基因突变引起,如2号染色体长臂甲状腺过氧化物基因突变,导致对碘化物的有机功能部分或完全丧失。最近还发现编码钠/碘转运体(Na^+/I^- symporter,NIS)的基因突变,表现19号染色体长臂碘化钠同向转运基因突变,导致不能保持正常的甲状腺与血浆碘的浓度差。大多数患儿为常染色体隐性遗传病。

(3)促甲状腺激素(TSH)缺乏常与GH、LH等其他垂体激素缺乏并存,最近有资料表明位于3p11的Pit-Ⅰ基因突变时,临床可表现GH、TSH、催乳素(PRL)等多种垂体激素同时缺乏症状。

(4)甲状腺或靶器官反应性低下,前者是甲状腺细胞细胞膜上的Gs蛋白缺陷,使cAMP生成障碍而对TSH不反应;后者是末梢组织对T_4(四碘甲状腺原氨基酸)、T_3(三碘甲状腺原氨基酸)不反应所致,与β-甲状腺受体缺陷有关,均为罕见病。

二、诊断

(一)临床特征

1. 典型症状

(1)线性生长发育迟缓,非匀称性矮小,骨龄发育落后。

(2)动作发育迟缓,智力低下,神经反射迟钝。

(3)生理功能低下,呼吸、脉搏缓慢,少食、不哭、不动,体温低,怕冷,全身肌张力低、腹胀、声音低哑、便秘。

(4)特殊面容和体态,皮肤粗糙,黏液性水肿。以上症状多在出生后半年逐渐明显。

2. 新生儿期症状

常为过期产或巨大儿;生理性黄疸延迟,超过2周;生理代谢低下,"异常安静儿",哭声低、嘶哑,体温低;脐疝、腹胀、便秘。

3. 地方性甲减

地方性甲减为胚胎时期和出生后早期碘缺乏与甲减所造成的大脑与中枢神经系统发育分化障碍的结果,发生在严重的地方性甲状腺肿流行区。临床表现为两种症状群,即神经性综合征和黏液性水肿性综合征。

(二)实验室检查

1. 新生儿筛查

出生后2~3天干血滴纸片检测TSH浓度,高于20 mU/L为初筛阳性。再采集静脉标本测定T_4下降、TSH增高者,即可确诊。

2. 血清 T_4、T_3、TSH测定

任何年龄,如TSH明显增高,T_4降低,即可确诊。

3. TRH刺激试验

对疑有垂体、下丘脑分泌功能不足的患儿,可静脉推注促甲状腺释放激素7 μg/kg,正常者在推注后20~30 min出现TSH上升峰,90 min后回至基础值。不出现反应峰时应考虑垂体病变;相反,TSH反应峰甚高或持续时间延长,则指示下丘脑病变。

4. 手腕部X线骨龄摄片

骨龄落后可辅助诊断。

5. 放射性核素显像

SPECT检查甲状腺有无异位、结节及发育不良。

三、治疗

(一)原则

甲状腺素终身替代治疗。根据个体差异调整并维持剂量,一般出生后 1~2 个月即开始治疗者,不致遗留神经系统损害,因此,治疗开始时间愈早愈好。

(二)方法

1. L-甲状腺素钠

口服,新生儿 10 μg/(kg·d),婴儿 8~14 μg/(kg·d),儿童 4 μg/(kg·d),1次或分 2 次服。从小剂量开始,每 1~2 周增加 1 次剂量,直至临床症状改善,血清 T_4 和 TSH 正常即作为维持量使用。开始治疗时,每 2 周随访 1 次;在血清学正常后,每 3 个月随访 1 次;服药 1~2 年后减为每半年 1 次。随访过程中,根据血清 T_4、TSH 变化及身高增长和骨龄发育情况,随时调整用药剂量。

2. 甲状腺素片

甲状腺素片的治疗剂量见表 8.1。

表 8.1　甲状腺素片治疗常用剂量

年龄	开始剂量(mg/d)	维持剂量(mg/d)
0~6 个月	5~10	15~30
6 个月~1 岁	10~30	30~60
1~3 岁	30~40	60~80
3~7 岁	60	80~140
7~14 岁	80	120~180

第八节　急性肾小球肾炎

急性肾小球肾炎(AGN)简称急性肾炎,是指由多种病因所致感染后免疫反应引起的弥漫性肾小球炎性病变。临床表现为急性起病,以血尿、高血压、水肿并常伴有少尿、肾小球滤过率减低为特点的肾小球疾患,亦称为"急性肾炎综合征"。由于其病理变化主要是以肾小球毛细血管内皮细胞和系膜细胞增殖肿胀伴多形核白细胞浸润,故也称为"毛细血管内增殖性肾小球肾炎"。

一、病因和发病机制

本病最常见的病因是感染,在儿童中最常见的是上呼吸道感染和皮肤感染。其中最常见的病原菌是 A 组 B 溶血性链球菌,其次是草绿色链球菌、肺炎链球菌、金黄色葡萄球菌等。病毒、寄生虫感染,近期发现肺炎支原体感染后引起的肾炎综合征有上升趋势,值得注意。

本病的发病机制尚不十分清楚,以链球菌感染为例简述发病机理。链球菌刺激机体产生相应抗体,形成抗原抗体复合物,沉着于肾小球,并激活补体,引起一系列免疫损伤和炎症,使肾小球毛细血管腔变窄甚至闭塞,肾小球滤过率减低,体内水、钠潴留,导致细胞外容量扩张,临床出现少尿、水肿、高血压、循环充血和心力衰竭等症状。另一方面肾小球基底膜断裂,血浆蛋白和红细胞、白细胞通过肾小球毛细血管壁渗出到肾小球囊内,临床上出现血尿、蛋白尿和管型尿。由于免疫反应产生过敏毒素,使全身血管通透性增加,血浆蛋白渗出到间质组织中,急性肾炎水肿多呈非凹陷性。

二、诊断

(一)临床表现

本病常在前驱感染后 1～3 周起病,临床表现轻重不一,轻者仅有轻度颜面水肿或镜下血尿,重者可在短期内出现循环充血、高血压脑病或急性肾功能不全而危及生命。

1. 一般病例

起病初期可有低热、头晕、恶心、呕吐、食欲减退等症状,体检可在咽部、颈部淋巴结、皮肤等处有前驱感染未彻底治愈的残迹,主要症状如下:

(1)水肿、尿少:70%以上的病例有水肿,但多不太重,先见于颜面,尤以眼睑为著,逐渐波及全身,为非凹陷性水肿。水肿时尿量减少,甚至无尿。

(2)血尿:也是本病的主要表现,镜下血尿几乎每例都有,50%～70%患儿有肉眼血尿。肉眼血尿持续 1～2 周即转为镜下血尿。蛋白尿程度不等,但多数低于 3 g/d。

(3)高血压:30%～80%的患儿有高血压,主要由水钠潴留、血容量扩大所致,血压常为 120～150 mmHg/80～110 mmHg,如血压超过 150～160 mmHg/110～120 mmHg,要提防高血压脑病的发生和心力衰竭的可能性。

2. 严重病例

少数患儿在疾病早期(指 2 周之内)可出现下列严重症状,如不早期发现并及时治疗,可危及生命。

（1）循环充血：常发生在起病后第一周内，由于水钠潴留，血浆容量增加而出现循环充血。当肾炎患儿出现呼吸急促和肺部出现湿啰音时，应警惕循环充血的可能性，严重者可出现呼吸困难，端坐呼吸，颈静脉怒张，频咳，吐粉红色泡沫痰，两肺布满湿啰音，心脏扩大，甚至出现奔马律，肝大而硬，水肿加剧。少数病例因心肺持续高负荷，或因心肌病变而发展为真正的心力衰竭。

（2）高血压脑病：指血压（尤其是舒张压）急剧增高时伴神经系统症状（头痛、呕吐、一过性失明乃至惊厥）。本症是由于在全身性高血压基础上脑内阻力小血管痉挛，导致脑缺氧水肿；另一因素为血压急剧增高脑血管高度充血致脑水肿，高血压控制后上述症状迅速消失。

（3）急性肾功能不全：患儿出现尿少、甚至尿闭，高钾血症、低钠血症等电解质紊乱，代谢性酸中毒和尿毒症。一般持续 3～5 天，不超过 10 天，迅速好转。若持续数周仍不恢复，则预后严重，病理上可能有大量新月体形成。

3. 非典型病例

（1）无症状性急性肾炎：患儿仅有镜下血尿而无其他临床表现。多于链球菌感染流行时，或于急性肾炎患儿接触者中尿常规检验时发现。但血中补体 C3 降低，6～8 周后恢复正常。

（2）肾外症状性急性肾炎：有的患儿水肿、高血压明显，甚至有严重循环充血及高血压脑病，此时尿改变轻微或尿常规检查正常，但有链球菌前驱感染和血中补体 C3 水平明显降低。

（3）以肾病综合征表现的急性肾炎：少数病儿以急性肾炎起病，但水肿和蛋白尿突出，伴轻度高脂血症和低白蛋白血症，临床表现似肾病综合征，症状持续时间长，预后较差。其中部分患者进入慢性肾炎。

（二）实验室检查

1. 尿液检查

血尿为肉眼血尿或镜下血尿，尿中红细胞多为变形红细胞（各家报道不一，高于 30% 或高于 60%），但在应用袢利尿剂时可暂为非肾小球性红细胞。此外还见红细胞管型，提示肾小球有出血渗出性炎症，是急性肾炎的重要特点。可见透明、颗粒管型，起病早期可见较多白细胞和上皮细胞，并非感染。尿蛋白＋～＋＋。尿常规一般在 4～8 周内大致恢复正常，残余镜下血尿或少量蛋白尿可持续半年或更长时间。

2. 血常规

常见轻度贫血，此与血容量增大血液稀释有关，待利尿消肿后恢复正常。白细胞计数正常或增高，与原发感染灶是否存在有关。血沉加快，急性期后即可恢复。

3. 细菌学和血清学检查

急性肾炎发病后自咽部或皮肤感染灶培养出 β 溶血性链球菌的阳性率约为

30%，早期接受抗生素治疗者不易检查，链球菌感染后产生相应抗体，咽炎的病例抗链球菌溶血素 O(ASO)于 10～14 天开始升高，3～5 周达高峰，3～6 个月恢复正常。判断临床意义时应注意，其滴度升高仅表示近期有过链球菌感染，与急性肾炎的严重性无直接相关性。咽炎后急性链球菌感染后肾小球肾炎(APSGN)者抗双磷酸吡啶核苷酸酶(ADPNase)滴度升高。皮肤感染的患者 ASO 升高不明显，抗脱氧核糖核酸酶(ADNase-B)的阳性率高于 ASO，可达 92%。另外，脱皮后 APS-GN 者抗透明质酸酶(HAase)滴度升高。

4. 血清补体测定

起病早期约 90%患儿血清总补体及 C3 均明显降低，6～8 周时多恢复正常。补体下降的程度虽与本病的严重性和最终预后无关，但持续低下则提示为非链球菌感染后急性肾炎(如膜增殖性肾小球肾炎)。

5. 肾功能及血生化检查

常见一过性血尿素氮、肌酐增高；血液稀释常有轻度低钠血症和低白蛋白血症，随利尿消肿后很快恢复正常，少数病例可表现为急性肾功衰竭，常有高氯性酸血症和轻度高血钾。

6. B 型超声波检查

双肾大小正常或轻度肿大，重者可见双肾弥漫性病变，皮髓质界限不清。

（三）病理

光镜可见肾小球体积增大，毛细血管内皮细胞及系膜细胞明显肿大、增生，使毛细血管腔狭窄，甚至闭塞。严重病例可见多量新月体形成。同时可见较多中性粒细胞渗出。PASM-Masson 染色可见沿毛细血管基膜外侧有多数不规则分布的红染免疫复合物沉积。

电镜可见肾小球内皮细胞增生肿胀，毛细血管腔呈半闭状态，沿基膜上皮侧可见多个呈圆锥体形电子致密物质，称为"驼峰"。

荧光显微镜观察可见 IgG 沿肾小球毛细血管周围呈不连续的颗粒状荧光。补体 C3 及备解素亦呈同样分布。

（四）诊断要点

链球菌感染后 1～3 周出现血尿、蛋白尿、水肿、高血压及血中补体下降，可确诊为急性链球菌感染后肾小球肾炎。

另一部分患儿临床表现为急性肾炎，但无链球菌感染的根据，诊断为非急性链球菌感染后肾炎。这一组病例病因复杂，预后不一，有时必须通过肾活检才能明确诊断。因此，对非急性链球菌感染后肾炎应加强随访。

三、鉴别诊断

1. 其他病原感染后急性肾炎

近年来肺炎支原体感染有明显增加趋势,可引起多脏器受累。肾脏是受累器官之一,可伴有或不伴有呼吸系统症状和体征,与急性肾炎的临床表现基本相同,国内学者报道及我们观察发现与 APSGN 比较有如下特点:潜伏期较短,可在感染急期出现症状,血尿消失时间较前者短;血清补体 C3 在少部分病例下降,大部分则正常;其水肿、高血压的发生率较 APSGN 少。肺炎支原体抗体 IgM 阳性,至于肺炎支原体侵害肾脏的机理仍不完全清楚。其他病原感染根据各自特点相鉴别。

2. 急进性肾炎

病初表现似 AGN,但肾功能进行性恶化,病理改变为肾小球囊内有广泛新月体形成。

3. 膜增殖性肾炎

起病似急性肾炎,但有显著蛋白尿,血清补体 C3 持续低下,病程呈慢性过程和缓慢进展的肾功能减退,病理可助鉴别。

4. IgA 肾病

呈反复上呼吸道感染后血尿发作史,通常不伴水肿和高血压,一般无补体下降。肾活检免疫荧光可见肾小球系膜区有广泛显著的 IgA 沉着。

5. 慢性肾炎急性发作

既往有肾脏病史,常于感染后 1～2 天诱发,缺乏间歇期,常伴较明显贫血,持续高血压,肾功能不全,固定低比重尿,B 超示肾脏缩小。

四、治疗

(一) 一般治疗

1. 休息

卧床休息 1～2 周,待水肿消退,肉眼血尿消失,血压正常即可下床活动,以后限制活动 1～2 个月,3 个月内避免剧烈运动。一般 2～3 个月后尿常规好转可上学。尿常规正常 3 个月后可恢复体力活动。

2. 饮食

一般为高糖、低蛋白、低盐、适量脂肪饮食。蛋白质每日 1 g/kg,如氮质血症明显,蛋白质每日 0.5 g/kg。食盐每日 1～2 g。有严重水肿、少尿时限水、限盐(每日 60～120 mg/kg),尿量恢复、水肿消退后过渡到正常饮食。

（二）基本药物治疗

1. 抗生素

应用青霉素 G 每日 5 万～10 万 U/kg，分 2 次肌内注射或静脉滴注，连用 7～10 天，过敏者改用红霉素或其他大环内酯类药物等。

2. 对症治疗

（1）利尿：用于限水、限盐并卧床后仍有水肿、少尿、高血压者，可用氢氯噻嗪（双氢克尿噻）每日 2～5 mg/kg 口服，严重者用呋塞米（速尿）每次 1～2 mg/kg。必要时 6～8 h 后重复应用。禁用保钾利尿剂及渗透性利尿剂。

（2）降血压：用于限水、限盐、利尿、卧床后舒张压仍高于 12 kPa(90 mmHg)者。首选硝苯地平（心痛定）每次 0.2～0.3 mg/kg，每日 3～4 次口服。卡托普利（开博通）每日 0.3 mg/kg 起，视疗效增量，最大量每日 1 mg/kg。肼屈嗪每日 1～2 mg/kg，分 3 次口服。严重高血压者可肌内注射利血平，每次 0.07 mg/kg（最大量每次小于 1.5 mg），以后按每日 0.02 mg/kg，分 3 次口服维持。

3. 重症病例治疗

（1）高血压脑病：硝普钠 5～10 mg 加入 10% 葡萄糖液 100 mL，静脉滴注速度每分钟 1 μg/kg，监测血压，防止低血压。或用二氮嗪每次 3～5 mg/kg，于 0.5～1 min 内静脉注射，必要时 30 min 后重复 1 次。同时静脉注射呋塞米 2 mg/kg。有抽搐者应用地西泮（安定）每次 0.3 mg/kg，总量小于 10 mg，缓慢静脉注射。辅以吸氧。

（2）严重循环充血：严格控制水钠入量。呋塞米每次 2 mg/kg 静脉注射，酚妥拉明每次 0.1～0.2 mg/kg，每次用量小于 5 mg，缓慢静脉注射。伴高血压者应用降压药。

（3）急性肾功能不全：保持水、电解质和酸碱平衡，纠正高血钾。供给热量每日 125.5～167.3 kJ(30～40 kcal)/kg。多巴胺每分钟 3～5 μg/kg 静脉滴注，酚妥拉明每分钟 5 μg/kg 静脉滴注，然后应用呋塞米（速尿）每次 1～2 mg/kg。严格控制液体入量。每日液体入量＝前 1 日尿量＋不显性失水（每日 10～15 mL/kg）＋吐泻丢失量－内生水量（每日 100 mL/m²）。达到透析指征时尽早进行透析治疗。

第九章　新生儿与新生儿疾病护理

第一节　正常足月新生儿的护理

正常足月新生儿是指 37 周≤胎龄＜42 周，2 500 g≤出生体重≤4 000 g，身长在 47 cm 以上（平均 50 cm），无任何畸形或疾病的活产婴儿。

一、正常足月儿的特点

（一）外观特点

正常新生儿体重在 2 500 g 以上，身长在 47 cm 以上，哭声响亮，肌肉有一定张力，四肢屈曲，皮肤红润，胎毛少，耳壳软骨发育好，指（趾）甲达到或超过指（趾）端，乳晕清楚，乳头突起，乳房可扪及结节，整个足底有较深的纹理，男婴睾丸下降，女婴大阴唇覆盖小阴唇。

（二）生理特点

1. 皮肤

新生儿出生时皮肤上覆盖有一层灰白色的胎脂，有保护皮肤和保暖作用。新生儿皮肤薄嫩，血管丰富，易擦伤而致感染。脐带经无菌结扎后逐渐干燥，残端一般在 7 天内脱落。

2. 呼吸系统

胎儿肺内充满液体，出生时约 1/3 肺内液体经产道挤压排出，其余在呼吸建立后由肺间质内毛细血管和淋巴管吸收，如吸收延迟，则出现湿肺症状。新生儿胸廓呈桶状，肋间肌薄弱，呼吸主要靠膈肌的升降，呈腹式呼吸。胸腔较小，呼吸浅表，呼吸频率较快，安静时每分钟 40～45 次。

3. 循环系统

出生后血液循环路径和动力学发生很大改变，胎盘-脐血循环终止，肺循环阻力降低，卵圆孔、动脉导管功能性关闭。足月儿心率波动范围较大，通常为 120～140 次/min。

4. 消化系统

出生时吞咽功能已经完善,但食管下端括约肌松弛,胃呈水平位,容量小,幽门括约肌较发达,易发生溢乳和呕吐。新生儿消化道面积相对较大,肠壁薄,通透性高,利于营养物质的吸收。消化道已能分泌大部分消化酶。肝葡萄糖醛酸转移酶的量及活性不足,是新生儿生理性黄疸的原因之一。新生儿一般生后 12 h 内排出墨绿色黏稠的胎粪,它是由胎儿肠道脱落的上皮细胞、消化液及吞下的羊水组成的,2~3 天排完,如果生后 24 h 不见胎粪排出,应检查是否有肛门闭锁及其他消化道畸形。

5. 泌尿系统

出生时肾结构发育已完成,但功能尚不成熟。肾小球滤过率低,浓缩功能差,不能迅速有效地排出过多的水和溶质,易发生水肿或脱水。肾脏排磷功能较差,易致血磷偏高和低钙血症。新生儿一般于生后 24 h 内排尿,如生后 48 h 无尿,需检查原因。

6. 血液系统

新生儿出生时红细胞和血红蛋白含量较高,血红蛋白中胎儿血红蛋白(HbF)占 70%,以后逐渐被成人血红蛋白(HbA)代替。由于胎儿肝脏维生素 K 储存量少,凝血因子活性低,生后 1 周易发生新生儿出血症,故生后应常规注射维生素 K_1。

7. 神经系统

新生儿的脑相对较大,但脑沟、脑回较浅,脊髓相对较长,其末端在第 3、第 4 腰椎下缘。大脑皮质兴奋性低,睡眠时间长,每天可达 20~22 h。足月新生儿出生时已具有多种原始反射,如觅食反射、吸吮反射、拥抱反射、握持反射和交叉伸腿反射等,新生儿期如这些原始反射减弱或消失常提示神经系统疾病。此外,正常足月儿也可出现佛斯特征(Chvostek 征)、克氏征(Kemig 征)和巴宾斯基征(Babinski 征)等,腹壁反射和提睾反射不稳定,偶可出现阵发性踝阵挛。

8. 体温调节

新生儿体温调节功能未完善,随环境温度变化而变化。环境温度过高、体内水分少、散热不足时,可使体温升高,出现"脱水热"。由于生后环境温度较宫内低,散热增加,如不及时保温,可发生低体温。新生儿出生后 1 h 内体温可下降 2.5 ℃,如果环境温度适中,体温逐渐回升,并在 36~37 ℃波动,因此中性温度对新生儿至关重要。

9. 能量和体液代谢

新生儿代谢率较成人相对高,新生儿基础能量消耗为 209.2 kJ(50 kcal)/(kg·d),总热能需 418.4~502.1 kJ(100~120 kcal)/(kg·d)。新生儿体液总量占体重的 70%~80%,生后第 1 天需水量为每日 60~100 mL/kg,以后每日增加 30 mL/kg,直至每日 150~180 mL/kg。足月儿每日钠需要量为 1~2 mmol/kg,生后 10 天内血钾水平较高,一般不需补充,以后每日需要量为 1～2 mmol/kg。

10. 免疫系统

新生儿皮肤黏膜薄,易损伤;脐残端未完全闭合;呼吸道纤毛运动差,胃酸、胆酸少,杀菌力差;分泌型 IgA 缺乏,IgG 可通过胎盘,因此新生儿对一些传染病如麻疹有免疫力而不宜感染;IgA 和 IgM 不能通过胎盘,因此新生儿易患呼吸道、消化道感染和大肠埃希菌、金黄色葡萄球菌败血症。新生儿网状内皮系统和白细胞的吞噬作用较弱,血清补体水平低,溶菌酶和白细胞对真菌杀灭能力也较低,这是新生儿易患感染的另一原因。

11. 常见几种特殊生理状态

(1) 生理性体重下降:新生儿出生后数日内,因进食少、水分丢失、胎粪排出等,会出现体重下降,5～6 天降至最低点,但不超过出生体重的 10%(早产儿可达 15%～20%),一般 7～10 天即恢复到出生体重,早产儿体重恢复较足月儿慢。

(2) 生理性黄疸:50%～60%足月儿和 80%早产儿在生后可出现暂时性的高胆红素血症,称生理性黄疸。足月儿生理性黄疸 5～7 天消退,最迟不超过 2 周;早产儿 7～9 天消退,最长可延迟到 4 周。

(3) "马牙"和"螳螂嘴":在新生儿口腔上腭中线和齿龈部位出现的散在黄白色小斑点,系上皮细胞堆积或黏液腺分泌物潴留所致,称为"上皮珠",俗称"马牙",数周后可自然消失。新生儿两侧颊部各有一隆起的脂肪垫,俗称"螳螂嘴",对吸吮乳汁有利。以上属正常现象,切忌擦拭或挑破,以免发生感染。

(4) 乳腺肿大及假月经:男婴、女婴在生后 4～7 天均可有乳腺肿大,多在生后 2～3 周消失,不可挤压,以免感染。部分女婴于生后 5～7 天可见阴道流出少量血性分泌物,类似于月经,可持续数天,称为假月经;或流出大量非脓性分泌物,类似白带,持续 1～3 天,一般不需处理。上述现象均由于来自母体的雌激素的影响突然中断所致。

(5) 粟粒疹:新生儿生后可在鼻尖、鼻翼、面颊部形成细小的、白色或黄白色的、突出在皮肤表面的皮疹,系皮脂腺堆积所致,称为新生儿粟粒疹,数日后多自行消退。

二、常见护理诊断及合作性问题

(1) 有窒息的危险:与吸奶呛咳、呕吐有关。

(2) 有体温改变的危险:与体温调节中枢发育不完善,产热少、散热多等有关。

(3) 有感染的危险:与免疫功能低下有关。

三、护理措施

(一)生活护理

1. 喂养

生后半小时即可开始喂哺母乳,鼓励按需哺乳,以促进母乳分泌,防止低血糖。无法母乳喂养者先试喂 5%～10%葡萄糖水,如无消化道畸形,吸吮吞咽功能良好者可给予配方乳。人工喂养者,奶具专用并严格消毒,奶汁流速以连续滴入为宜。奶量以喂奶后安静、不吐、无腹胀和理想的体重增长(15～30 g/d,生理性体重下降期除外)为标准。

2. 新生儿居室的环境

必须阳光充足,空气流通(避免对流风),一般室温以 22～24 ℃,相对湿度在55%～65%为宜。室内最好备有空调和空气净化设备,应有进行临时隔离的条件。

(二)密切观察

1. 日常观察

除体温、呼吸、脉搏外,还应注意观察新生儿的精神反应、面色、哭声、反射、哺乳情况、皮肤颜色及有无感染灶和出血点、肢体末梢的温度及大小便、睡眠情况等。

2. 监测体重

定时、定秤测量。每次测量前均要调节磅秤零点,确保测得体重的精确度,为了解营养状况提供可靠依据。

(三)治疗配合

1. 维持有效呼吸

在新生儿开始呼吸之前必须迅速清除口咽、鼻部黏液及羊水,以免引起吸入性肺炎。保持新生儿舒适体位,如仰卧时避免颈部前屈或过度后仰,俯卧时头偏向一侧,专人看护。还应经常检查呼吸道是否通畅,及时清除呼吸道内的分泌物,避免物品阻挡新生儿口鼻腔或按压其胸部,保持呼吸道通畅。

2. 维持体温稳定

新生儿生后立即擦干身体,用温暖的毛毯包裹,以减少散热。保暖方法因地制宜,如戴帽、母亲怀抱、应用热水袋、婴儿温箱、远红外辐射台等均可,使其处于“适中温度”。新生儿体温升高时可打开包被散热,并补充水分,也可采用温水浴降温。

3. 预防感染

(1) 严格执行消毒隔离制度:护理每个婴儿前应严格进行手消毒;各类医疗器械定期消毒,患感染性疾病或带菌者应暂时调离新生儿室。

(2) 皮肤黏膜护理:① 新生儿体温稳定后每日沐浴 1 次,保持皮肤清洁。每次大便后用温水清洗会阴及臀部,勤换尿布以防臀红或尿布疹。② 注意加强眼部、鼻腔、耳部及口腔的清洁与护理。③ 衣服宽松、柔软、舒适,不用纽扣。

（3）脐部护理:脐带脱落前保持局部清洁和干燥,每天用乙醇或碘酊擦拭脐带残端和脐窝部。脐带脱落后,如有严重渗血,应局部消毒并重新结扎;有脓性分泌物者,可用 3%过氧化氢溶液清洗后再涂抹碘酊;有肉芽形成,可用 5%～10%硝酸银溶液点灼局部。

（四）健康教育

1. 促进母婴情感建立

提倡母婴同室,鼓励母乳喂养,指导家长进行皮肤接触,以促进亲子感情交流,利于新生儿身心发育。

2. 宣传有关育儿保健知识

向家长介绍新生儿喂养、保暖、皮肤护理、预防接种、新生儿筛查等知识。

第二节　常见新生儿疾病患儿的护理

《新生儿呼吸窘迫综合征患儿的护理》

新生儿呼吸窘迫综合征(NRDS)又称肺透明膜病(HMD),是由于肺表面活性物质(PS)不足所引起的进行性肺泡萎陷,临床以出生后不久即出现的进行性呼吸困难、青紫、呼气性呻吟、吸气性三凹征和呼吸衰竭为特征。多见于早产儿,胎龄越小,发病率越高。

一、病因与发病机制

NRDS 的主要病因是缺乏 PS。PS 是由 Ⅱ 型肺泡上皮细胞合成并分泌的,主要成分为磷脂,其生理活性是降低肺泡表面张力,防止呼气末肺泡萎陷,保持功能残气量,稳定肺泡内压和减少液体自毛细血管向肺泡渗出。PS 在胎龄 18～20 周时开始产生,缓慢增加,胎龄 35 周后迅速增加,故本病在胎龄小于 35 周的早产儿更为多见。因此,胎龄越小,NRDS 的发病率越高。

糖尿病母亲的婴儿由于其血中高浓度胰岛素能拮抗肾上腺皮质激素对 PS 合成的促进作用,故其 NRDS 发生率比正常婴儿增加 5～6 倍。PS 的合成还受体液 pH、体温和肺血流量的影响,因此,缺氧、酸中毒、低体温、肺部严重感染、母亲低血压所致的胎儿血容量减少等,均可诱发 NRDS,此外,剖宫产、双胎的第二个婴儿和男婴发病率也较高。

二、临床表现

本病多见于早产儿，多数生后情况尚可，生后 4～6 h 内出现呼吸窘迫，表现为：呼吸急促，大于 60 次/min，伴有青紫、呼气性呻吟、鼻翼翕动及吸气性三凹征。呼吸窘迫呈进行性加重是本病的特点，严重时患儿烦躁不安，呼吸表浅、不规则、呼吸暂停甚至呼吸衰竭及肌张力低下。NRDS 通常于出生后 2～3 天病情严重，多于 3 天内死亡，若能存活 3 天以上，又无严重并发症，病情将明显好转。如出生 12 h 后出现呼吸窘迫一般不考虑本病。

三、辅助检查

1. 羊水

测量羊水中卵磷脂/鞘磷脂(L/S)≥2 提示"肺成熟"，1.5～2 可疑，<1.5 提示"肺脏未成熟"。

2. 胃液振荡试验(泡沫稳定试验)

抽吸患儿胃液 1 mL 加 95%乙醇 1 mL，振荡 15 s 后静置 15 min，若环绕试管边缘形成稳定的泡沫层为阳性，可初步排除本病。

3. 血气分析

$PaCO_2$ 增高，PaO_2、pH 和碳酸氢根降低。

4. X 线检查

早期两侧肺野透明度普遍性降低，可见弥散性均匀一致的细颗粒网状阴影，以后出现支气管充气征，重者两肺野不充气，呈"白肺"。

四、治疗要点

NRDS 治疗最重要目的是保证足够的氧合，防止乳酸血症和右向左分流，不论临床拟诊或确诊病例均应积极处理，力争度过 3 天时间，存活有望。

1. 常规护理

(1) 注意保温：抢救中容易体温下降，低温会加重氧耗及加重病情。

(2) 营养：因缺氧肠血灌注不足易发生麻痹性肠梗阻及坏死性小肠结肠炎可能，最初 2～3 天应禁止经口喂养，应静脉供给葡萄糖及维持生命需要的液体、电解质。在第 3 天听到肠鸣后可适当试喂。

2. 肺表面活性物质(PS)应用

具有降低肺泡表面张力，防止肺萎陷功能。自 20 世纪 80 年代后，国外相继使用人工合成，或与天然 PS 混合制品治疗取得成功(天然 PS 从猪、牛动物肺，或羊水中提取），使病死率和并发症下降。国内已有制品，有广泛应用前景，在发达国家已成为新生儿呼吸急救的一线药物。

（1）应用范围：① 肺透明膜病（NRDS）。② 继发性肺泡表面活性物质缺乏和失活疾病，如成人型呼吸窘迫综合征（休克肺）、胎粪吸入综合征、重症肺炎等。

（2）给药方法：宜早期、足量。① 给药时间：预防性给药，早产儿生后 15 min 内给药，目前药物价贵，为免浪费，主张仅预防用于有 PS 缺乏可能早产儿，如胎龄＞30 周，产前羊水 L/S 检查示有肺不成熟者。未预防性给药者一经确诊立即给药。② 给药途径和方法：a. 常规气管内滴注：使用辅助呼吸，在不间断机械通气情况下，通过气管插管与呼吸机管道间从特殊连接器的侧孔注入药液 PS 和持续正压给氧（CPAP）。或用 5Fr 胃管或细塑料管将其顶端刚好超过气管插管前端，将药液分成 2～4 份，分别在转动体位时注入上、下、左、右肺区，每次注入药液时间 3～5 s，注入后即机械或手控通气 1 min。b. 雾化吸入法：通过超声雾化或呼吸机雾化可将药液均匀分布两肺及终末肺泡。

（3）用药剂量和次数：不同制剂采用剂量不同，常用剂量每次为 50～500 mg/kg，适当增加剂量可使肺泡内存在的血浆蛋白等抑制物的作用减弱而增强疗效。单次用药难以维持疗效时，首次给药后 8～12 h 可重复使用，一般给药 2～3 次即可。各种不同制剂用法、用量不同。

（4）注意事项：① 用药前必须胸片确认气管插管位置正确，并尽可能吸清气道分泌物，以利药物均匀分布。② 持续血氧饱和度监测：用药时部分患儿可发生一过性发绀及血氧饱和度下降、心率减慢现象，与暂时脱离呼吸机及液体药使气道暂时阻塞有关，皮囊加压给氧可以过渡；半小时后根据血气、血氧饱和度调整呼吸参数，免气压伤和氧中毒。③ 注意应用肺表面活性物质后并发症：肺血流改变和动脉导管开放，极不成熟儿呼吸暂停和肺出血，脑血流异常和脑室出血，纵隔气肿及气胸。④ 肺表面活性物质不是万能的，仍需依靠自身肺组织成熟。呼吸机辅助呼吸必须认真操作，及时调整。

3. 人工辅助呼吸和适当供氧

呼吸窘迫必须供给足够氧气，维持动脉氧分压在 6.6～10.5 kPa（50～80 mmHg），并要促使萎陷肺泡扩张。轻症用鼻塞、面罩或持续气道正压呼吸。如吸入氧浓度（FiO_2）已达 0.8 而 PaO_2 仍在 6.65 kPa（50 mmHg）以下，则要气管插管使用呼吸机。注意：① 吸气峰压不超过 2.9 kPa（30 cm H_2O），平均气道压＜0.98 kPa（10 cm H_2O），呼吸频率每分钟 25～30 次，吸/呼气时间比 1∶（1～2），撤除呼吸机时要逐步间歇加压过渡，或采用高频通气。② 若动脉氧分压超过 13.6～16 kPa（102～120 mmHg）持续 6 h 以上，可致早产儿晶状体后纤维增生；吸入氧浓度（FiO_2）超过 0.8 持续 44 h 以上，可损害肺泡上皮细胞，抑制肺表面活性物质，使肺泡展开困难，间质增生及纤维化，形成支气管肺发育异常（BPD）。

4. 维持热卡及水、电解质平衡

NRDS 患儿对水的负荷耐受能力差，过多水分摄入，可因毛细血管渗出，低蛋白血症,形成肺间质性水肿,使缺氧纠正更加困难,应注意切忌输入过多液体(但必须补充生理盐水,辐射保暖,呼吸机应用水分消耗),使液体量控制在每日 $60 \sim 80$ mL/kg,出生后第 2 天每日给 Na^+ $2 \sim 4$ mmol/kg,每日热量供应维持在 232 J/kg(60 cal/kg)以上。

缺氧后呼吸性酸中毒、代谢性酸中毒不经治疗可导致恶性循环,在呼吸功能改善后,根据血气 pH 纠正酸中毒,或常规给碳酸氢钠 $2 \sim 5$ mL/kg 等量稀释应用,使 pH 在 7.25 以上。

5. 一氧化氮吸入

对改善缺氧、持续肺动脉高压有效,改善通气-灌流比例失调,由低浓度开始 $(5 \sim 20) \times 10^{-6}$,改善支气管平滑肌张力,参与宿主防御机制,但要注意监测毒性。

体外膜肺(ECMO)及液态供氧对新生儿呼吸衰竭治疗已有报道,受一定条件限制。

五、护理评估

(一) 健康史

询问患儿是否为早产儿、剖宫产,有无窒息史,母亲是否有糖尿病,出生后出现呼吸窘迫的时间等。

(二) 身体状况

1. 症状评估

评估患儿呼吸频率、节律,有无鼻翼翕动、呼气性呻吟、吸气性三凹征、发绀等呼吸困难表现,呼吸窘迫是否呈进行性加重。有无其他系统、器官功能受损。

2. 护理体检

检查患儿神志、体温、脉搏、呼吸,心率、心律,听诊呼吸音是否减低等,重点检查有无典型临床表现。了解 X 线检查两肺透亮度有无降低、是否出现支气管充气征及"白肺"等。

3. 心理-社会状况

了解患儿家长的心理状况,对本病的病因、性质、治疗和护理、预后等疾病相关知识的了解程度,评估患儿的家庭居住环境和经济状况等。

六、常见护理诊断及合作性问题

(1) 低效性呼吸形态:与 PS 缺乏导致肺不张、呼吸困难有关。

(2) 气体交换受损:与缺乏 PS 导致肺泡萎陷及肺透明膜形成有关。

(3) 营养失调,低于机体需要量:与摄入量不足有关。

（4）有感染的危险：与机体免疫力低下有关。

（5）焦虑（家长）：与病情危重及预后不良有关。

七、护理目标

（1）患儿经治疗后呼吸窘迫症状逐渐减轻直至消失。

（2）患儿体重在标准范围内增长。

（3）患儿住院期间无其他并发症发生。

（4）家长能了解患儿病情及治疗过程，积极配合治疗。

八、护理措施

（一）生活护理

1. 喂养

吸吮和吞咽能力差者，可鼻饲或静脉补充，病情好转后经口喂养。

2. 环境

维持中性温度，相对湿度在 55%～65%，皮肤温度保持在 36～37 ℃，减少耗氧量。

（二）病情观察

监测患儿体温、呼吸、心率，经皮测 PaO_2 等，随时进行再评估。如患儿出现烦躁不安、心率加快、呼吸急促、肝脏短时间内迅速增大，提示可能合并心力衰竭，应遵医嘱立即给予吸氧、强心、利尿，控制输液量及速度；如患儿突然出现呼吸困难、青紫加重，有合并气胸的可能，应立即做好胸腔穿刺及胸腔闭式引流准备。

（三）治疗配合

1. 维持有效呼吸，保持呼吸道通畅

（1）保持呼吸道通畅：及时彻底清除呼吸道分泌物，分泌物黏稠时可给予雾化吸入后吸痰，保持呼吸道的通畅。

（2）供氧及辅助呼吸：并根据病情及血气分析结果，选择适当的供氧方法，维持 PaO_2 和 SaO_2 在适宜范围，避免氧中毒。① 尽早应用鼻塞持续气道正压呼吸（CPAP），增加功能残气量，防止肺气泡萎缩和不张，改善通气和血流比例失调，使 PaO_2 上升。② 当 CPAP 无效，PaO_2 仍小于 6.7 kPa（50 mmHg），或 $PaCO_2$ 仍大于 7.9 kPa（60 mmHg），或频发呼吸暂停时，行气管插管并采用间歇正压通气（IPPV）加呼气末正压通气（PEEP）。

（3）遵医嘱气管内滴入 PS：患儿取仰卧位，头稍后仰，使气道伸直，吸净气道内分泌物,从气管中滴入药液,然后患儿分别取平卧、右侧、左侧卧位,再用复苏囊加压给氧,以利于药液更好地弥散。用药后 4～6 h 内不宜气道内吸引。

2. 维持内环境稳定

遵医嘱纠正代谢性酸中毒,维持电解质平衡。

3. 预防感染

严格无菌操作,注意消毒隔离,预防交叉感染,遵医嘱给予抗生素防治肺部感染。

(四) 心理护理

给予患儿父母精神支持,鼓励父母参与患儿护理,准许父母口述对疾病、设备、护理的关心及提出相关疑问。

(五) 健康教育

向家长讲解本病的相关知识与护理方法,同时做好育儿知识的宣传工作。向家长介绍本病预防的重要性,对可能施行剖宫产的产妇说明新生儿有发生本病的可能;糖尿病孕妇在分娩前 1～7 天服地塞米松加以预防。

新生儿肺炎患儿的护理

新生儿肺炎是新生儿期常见的疾病,按病因不同可分为吸入性肺炎和感染性肺炎。吸入性肺炎多见于胎儿或新生儿吸入羊水、胎粪、乳汁或分泌物等;感染性肺炎多由细菌、病毒、支原体、衣原体、真菌等不同的病原体引起。两类肺炎可单独出现,也可先后或同时并存,是新生儿死亡的主要原因之一。

一、病因

1. 吸入性肺炎

吸入性肺炎主要是胎儿或新生儿由于吸入羊水、胎粪、乳汁、水等所引起的。羊水和胎粪吸入是因胎儿在宫内缺氧或分娩过程中窒息刺激呼吸中枢而吸入所致;乳汁、分泌物的吸入多见于上消化道先天畸形、吞咽功能不全、呕吐、胃食管反流等。

2. 感染性肺炎

细菌、病毒、衣原体等微生物均可引起新生儿感染性肺炎。产前和产时感染通过血行传播或羊水感染所致,病原体主要是巨细胞病毒、大肠埃希菌、B 组溶血性链球菌;产后感染的病原体主要通过直接侵入呼吸道,或经脐部、皮肤、消化道感染及败血症引起血行传播,还可由于治疗护理的器械消毒不严等医源性因素引起,病原体以葡萄球菌多见。

二、临床表现

1. 吸入性肺炎

羊水、胎粪吸入者往往有窒息史。羊水吸入量少者可无症状或仅轻度呼吸困难,吸入量大者常在窒息复苏后出现呼吸窘迫、青紫,口腔流出液体或泡沫,肺部可闻及湿啰音;胎粪吸入者病情较重,可有皮肤、黏膜、指甲被胎粪污染,窒息复苏后很快出现呼吸急促($R>60$ 次/min)、皮肤青紫、鼻翼翕动、吸气性三凹征等呼吸窘迫表现,甚至呼吸衰竭。肺部可闻及干、湿啰音或支气管呼吸音,可并发肺不张、肺气肿等;乳汁吸入者常有喂奶后呛咳、气促、肺部啰音等,症状与吸入程度有关,易继发感染。

2. 感染性肺炎

产前感染性肺炎症状出现早,常有窒息史,多在生后 24 h 内发病。产时和产后感染性肺炎症状和体征出现稍晚,常不典型。不同病原体感染出现症状时间也有差异。细菌性肺炎多在生后 3~5 天发病,病毒感染多在 5~10 天出现症状。一般症状不典型,以反应差、哭声弱、呼吸急促、口周发绀、口吐白沫、吐奶、体温异常为常见。早产儿可表现为呼吸不规则或呼吸暂停。肺部常听不到啰音,可有腹胀及肝脾大等。

三、辅助检查

1. 常规检查

(1) 胎粪吸入性肺炎:① 血常规中白细胞增高提示合并细菌感染。② 血生化及电解质紊乱提示病情严重。③ 血气分析可有不同程度的低氧血症、酸中毒(呼吸性、代谢性或混合性)。④ X 线检查表现多样化,肺野密度增高,可见粗颗粒或片状、团块状、云絮状阴影,或呈节段性肺不张,伴肺气肿。重者可发生纵隔积气或气胸。

(2) 感染性肺炎:① 外周血白细胞计数升高,中性粒细胞比例升高,血沉增快提示细菌感染,沙眼衣原体感染者嗜酸粒细胞增多,弓形虫、部分巨细胞病毒感染者红细胞与血小板可降低。② C 反应蛋白(CRP)升高提示细菌感染。③ 有时气道吸出物涂片及培养或血培养可明确病原菌。④ 严重病例血气分析血 pH 下降、PaO_2 降低、$PaCO_2$ 升高。⑤ 血生化和电解质可异常。⑥ 血中可检出病原体特异性 IgM 或抗原。⑦ 细菌性肺炎者胸部 X 线片以支气管肺炎为主,可见两肺纹理增粗,边缘模糊,有斑片状或斑点状阴影,以两下肺多见。病毒性肺炎者胸片以间质性肺炎为主,肺纹理增多增粗,有网状阴影与小结节状阴影,可伴有肺气肿等。

2. 其他检查

(1) 超声波检查:心脏彩色多普勒超声可确定 PPHN 的存在。

（2）有条件时可做病毒或病原体分离、用对流免疫电泳、乳胶凝集试验、酶联免疫吸附测定、放射免疫测定、聚合酶链反应等方法快速正确做出病原学诊断。

四、治疗要点

1. 吸入性肺炎

（1）清理呼吸道，保持气道通畅：见到胎粪污染羊水时，应在胎头刚娩出而肩尚未娩出时，迅速吸净口腔、鼻咽部分泌物，并立即评价新生儿有无活力，有活力者（心率＞100 次/min、哭声响亮、肤色红润、肌张力好）先观察，必要时复苏，若无活力者，胎儿娩出后不要急于刺激呼吸，助手应双手限制胸廓，不使之呼吸，抢救者迅速行直接喉镜行气管内吸引，深入地吸出气管内分泌物，直到吸清为止。在气道未吸清之前，切勿做正压通气，以免将胎粪污染物压向肺内。

（2）氧疗及机械通气：根据血气分析供氧，轻症者清理呼吸道后经面罩吸氧或用持续气道正压通气（CPAP）治疗数天可恢复。严重病例须机械通气，并根据胸片情况调节呼吸机参数，如胸片以肺不张为主，血气分析 PaO_2 明显降低时，选较高的最大吸气压力（PIP）25～30 cmH_2O，呼气末正压（PEEP）不超过 5 cmH_2O；如胸片以肺气肿为主或血气分析以 $PaCO_2$ 增高为主，则 PIP 应稍降低至 20～25 cmH_2O，PEEP 为 3 cmH_2O，呼吸频率稍快，40～50 次/min，并适当延长呼气时间，以维持 PaO_2 60～80 mmHg 或 $TcSO_2$ 90%～95%。少数重度患儿常频通气无效或已发生气漏时，可改用高频通气有效。

（3）抗生素治疗：继发感染时，可根据气道吸出物、血培养结果选用有效抗生素治疗。

（4）对症治疗：① 肺表面活性物质（PS）应用：肺内胎粪抑制 PS 合成，在生后 6 h 内气道内注入 PS，每次 150 mg/kg，每 6～12 h 1 次，可用 3～4 次。大量胎粪吸入者可用生理盐水肺灌洗，然后用 PS 治疗。② 纠正酸中毒：改善通气后，用碳酸氢钠纠正酸中毒。③ PPHN 治疗：可用酚妥拉明，首剂 1～2 mg/kg 静脉滴注，然后以每小时 0.5～1 mg/kg 维持。前列环素每分钟 20 ng/kg 静脉滴注维持，如无效可逐渐增至每分钟 60 ng/kg。也可一氧化氮（NO）吸入，先用 $5×10^{-6}$ ppm，如疗效不好可逐渐增至$(10～20)×10^{-6}$ ppm，然后逐渐减少，维持 3～4 天。也可应用硫酸镁，浓度 5%，首剂 200 mg/kg，在 30 min 内静脉滴注，然后以每小时 20～50 mg/kg 维持，注意心率、呼吸、血压。另外，机械通气的快频率可使血 pH 升高，用于降低肺动脉高压，治疗 PPHN。对机械通气失败者国外应用高频震荡通气（HFOV）体外膜肺（ECMO）或液体通气（LV）等治疗。④ 护理：注意保暖，供给营养和液量，水的需要量为 80～100 mL/(kg·d)，保证内环境稳定。不能经口喂养者可鼻饲或静脉滴注营养液，维持血压、血糖、血气正常。严密观察病情进展。⑤ 合并气胸或纵隔积气时，轻者可等待其自然吸收，重者应立即穿刺抽气或胸腔插管闭式引流。

2. 感染性肺炎

（1）呼吸道管理：气管分泌物多时给予雾化吸入、吸痰、定期翻身拍背等胸部物理治疗，保持呼吸道通畅。

（2）供氧：有低氧血症时可根据病情选择不同方式给氧，呼吸衰竭时行机械通气，使 PaO_2 维持在 50～80 mmHg。

（3）抗病原体治疗：应及时做痰培养，根据药敏选用抗生素。宫内或分娩过程中感染的肺炎，多为大肠杆菌等感染所致，选用针对革兰阴性杆菌的抗生素，如氨苄西林、头孢噻肟等。产后感染者多为金黄色葡萄球菌、大肠杆菌等所致，选用广谱抗生素如头孢呋辛、头孢曲松。获得药敏试验结果后可进行调整。医院内感染者耐药菌株较多，应根据药敏试验结果选用。沙眼衣原体或解脲支原体肺炎可用大环内酯类抗生素。病毒感染者可用抗病毒药物，如利巴韦林雾化吸入，或 α 干扰素 20 万～100 万 U/d，肌内注射，连用 5～7 天。

（4）对症治疗：① 注意保暖，合理喂养，供给足够的营养与液体，常用血浆、氨基酸、脂肪乳等供应热量及营养，总液量控制在每日 60～100 mL/kg，保持水、电解质及酸碱平衡。有酸中毒时须进行血气分析，予以监控。呼吸性酸中毒在供氧后可以纠正，代谢性酸中毒须补充碳酸氢钠予以纠正。② 免疫疗法：重症肺炎及极低出生体重儿可辅以免疫疗法，如静脉滴注免疫球蛋白 400 mg/(kg·d)，连用 3～5 天，或应用重组粒细胞集落刺激因子，提高患儿的抗病能力。③ 出现胸腔积液、脓气胸时可立即行闭式引流、抽气排脓等。

五、护理评估

（一）健康史

详细询问母亲孕期有无感染性疾病史，尤其是呼吸系统、生殖系统感染史，患儿的出生史，羊水是否被胎粪污染，有无胎膜早破、宫内窘迫或窒息，窒息后的复苏情况，有无侵入性操作、感染性疾病接触史等，患儿的体温变化、哺乳、大小便情况等。

（二）身体状况

1. 症状评估

评估患儿吃奶情况，是否有吐奶。观察精神反应、体温、呼吸的频率和节律有无改变，是否有口唇发绀、鼻翼翕动、三凹征，是否合并败血症、神经系统症状及心衰等。

2. 护理体检

护理体检包括体温、呼吸和神志，皮肤黏膜是否有黄疸、是否有呼吸困难及缺氧,听诊肺部是否有啰音;检查患儿全身皮肤、脐部有无感染灶,皮肤黏膜及指甲有无胎粪污染痕迹。

3. 心理-社会状况

了解患儿家长的心理状况及对病情的理解程度。

六、常见护理诊断及合作性问题

(1) 清理呼吸道无效:与咳嗽反射弱、分泌物黏稠等有关。

(2) 气体交换受损:与肺部炎症有关。

(3) 体温调节无效:与感染后机体免疫反应有关。

(4) 营养失调,低于机体需要量:与摄入困难、消耗增加有关。

(5) 潜在并发症:心力衰竭、气胸或脓气胸等。

七、护理目标

(1) 患儿呼吸道通畅,呼吸平稳。

(2) 患儿呼吸困难及缺氧症状逐渐减轻。

(3) 体温逐渐恢复正常。

(4) 每日获得足够的能量及水分。

八、护理措施

(一)生活护理

1. 喂养

患儿进食少、易呛奶,应细心喂养,可少量多次喂奶,不宜过饱,防止呕吐和吸入引起窒息。重症患儿可鼻饲喂养,以保证热量和水分的正常需要。

2. 环境

保持室内空气新鲜,温度、湿度适宜。病室有严格的消毒隔离和清洁制度,限制人员探视,尤其禁止患病者探视和接触新生儿。

(二)病情观察

(1) 观察呼吸困难是否改善、青紫程度、两肺呼吸音等。

(2) 观察全身症状是否改善,如反应、体温、进奶量等。

(3) 观察有无并发症,如短期内呼吸、心率明显增快,肝脏增大,提示并发心力衰竭,应配合做好给氧、镇静、强心、利尿等处理;如呼吸突然加快伴有青紫明显,可能合并气胸或纵隔气肿,应立即做好胸腔引流准备和引流后的护理。

（三）治疗配合

（1）保持呼吸道通畅：及时有效地清除呼吸道分泌物，保持呼吸道通畅。分泌物黏稠者可行超声雾化吸入，以湿化气道分泌物，使之易排出。经常更换体位，预防肺内分泌物堆积。定时拍背、吸痰，促进呼吸道分泌物松动和排出，预防肺不张。

（2）合理吸氧：根据病情和血氧监测情况选择不同的给氧方式，但注意预防氧中毒，使 PaO_2 维持在 $7.9{\sim}10.6\ kPa$（$60{\sim}80\ mmHg$）或经皮氧饱和度 $90\%{\sim}95\%$ 为宜。重症并发呼吸衰竭者可用机械通气。

（3）遵医嘱应用抗生素等药物，并注意观察药物的不良反应。

（4）维持正常体温：体温过高时予以降温，体温过低时给予保暖，以维持正常体温。

（四）健康教育

向家长讲解新生儿肺炎的病因、表现、预防和护理要点，同时向家长讲解有关育儿知识，使其掌握护理患儿的方法。

新生儿寒冷损伤综合征患儿的护理

新生儿寒冷损伤综合征又称新生儿硬肿症，是由寒冷、早产、感染、窒息等多种原因所致，主要表现为低体温、皮肤硬肿，常伴有多器官功能损害。

一、病因与发病机制

1. 内因

新生儿尤其是早产儿易发生低体温和皮肤硬肿，原因较多：① 体温调节中枢发育不成熟。② 体表面积相对较大、皮下脂肪少、血流丰富，易于散热。③ 体内储存热量少，寒冷应激时易于耗竭，早产儿、低出生体重儿尤甚。④ 主要以棕色脂肪的化学产热方式为主，缺乏寒战反应等物理产热方式，早产儿棕色脂肪储存少，代偿产热能力更差。⑤ 新生儿皮下脂肪的饱和脂肪酸含量高，由于其熔点高，在低体温时易于凝固而出现皮肤硬肿。

2. 外因

当寒冷、严重感染、缺氧、心力衰竭和休克时，由于热量摄入不足，消耗增加，体温不能维持正常，而缺氧、酸中毒又使能源物质的氧化产能发生障碍，故产热能力不足，而易致低体温和皮肤硬肿。

3. 寒冷损伤

低体温可引起外周小血管收缩，皮肤血流量减少，局部血液循环瘀滞，引起组织缺氧和代谢性酸中毒，导致毛细血管壁渗透性增加，出现水肿，血容量减少，进一步引起心功能低下表现,严重者发生休克、弥散性血管内凝血(DIC)和肺出血,以及多器官功能损害。

二、临床表现

本病一般多发生在寒冷季节或重症感染时,以出生 3 天内或早产儿多见。病初体温降低、吸吮差或不吃奶、哭声弱,病情加重会发生皮肤硬肿和多器官功能障碍。

1. 低体温

体核温度常低于 $35\,℃$,重者低于 $30\,℃$。腋-肛温差($T_{\text{A-R}}$)由正值变为负值,感染或夏季发病者可不出现低体温。

2. 皮肤硬肿

硬肿常呈对称性,发生顺序依次为:小腿→大腿外侧→双下肢→臀部→面颊→上肢→全身。严重硬肿可妨碍关节活动,胸部受累可致呼吸困难。

3. 多器官功能损害

早期心率减慢,微循环障碍,严重时休克、心力衰竭、DIC、肺出血、肾衰竭等。

三、治疗要点

1. 复温

复温是治疗的关键,复温的原则是逐步复温,循序渐进。

2. 对症、支持治疗

供给足够的热量有助于复温和维持正常体温;维持水、电解质平衡,及时纠正酸中毒及多器官功能紊乱;合理使用抗生素以控制感染;对心力衰竭、休克、凝血功能障碍、DIC、肾衰竭和肺出血等,应给予相应治疗。

四、护理评估

(一)健康史

了解患儿胎龄、出生体重、分娩方式、保暖及喂养情况,有无窒息史、感染史等,体温改变、皮肤硬肿发生情况,有无拒乳、不哭、少尿等。

(二)身体状况

1. 症状评估

观察患儿的反应是否低下,了解皮肤硬肿发生的部位、范围,有无其他器官功能受损表现,判断硬肿程度。

2. 护理体检

包括体温、脉搏、呼吸、心率、尿量、皮肤颜色、硬肿范围及程度。

3. 心理-社会状况

评估家长对本病病因、预后、护理等知识及患儿病情的了解程度,评估家长的心理状况、家庭经济状况及居住环境等。

五、常见护理诊断及合作性问题

(1) 体温过低:与新生儿体温调节功能不足、寒冷、早产、窒息、感染等因素有关。

(2) 皮肤完整性受损:与皮肤硬肿、水肿,局部血液供应不良有关。

(3) 有感染的危险:与新生儿免疫功能低下、皮肤黏膜屏障功能低下有关。

(4) 营养失调,低于机体需要量:与吸吮困难、摄入不足有关。

(5) 潜在并发症:肺出血、休克、DIC 等。

(6) 知识缺乏:家长缺乏正确的保暖及育儿知识。

六、护理措施

(一) 生活护理

1. 保证能量和液体供给

能吸吮的患儿可经口喂养,吸吮无力者用滴管、鼻饲或静脉营养。热量供给从每日 209 kJ(50 kcal)/kg 开始,逐渐增至 418~502 kJ(100~120 kcal)/kg。液体量按 60~80 mL/kg 给予,应严格控制补液速度,以防止输液速度过快引起心力衰竭和肺出血。

2. 环境

设立新生儿专科病房,保持室内整洁、空气流畅、温度和湿度适宜。

(二) 病情观察

观察生命体征、尿量、硬肿范围及程度、有无出血征象等,详细记录温箱温度、摄入的热量和液体量等。备好必要的抢救药物和设备,如发现患儿病情变化,及时通知医生,并进行有效的抢救。

(三) 治疗配合

(1) 复温:① 轻、中度(肛温>30 ℃,T_{A-R}≥0 ℃)患儿:提示棕色脂肪产热较好,可通过减少散热使体温回升。直接将置于预热至中性温度的温箱中,一般在6~12 h 内恢复正常体温。② 重度(肛温<30 ℃,多数 T_{A-R}<0 ℃)患儿:提示棕色

脂肪耗尽，或靠棕色脂肪自身产热难以恢复正常体温，且易造成多器官损害，应将其置于温箱进行复温。

无条件者可采用温水浴、热水袋、热炕、电热毯或成人怀抱等方式保暖复温，但应防止烫伤。

（2）预防感染：严格遵守消毒隔离制度及无菌操作规范，注意温箱、气管插管和呼吸机等的清洁消毒。加强皮肤护理，经常更换体位，防止皮肤破损、坠积性肺炎；尽量避免肌内注射，防止由于吸收不良或皮肤破损引起感染。

（3）遵医嘱使用抗生素控制感染，密切观察药物不良反应。

（四）健康教育

做好围生期保健，宣传预防新生儿寒冷损伤综合征的知识，避免早产、窒息和感染等诱发寒冷损伤的诱因。指导家长正确的喂养和护理，鼓励尽早开始喂养，保证充足的热量供应；注意保暖，保持适宜的环境温度和湿度。

【新生儿败血症患儿的护理】

新生儿败血症是指病原菌侵入新生儿血循环并在其中生长繁殖、产生毒素造成的全身炎症反应，是新生儿期主要的感染性疾病之一。

一、病因

1. 病原菌

时代和环境不同，病原变迁各异。B族链球菌（GBS）为欧美国家新生儿败血症的最常见病原。我国目前以埃希大肠杆菌和表皮葡萄球菌占主要地位。早发型败血症病原通常为阴道菌丛，如大肠杆菌、GBS、克雷伯杆菌、李斯特单胞菌、肺炎链球菌常见；晚发型败血症常见为革兰阴性肠道细菌，尤其是大肠杆菌，其他包括李斯特单胞菌、金黄色葡萄球菌、链球菌、厌氧菌和流感嗜血杆菌。医源性败血症的病原在每个NICU各有不同，葡萄球菌（尤其是表皮葡萄球菌、金黄色葡萄球菌）、绿脓假单胞菌、克雷伯杆菌、枸橼酸杆菌、不动杆菌、沙雷菌、变形杆菌、微球菌、厌氧菌（类杆菌群、产气荚膜梭菌）占多数。

2. 感染途径

（1）产前感染：孕母有菌血症，细菌通过胎盘血行传播感染胎儿；绒毛膜羊膜炎可致细菌定植或感染胎儿；阴道菌丛可使细菌上行达羊水或胎儿。

（2）产时感染：胎膜早破（PROM）、产程延长使阴道细菌上行导致胎膜、脐带和胎盘感染。产伤、采脐血等可造成细菌侵入血液。

（3）产后感染：新生儿最初的细菌定植位置在皮肤、鼻咽部、口咽部、结膜和脐带，这些部位黏膜的损伤可导致感染。包括环境污染或在医院内感染。

二、发病机制

1. 新生儿败血症的高危因素

(1) 母亲因素：产前发热、绒毛膜羊膜炎、未经治疗的泌尿道感染、会阴部定植致病菌、产程延长、出血过多、羊水有恶臭味。

(2) 新生儿因素：早产儿、低出生体重、多胎、男婴、先天畸形伴皮肤缺损、脐带感染；产时复苏、宫内窘迫、难产等。

(3) 环境因素：吸入污染羊水，产房、婴儿室、家庭的器具污染病原，侵入性操作，在 NICU 住院时间长。工作人员和家庭成员常为细菌载体，主要由于洗手不当引起。

2. 新生儿败血症的分型

(1) 早发型败血症：在生后 5～7 天发病。一般由宫内感染或产时感染造成。患儿常合并某些病理围生因素如早产、低出生体重、母产前发热等，致病菌多来自阴道菌丛。此型败血症起病急，病情凶险，多系统受累，也可出现呼吸窘迫综合征表现。病死率为 15%～50%。

(2) 晚发型败血症：在生后 1 周后发病，病原可来自产道、生后密切接触或污染器具，水平传播起主要作用。此型败血症起病晚，常发现局部病灶，易累及中枢神经系统。可能由于获得对母亲产道细菌的抗体起保护作用，全身症状和呼吸系统症状不重。病死率为 10%～20%。

(3) 医源性败血症：发病机制与患儿的原发病和衰弱程度、NICU 环境中的细菌类型、侵入性操作有关。皮肤和肠道的自然保护屏障被打破使条件致病菌感染，早产儿由于其免疫功能不成熟，易感性高。

三、临床表现

新生儿败血症一般无特异性表现。早期可有拒食、反应差或易激惹、体温升高或体温不升。晚期表现为多系统受累表现：① 神经系统：嗜睡或烦躁、震颤或惊厥、肌张力改变、反射低下。② 呼吸系统：呼吸困难、呼吸暂停，喘息、皮肤青紫。③ 心血管：心动过速/过缓、心律失常。④ 消化道：黄疸加重或退而复现、喂养不耐受、呕吐、腹泻、腹胀、肝脾肿大。⑤ 皮肤表现：可见蜂窝织炎、脓肿、瘀点等，严重时有出血倾向，抽血后针孔渗血、呕血、便血及肺出血等。⑥ 代谢紊乱：低血糖、高血糖、代谢性酸中毒。⑦ 休克表现：重症患儿有心动过速、末梢循环灌注不良、皮肤发花、尿少、低血压等。⑧ 易合并脑膜炎、骨髓炎、化脓性关节炎和深部脓肿等。

四、辅助检查

1．常规检查

（1）非特异性检查：① 血常规：白细胞（WBC）计数以出生 12 h 以后的采血结果较为可靠。WBC 增多（3 天及以上者 WBC 计数$>25\times10^9/L$；3 天以下者 WBC 计数$>20\times10^9/L$），或者 WBC 减少（低于 $5\times10^9/L$），后者病情更重，但白细胞计数正常不能除外本病。血小板数常降低（小于等于 $100\times10^9/L$）。② 白细胞分类：杆状核细胞/中性粒细胞总数之比值（I/T）$\geqslant0.16$。③ C 反应蛋白（CRP）：为急性时相蛋白中较为普遍开展且比较灵敏的项目，炎症发生 6～8 h 后即可升高，大于等于 8 μg/mL（末梢血方法）。④ 微量血沉>15 mm/h。

（2）细菌学检查：① 细菌培养：尽量在应用抗生素前严格消毒下采血做血培养，疑为肠源性感染者应同时作厌氧菌培养，有较长时间用青霉素类和头孢类抗生素者应做 L 型细菌培养。怀疑产前感染者，出生后 1 h 内取胃液及外耳道分泌物培养，或涂片革兰染色找多核细胞和胞内细菌。必要时可取清洁尿培养。脑脊液、感染的脐部、浆膜腔液以及所有拔除的导管头均应送培养。② 病原菌抗原及DNA 检测：用已知抗体测体液中未知的抗原，对 GBS 和大肠杆菌 K_1 抗原可采用对流免疫电泳，乳胶凝集试验及酶链免疫吸附试验（ELISA）等方法，对已使用抗生素者更有诊断价值；采用 16S rRNA 基因的聚合酶链反应（PCR）分型、DNA 探针等分子生物学技术，以协助早期诊断。

2．其他检查

（1）生化：高胆红素血症可表现为未结合和（或）结合胆红素升高。

（2）血清前降钙素（PCT）增高。

（3）白细胞介素 6（IL-6）增高。

五、治疗要点

治疗原则：注意保暖；供给足够热量和液体；有气急、发绀者供氧；及时纠正水和电解质紊乱；处理局部病灶。加强口腔、皮肤的护理。

（一）抗菌药物应用

1．一般原则

（1）临床诊断败血症，在使用抗生素前收集各种标本，无需等待细菌学检查结果，即应及时使用抗生素。

（2）根据病原菌可能来源初步判断病原菌种，病原菌未明确前可选择既针对 G^+ 菌又针对 G^- 菌的抗生素，可先用两种抗生素，但应掌握不同地区、不同时期有不同优势致病菌及耐药谱,经验性地选用抗生素。

(3) 一旦有药敏结果,应做相应调整,尽量选用一种针对性强的抗生素;如临床疗效好,虽药敏结果不敏感,亦可暂不换药。

(4) 一般采用静脉注射,疗程 10~14 天。合并 GBS 及 G⁻ 菌所致化脓性脑膜炎(简称化脑)者,疗程 14~21 天。

2. 主要针对 G⁺ 菌的抗生素

(1) 青霉素与青霉素类:如为链球菌属(包括 GBS、肺炎链球菌、D 组链球菌如粪链球菌等)感染,首选青霉素 G。对葡萄球菌属包括金黄色葡萄球菌和 CNS,青霉素普遍耐药,宜用耐酶青霉素如苯唑西林、氯唑西林(邻氯青霉素)等。

(2) 第一代、第二代头孢菌素:头孢唑啉为第一代头孢中较好的品种,主要针对 G⁺ 菌,对 G⁻ 菌有部分作用,但不易进入脑脊液;头孢拉定对 G⁺ 和 G⁻ 球菌作用好,对 G⁻ 杆菌作用较弱。第二代中常用头孢呋辛,对 G⁺ 菌比第一代稍弱,但对 G⁻ 及 β-内酰胺酶稳定性强,故对 G⁻ 菌更有效。

(3) 万古霉素:作为二线抗 G⁺ 菌抗生素,主要针对耐甲氧西林葡萄球菌(MRS)。

3. 主要针对 G⁻ 菌的抗生素

(1) 第三代头孢菌素:优点是对肠道杆菌最低抑菌浓度低,极易进入脑脊液,常用于 G⁻ 菌引起的败血症和化脑,但不宜经验性地单用该类抗生素,因为对金葡菌、利斯特杆菌作用较弱,对肠球菌完全耐药。常用头孢噻肟、头孢哌酮(不易进入脑脊液)、头孢他啶(常用于铜绿假单胞菌败血症并发的化脑)、头孢曲松(可作为化脑的首选抗生素,但新生儿黄疸时慎用)。

(2) 哌拉西林:对 G⁻ 菌及 GBS 均敏感,易进入脑脊液。

(3) 氨苄西林:虽为广谱青霉素,但因对大肠埃希菌耐药率太高,建议对该菌选用其他抗生素。

(4) 氨基糖苷类:主要针对 G⁻ 菌,对葡萄球菌灭菌作用亦较好,但进入脑脊液较差。阿米卡星因对新生儿易造成耳毒性、肾毒性,如有药敏试验的依据且有条件监测其血药浓度的单位可以慎用,不作为首选,并注意临床监护。奈替米星的耳肾毒性较小。

(5) 氨曲南:为单环 β-内酰胺类抗生素,对 G⁻ 菌的作用强,β-内酰胺酶稳定,不良反应少。

4. 针对厌氧菌

厌氧菌用甲硝唑。

5. 其他广谱抗生素

(1) 亚胺培南＋西司他丁:为新型 β-内酰胺类抗生素(碳青霉烯类),对绝大多数 G⁺ 及 G⁻ 需氧和厌氧菌有强大杀菌作用,对产超广谱 β-内酰胺酶的细菌有较强的抗菌活性,常作为第二、三线抗生素。但不易通过血脑屏障,且有引起惊厥的不良反应,故不推荐用于化脓性脑膜炎。

(2)帕尼培南+倍他米隆:为另一种新型碳青霉烯类抗生素,抗菌谱与亚胺培南+西司他丁相同。

(3)环丙沙星:为第三代喹诺酮药物,对 G⁻ 杆菌作用超过第三代头孢和氨基糖苷类抗生素,对 MRS、支原体、厌氧菌均有抗菌活性,是作为同类药物的首选。当其他药物无效并有药敏依据时可用该药。

(4)头孢吡肟:为第四代头孢菌素,抗菌谱广,对 G⁺ 及 G⁻ 均敏感,对β-内酰胺酶稳定,且不易发生耐药基因突变,但对 MRS 不敏感。

(二)消除感染灶

脐炎局部用3%过氧化氢、2%碘酒及乙醇消毒,每日2～3次。皮肤感染灶可涂抗菌软膏。口腔黏膜亦可用3%过氧化氢或0.1%～0.3%依沙吖啶液洗口腔,每日2次。

(三)保持机体内、外环境的稳定

如注意保暖、供氧、纠正酸碱平衡失调,维持营养、电解质平衡及血循环稳定等。

(四)增加免疫功能及其他疗法

早产儿及严重感染者可用静脉注射免疫球蛋白(IVIG)200～600 mg/kg,每日1次,3～5天。严重感染者尚可行换血疗法。

六、护理评估

(一)健康史

询问母亲孕期有无生殖系统、呼吸系统等感染史,患儿出生时情况,有无宫内窘迫、产时窒息、胎膜早破,生后有无侵入性操作及感染接触史;患儿发病后体温、精神反应、哺乳、体重等方面的变化。

(二)身体状况

1. 症状评估
观察患儿的反应是否低下,了解吃奶情况、尿量改变、黄疸出现时间等。

2. 护理体检
检查患儿皮肤黏膜有无感染灶、黄疸、出血点及皮肤瘀斑等,肝脾是否大,有无脐部炎症、肺炎、脑膜炎、中毒性肠麻痹等并发症,了解血常规、血生化及 X 线胸片等检查结果。

3．心理-社会状况

了解家长对本病严重程度及预后的了解情况及心理状况。评估其家庭居住环境及经济状况等。

七、常见护理诊断及合作性问题

（1）体温调节无效：与感染有关。

（2）皮肤完整性受损：与脐部炎症、脓疱疮等感染灶有关。

（3）营养失调，低于机体需要量：与摄入不足、消耗增多有关。

（4）潜在并发症：化脓性脑膜炎、肺炎、骨髓炎等。

八、护理目标

（1）患儿体温维持在正常范围。

（2）控制局部感染，维持皮肤完整性。

（3）住院期间患儿能维持良好的营养状况。

（4）患儿不发生并发症或发生时得到及时发现和处理。

九、护理措施

1．生活护理

坚持母乳喂养，少量多次，耐心喂哺，不能进食时可行鼻饲或静脉营养。

2．病情观察

注意观察患儿生命体征变化及神志、面色、皮肤、前囟、哭声、呕吐情况、有无惊厥等。如患儿出现面色青灰、呕吐、脑性尖叫、前囟饱满、两眼凝视提示有脑膜炎的可能。如患儿面色青灰、皮肤发花、四肢厥冷、脉搏细弱、皮肤有出血点等，应考虑感染性休克或 DIC，应立即与医生联系，积极处理。

3．治疗配合

（1）维持体温稳定：密切观察体温变化，体温过低或体温不升时，可用热水袋或温箱保暖以使患儿恢复正常体温；体温高时可通过调节环境温度、散开包被、多喂开水，必要时采取温水浴等物理降温措施，新生儿不宜用药物、乙醇擦浴等方法降温。

（2）清除局部感染：灶如脐炎、鹅口疮、脓疱疮、皮肤破损等，均应及时处理，促进皮肤早日愈合，防止感染继续蔓延扩散。

（3）遵医嘱应用抗生素：保证抗菌药物有效进入体内，并注意观察药物的疗效及不良反应。

（4）支持疗法：必要时输新鲜血和血浆，早产儿可静脉注射免疫球蛋白。

4．心理护理

做好家长的心理护理，解释新生儿败血症的病情、治疗效果及预后，减轻家长的恐惧心理，取得最佳配合。

5．健康教育

向家长讲解疾病的预防和护理知识，使家长认识本病的感染途径及严重后果。指导家长正确喂养和护理患儿，保持皮肤清洁及口腔黏膜的完整性，嘱咐家长若发现孩子发生脐部、皮肤、呼吸道感染时应立即就诊，坚持母乳喂养，增强小儿抗感染能力。接触患儿前应先洗手，避免与感染性疾病患儿接触，预防交叉感染。

新生儿低血糖患儿的护理

新生儿低血糖症是新生儿期的常见病，一般指足月儿出生 3 天内全血血糖＜1.67 mmol/L（30 mg/dL），3 天后血糖＜2.2 mmol/L（40 mg/dL）；低体重儿出生 3 天内血糖＜1.1 mmol/L（20 mg/dL），1 周后血糖＜2.2 mmol/L（40 mg/dL）。目前认为凡全血血糖＜2.2 mmol/L（40 mg/dL）可诊断为新生儿低血糖。本症足月儿发生率为 1%～5%，低出生体重儿可达 15%～25%，窒息新生儿为 20%～30%。

一、病因

1．葡萄糖生成过少和需要量增加

（1）早产儿、小于胎龄儿，主要与肝糖原、脂肪、蛋白贮存不足和糖原异生功能低下有关。

（2）败血症、寒冷损伤、先天性心脏病，主要与能量摄入不足，代谢率高，糖的需要量增加，糖原异生作用低下有关。

（3）先天性内分泌和代谢缺陷病导致的持续顽固的低血糖。

2．葡萄糖消耗增加

多见于糖尿病母亲婴儿、Rh 溶血病、Beckwith 综合征、窒息缺氧及婴儿胰岛细胞增生症等，均由高胰岛素血症所致。

二、临床表现

症状常不典型或无症状，少数出现症状，无症状性低血糖者多见，有症状者亦为非特异性，具体表现为以下几点：

1．典型症状

多发生在生后数小时至 1 周，表现为反应差或烦躁、喂养困难、哭声异常、肌张力低、激惹、惊厥、呼吸暂停等。经补充糖后症状消失，血糖恢复正常。低血糖症多为暂时的,如反复发作需考虑糖原累积症、先天性垂体功能不全等。

2. 不典型症状

本病也有表现激惹、嗜睡、拒乳、震颤、呼吸暂停、阵发性青紫、昏迷、眼球异常转动、心动过速,有时多汗、面色苍白和体温不升,兴奋和惊厥,以微小型和局限型惊厥为多见。

3. 无症状性低血糖

无症状性低血糖,早产儿尤其多见。无症状或无特异性症状,表现为:哭声弱、拒乳、肌张力低下、面色苍白、低体温、呼吸不整、暂停、发绀等,严重者出现震颤、惊厥、昏迷等,发病在出生后 1~2 天居多,结合血糖监测可诊断。

三、辅助检查

常用微量纸片法测定血糖,异常者采静脉血测定血糖以明确诊断,血糖测定是确诊和早期发现本病的主要手段。对可能发生低血糖者可在生后进行持续血糖监测。对持续顽固性低血糖者,进一步作血胰岛素、胰高糖素、T₄、TSH、生长激素及皮质醇等检查,以明确是否患有先天性内分泌疾病或代谢性缺陷病。

四、治疗要点

无症状性低血糖可给予进食葡萄糖,如无效改为静脉输注葡萄糖。对有症状患儿都应静脉输注葡萄糖。对持续或反复低血糖者除静脉输注葡萄糖外,结合病情给予氢化可的松静脉滴注,胰高糖素肌内注射或泼尼松口服。

五、护理评估

(一)健康史

了解患儿的出生史,有无败血症、寒冷损伤、先天性心脏病等。有无导致葡萄糖消耗增加的疾病,如 Rh 溶血病、贝-维综合征、窒息缺氧及婴儿胰岛细胞增生症等。

(二)身体状况

1. 症状评估

重点询问有无反应低下、拒乳、体温不升、呼吸暂停、震颤或惊跳、兴奋、呼吸暂停等症状,患儿皮肤有无阵发性青紫,患儿是否嗜睡、昏迷、惊厥、出汗等。

2. 护理体检

监测体温、脉搏、呼吸和神志等,测血糖;观察患儿吃奶、哭声、肌张力及抽搐情况;监测患儿缺氧程度;了解患儿体重变化。

3. 心理-社会状况

评估家长对本病病因、预后、护理等知识及患儿病情的了解程度,评估家长的心理状况、家庭经济状况及居住环境等。

六、常见护理诊断及合作性问题

(1) 营养失调,低于机体需要量:与摄入不足、消耗增加有关。
(2) 潜在并发症:呼吸暂停。

七、护理措施

(一) 生活护理

1. 喂养

出生后能进食者尽早喂养,根据病情给予10%葡萄糖或吸吮母乳。早产儿或窒息儿应尽快建立静脉通路,保证葡萄糖输入。

2. 环境

加强保暖,保持正常体温,减少能量消耗是防治新生儿低血糖的重要措施。新生儿病室室温应保持在24~26℃,相对湿度55%~65%,减少家属的探视时间,保证空气的流通和新鲜。根据患儿体重、体温情况,可给予热水袋或温箱保暖,保证新生儿体温维持在36~37℃。

(二) 病情观察

(1) 定时监测患儿生命体征,密切观察患儿神志、肌张力、哭声、肤色、吃奶、大小便和睡眠状况。发现异常情况如呼吸暂停,应立即给予拍背、弹足底等初步处理,并及时报告医生。

(2) 定期监测外周血糖,有利于早期发现低血糖,确诊后尽早采取措施进行处理。

(三) 治疗配合

(1) 严格执行无菌操作,患儿用具要消毒。

(2) 静脉输注葡萄糖时及时调整输注量和速度,用输液泵控制并每小时观察记录1次,防止治疗过程中发生医源性高血糖症。

(四) 健康教育

本病常无特异性表现,然而葡萄糖是新生儿脑细胞能量的唯一来源,当血糖过低,持续时间过久,可导致严重后遗症。因此,患儿出院后家长应密切观察患儿的异常表现,尤其对反复发作低血糖者,及时发现并就诊。

《新生儿低血钙患儿的护理》

新生儿低血钙是新生儿惊厥的常见原因之一,主要与暂时的生理性甲状旁腺功能低下有关。血清总钙低于 1.8 mmol/L(7.0 mg/dL)或游离钙低于 0.9 mmol/L(3.5 mg/dL)即为低血钙。

一、病因

1. 早期低血钙

早期低血钙是指发生于出生后 72 h 内,多见于早产儿、小于胎龄儿、糖尿病及母亲妊娠高血压疾病所生的婴儿。因妊娠后期血钙经胎盘输入胎儿的量增加,胎儿轻度高钙血症使甲状旁腺受到抑制,血中甲状旁腺激素降低而导致低血钙。

2. 晚期低血钙

晚期低血钙是指发生于出生 72 h 后,高峰在第一周末,多见于牛乳喂养的足月儿。主要由于牛乳中磷含量高,钙磷比例不适宜,故不利于钙的吸收。同时新生儿肾小球对磷的重吸收能力较强,导致血磷过高、血钙沉积于骨,发生低血钙。

3. 先天性永久性甲状旁腺功能不全

先天性永久性甲状旁腺功能不全是由于新生儿甲状旁腺先天阙如或发育不全所致,为 X 连锁隐性遗传。具有持久的甲状旁腺功能低下和高磷酸盐血症。常合并胸腺缺如、免疫缺陷、小颌畸形和主动脉弓异常,称 DiGeorge 综合征。

二、临床表现

症状可轻重不同,主要为神经肌肉兴奋性增高症状,表现为易惊、震颤、手足搐搦、惊厥等,严重者可出现呼吸暂停、喉痉挛。发作期间一般状况良好,但可出现肌张力增高、腱反射亢进、踝阵挛阳性。早产儿生后 3 天内易出现血钙降低,通常无明显体征,常表现为屏气、呼吸暂停、皮肤青紫,严重者可发生猝死,可能与其发育不完善、血浆蛋白低和酸中毒时血清游离钙相对较高等有关。

三、辅助检查

血钙和尿钙检查有助于诊断。血清总钙含量<1.75 mmol/L(7 mg/dL),血清游离钙含量<0.9 mmol/L(3.5 mg/dL),血清磷含量>2.6 mmol/L(8 mg/dL),碱性磷酸酶多正常。必要时还应检测母亲血钙、磷和 PTH 水平。心电图 QT 间期延长(早产儿大于 0.2 s,足月儿大于 0.19 s)提示低钙血症。

四、治疗要点

静脉或口服补钙。晚期低血钙患儿应给予母乳或配方乳。甲状旁腺功能不全者除补钙外,应加服维生素 D。

五、护理评估

(一) 健康史

了解患儿出生史,是否早产,母亲是否有妊娠高血压疾病、有无产前出血。患儿有无新生儿窒息、颅内出血、胎粪吸入、新生儿呼吸窘迫综合征等各种新生儿缺血缺氧等疾病。

(二) 身体状况

1. 症状评估

观察患儿有无神经肌肉兴奋性增高症状,有无易惊、震颤、手足搐搦、惊厥等,是否出现呼吸暂停、喉头痉挛。

2. 护理体检

重点检查患儿肌张力、腱反射、踝阵挛状况;了解患儿体重变化;了解患儿血磷、血钙、尿钙、心电图、X 线胸片检查结果;了解母亲的血钙、磷和甲状旁腺激素浓度。

3. 心理-社会状况

评估家长对本病病因、预后、护理等知识及患儿病情的了解程度,评估家长的心理状况、家庭经济状况及居住环境等。

六、常见护理诊断及合作性问题

(1) 有窒息危险:与低血钙造成喉痉挛有关。

(2) 知识缺乏:家长缺乏育儿知识。

七、护理措施

(一) 病情观察

密切观察患儿,有无惊厥、喉头痉挛等,是否出现呼吸暂停。备好吸引器、氧气、气管插管、气管切开等急救物品，一旦发生喉痉挛等紧急情况，便于组织抢救。

（二）治疗配合

（1）遵医嘱补钙：10%葡萄糖酸钙静脉注射或静脉滴注时均要用5%～10%葡萄糖液稀释至少1倍，推注要缓慢，经稀释后药液推注速度小于1 mL/min，并予心电监护，以免注入过快引起呕吐和心脏停搏及导致死亡等毒性反应。如心率小于80次/min，应停用。

（2）静脉补钙整个过程应确保输液通畅，以免药物外溢而造成局部组织坏死。一旦发现药物外溢，应立即拔针停止注射，局部用25%～50%硫酸镁湿敷。

（3）口服补钙时，应在两次喂奶间给药，禁忌与牛奶搅拌在一起，影响钙吸收。

（三）健康教育

向家长介绍育儿知识，鼓励母乳喂养，多晒太阳。在无法进行母乳喂养的情况下，应给予母乳化配方奶喂养，保证钙的摄入。牛奶喂养期间，则指导父母学会给婴儿加服钙剂和维生素 D。

参 考 文 献

[1] 沈铿,马丁.妇产科学[M].3 版.北京:人民卫生出版社,2015.

[2] 徐丛剑,华克勤.实用妇产科学[M].4 版.北京:人民卫生出版社,2018.

[3] 郎景和.妇产科学新进展[M].北京:中华医学电子音像出版社,2017.

[4] 桂永浩,薛辛东.儿科学[M].3 版.北京:人民卫生出版社,2015.

[5] 江载芳,申昆玲,沈颖.褚福棠实用儿科学[M].8 版.北京:人民卫生出版社,2015.

[6] 胡仪吉,申昆玲,沈颖.当代儿科学新理论新技术[M].哈尔滨:黑龙江科学技术出版社,2018.